普外科疾病临床诊断与微创手术治疗

主编 王 松 王 翀 屈荣荣 吴燕青

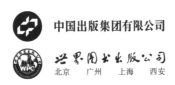

中国出版集团有限公司

世界图书出版公司
北京 广州 上海 西安

图书在版编目（CIP）数据

普外科疾病临床诊断与微创手术治疗 / 王松等主编.
北京 ： 世界图书出版有限公司北京分公司，2024. 12.
ISBN 978-7-5232-2042-9

Ⅰ．R6

中国国家版本馆CIP数据核字第202569L1J5号

书　　名　普外科疾病临床诊断与微创手术治疗
　　　　　　PUWAIKE JIBING LINCHUANG ZHENDUAN YU WEICHUANG SHOUSHU ZHILIAO

主　　编　王　松　王　翀　屈荣荣　吴燕青

责任编辑　刘梦娜
特约编辑　李辉芳　郑家麟
封面设计　石家庄健康之路文化传播有限公司

出版发行　世界图书出版有限公司北京分公司
地　　址　北京市东城区朝内大街 137 号
邮　　编　100010
电　　话　010-64038355（发行）　64033507（总编室）
网　　址　http://www.wpcbj.com.cn
邮　　箱　wpcbjst@vip.163.com
印　　刷　中煤（北京）印务有限公司
开　　本　787 mm × 1092 mm　1/16
印　　张　12.5
字　　数　300 千字
版　　次　2024 年 12 月第 1 版
印　　次　2024 年 12 月第 1 次印刷
书　　号　ISBN 978-7-5232-2042-9
定　　价　65.00 元

编委会

主编简介

王松，男，硕士，副主任医师，毕业于南华大学，广州医科大学本科及硕士研究生导师。

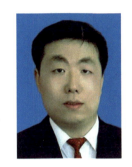

现就职于广州医科大学附属第五医院，任外科规培教学主任。领衔主持教育部产学合作协同育人项目、国家级大学生创新创业训练计划项目。担任中国整形美容协会精准与数字医学分会理事、中国医促会／肿瘤整形外科与功能性外科分会青年委员、广东省研究型医院学会微创外科专业委员会委员等11项职务。主要研究方向为乳腺、甲状腺肿瘤分子生物学机制研究，医－工结合，生物医学工程。擅长乳腺、甲状腺早诊早治、微创手术。熟练掌握乳腺肿瘤超声引导下微创旋切术、乳腺单孔腔镜微创手术、乳腺癌改良根治术、保乳手术、前哨淋巴结活检术、乳房肿瘤整形外科技术／乳腺癌术后Ⅰ、Ⅱ期再造，晚期乳腺癌中西医结合综合治疗；急（慢）性乳腺炎微创综合治疗。率先在本地区开展多元化甲状腺精准诊疗技术，如甲状腺结节超声引导下穿刺活检（FNAB）；腔镜辅助或乳晕路径完全腔镜下甲状腺手术、甲状腺癌根治术，经口腔前庭腔镜下甲状腺手术（ETOVA）；传统甲状腺癌根治术、颈部淋巴结清扫术，开胸巨大甲状腺手术、复杂甲状腺或复发性甲状腺再次手术、甲状腺功能亢进症手术等。擅长原发性和继发性甲状旁腺功能亢进的诊断和手术治疗等。

王翀，男，主治医师，毕业于广州医科大学，医学硕士，现就职于广州医科大学附属第五医院。从事普外科工作10余年，对甲状腺、乳腺、腹股沟疝、肝胆胃肠等常见外科疾病有丰富的诊疗经验。尤其擅长对甲状腺、乳腺肿瘤、腹股沟疝、胆囊等的腔镜微创手术治疗。至今主持、参与课题多项，发表医学论文10余篇。

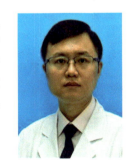

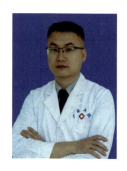

　　屈荣荣，男，主治医师，毕业于广州医科大学，医学硕士。现就职于广州医科大学附属第五医院肝胆外科。擅长肝、胆、胰腺、胃肠、疝、痔等常见普通外科疾病的诊疗，尤其是对肝/胰腺良（恶）性肿瘤、胆道结石及腹股沟疝的诊治具有丰富的临床经验，工作至今在国内核心期刊发表专业论文5篇，担任广州市卫生系统对口帮扶安顺三〇二医院专家。

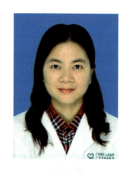

　　吴燕青，女，主治医师，本科毕业于武汉大学临床医学系，硕士毕业于中山大学孙逸仙纪念医院，现就职于广东省第二人民医院，毕业后曾于中山大学附属第一医院东院甲乳外科工作8年余，研究方向为乳腺癌靶向药物的耐药及其机制研究。在Ncology Letters、Nature Communication等专业期刊上发表多篇论文。长期从事甲状腺乳腺疾病临床、科研和教学工作，擅长甲状腺良（恶）性结节诊治及乳腺癌包括手术、化学治疗、内分泌治疗及靶向治疗在内的综合治疗。

前　　言

近年来，微创外科手术越来越受到广大患者及医务工作人员的喜爱和重视，因为它在保证手术治疗效果的前提下最大可能地减少了手术创伤，最大限度地保护了患者的生理功能，提高了手术后患者的生活质量。目前，微创外科手术已经成为常规手术治疗不可缺少的组成部分，但是系统介绍普外科微创治疗的书籍却很少，因此，为了更好地总结国内外有关普外科微创手术治疗的经验，特编写了此书。

本书共分为八章，第一章为微创技术概括，第二章、第三章为腔镜下甲状腺、甲状旁腺手术，第四章、第五章为乳腺良性肿瘤微创消融治疗、乳腺癌腔镜微创手术，第六章至第八章为肝疾病微创手术、胆疾病微创手术、胰疾病微创手术。本书内容丰富、简洁实用，可供临床外科手术医师及医学院校临床专业学生参考使用。

本书的编写人员均为从事临床工作的外科手术医师，具有丰富的临床经验。编写时得到了编者单位领导的大力支持。

本书获资助基金包括：教育部产学合作协同育人项目（No.230902331264216）；国家级大学生创新创业项目（No.202310570015）；广东省省级临床重点专科建设项目（粤卫医函 [2022]39号）；广州市教育局高校科研面上科研项目（No.2024312260）；广州医科大学 2024-2025学年度校级大学生创新创业训练计划项目（No.169）。

本书的编写受到时间、编写人员能力及水平的限制，对书中的不足之处，恳请广大读者、同行专家给予批评指正。

目　　录

第一章　微创技术概括

第一节　微创外科的基本原则

一、患者体位与术者站位

根据不同术式调整患者体位，手术床高度以气腹后患者前腹壁与术者90°屈肘水平一致，从而确保术者操作的舒适度。术者站位围绕由腔镜、靶器官和显示屏连成的轴线布置。术者、术域及监视器应保持在一条直线上，摄像头、主操作孔呈三角形分布。监视器高度应略低于术者眼睛水平，以免术者因长时间颈部伸展而扭伤。

二、入路选择（包括取标本小切口、造口位置）

套管针（Trocar）放置通常应与操作部位保持大于10cm的距离，每个穿刺口之间保证5cm距离，以免操作时相互干扰。基于美观考量，穿刺口尽量选择经脐、按皮纹、乳晕线。不同手术观察孔的选择还应避开影响观察的组织器官，如胃癌根治手术时的胰腺。此外，操作孔则应考虑打结的便捷。穿刺孔应围绕由腔镜、靶器官和显示屏连成的轴线设计布局，观察孔与术者双手操作孔尽可能为等边倒三角形。辅助小切口、造口位置选择需要遵循最短距离、皮纹走行方向或与兰格氏（Langer）线平行的原则，以利切口愈合。另外，切口还应尽量避免切断神经，以免相应肌群萎缩。穿刺孔大小应适中，过松不仅影响操作，还容易因腔内压力使腔内容物外溢污染穿刺孔。

三、气腹准备

充气应缓慢进行，压力尽量控制在15mmHg以下，充气过程中应密切观察患者体征变化以确保患者安全。台上各种管线（如冲吸管线、电刀线、光缆、摄像缆线等）游离活动长度约为术者身高减100cm，术中应确保各管线连接良好。

四、术野显露

观察镜视角需要符合常规解剖学视图和术者习惯，应保持操作点位于画面中心位置，移动角度控制在0°～70°，器械插入和拔出时镜头应跟随观察以防意外损伤。跟随手术移动时应缓慢匀速，视野缩放应根据实际需求动态调整。精细操作时，应靠近主操作区，而在了解整体解剖或能量设备激发时，观察镜可退后以利于全景观察和避免烟雾污染镜头。术中如遇意外出血污染镜头，擦镜前应先和主刀沟通，以免操作不同步影响有效止血甚至误伤其他器官。术中随着镜身旋转，显示屏上的手术画面会发生相应改变，从而会使术野画面倾斜，影响术者对临近参照解剖结构的判断，最终导致术中并发症的发生，因此术中应使腹腔镜镜身、显示屏上的手术画面均与重力方向保持一致。利用体位调整、重力效应使术野器官移位或利于牵拉从而达到更好的术野显露目的，但需要防止患者坠落和加强心肺等监测，以确保患者安全，必要时使用器官减压、相应器械牵引等显露术野。操作时避免强光对组织的热损伤，保持观察镜清洁和视野清晰。

五、组织分离时选择合理的间隙、层面

人组织胚胎发育过程中形成的解剖层面与间隙内神经血管相对较少，经由这些固有的组织间隙或疏松结缔组织层面操作出血少、损伤率低。如泌尿系统手术、疝修补术等多在腹膜外间隙施行，结直肠手术则通常选择 Toldt's 间隙进行操作。避免打开不必要的组织层面以减少创伤。解剖神经、血管时，应使用无损伤血管钳、镊或牵开器，以防损伤神经和血管。操作时应轻柔、精细、规范、简化，尽量使视野平面与器械长轴呈垂直状态，避免平行或小角度操作，减少牵拉损伤和出血，保持适度牵引张力，有利于组织分离。腔镜下缝合时优先采用 1/3 圆弧或 < 1/3 圆弧缝针缝合，结扎组织尽量少，打结时尽量采用双手打结法，操作时双手交角呈 60°、避免"筷子效应"和"同轴视野"。电外科设备凝切管状结构时采用梯度法渐进凝固，以防凝后断端凝痂脱落。发生意外出血时可采用压迫、吸引、钳夹、缝扎及电凝、超声刀、Ligasure 等电外科设备加以止血。

六、切除范围

切除范围的确定需要依据前哨淋巴结病理检查结果来判断是否要扩大清扫范围。在手术过程中，应遵循一个重要原则，即能用简单术式处理的问题，绝不采用复杂术式。严格按照规范和指南的要求切除病变区域，避免盲目扩大手术范围，因为过度的手术操作会给患者带来不必要的创伤，增加患者术后恢复的难度和痛苦，同时也可能引发更多的并发症，影响患者的预后质量。

七、腔道重建

在腔道重建环节，可采用相对微创的方法。如使用可吸收线、倒刺线进行缝合，这种缝合材料在完成其使命后可自行被机体吸收，减少了后续拆线的麻烦和对患者的二次伤害。或利用器械进行切割闭合、吻合等操作，这些器械操作能更加精准地完成腔道重建工作，减少手工操作可能带来的误差，同时也有助于提高手术效率，缩短手术时间，降低患者在手术台上的风险。

八、标本取出

标本取出过程需要特别注意，标本应保证完整封闭，防止其内容物泄漏污染手术区域。切口处要使用保护套进行防护，并且切口大小要合适，不宜过小。若切口过小，不仅会导致标本取出困难，增加手术操作的复杂性和时间，还可能因反复牵拉等操作造成

切口污染，为患者术后感染埋下隐患。

九、创面关闭

当手术接近尾声时，首先要吸除腔内气体，然后再拔除穿刺器。对于所有 1cm 以上的创口，可采用钩针或在直视下进行缝闭。这样可以确保创面的有效闭合，减少术后出血、感染等并发症的发生，促进患者的术后愈合。

第二节 外科微创学的优缺点

虽然外科微创技术的应用已经使传统的外科手术方式受到重大冲击，但外科微创学并不会改变外科学的实质，或是改变治疗的基本原则。它是建立在以人为本的思想基础上的、对传统外科学进行技术上和观念上的革命。目前的微创手术只是有创手术走向无创的一个过渡阶段，它将不断发展，创伤将进一步减小，最终可能被基因、物理、化学等治疗手段所取代。不久的将来，腹腔镜胆囊切除术很可能由于技术进步而成为历史。在可预见的将来，电脑机器人手术与虚拟技术、三维可视立体技术、多媒体通信技术等将是微创外科的发展趋势。因此，外科微创学的优缺点仅是从目前的技术水平进行讨论。

一、外科微创学的优点

1. 创伤小，恢复快

微创手术与传统的开放式手术相比，采用更小的切口，通常仅需要 1～2cm 的切口就可进行操作，从而减少了手术对正常组织的损伤。这种最小化的创伤方式大幅降低了术后的疼痛和不适，可帮助患者更快地恢复到日常生活。由于手术创伤小，术后组织的愈合速度加快，住院时间显著缩短，这不仅使患者在较短时间内恢复功能，也减少了家庭和社会的负担。

2. 疼痛减轻，舒适度提高

微创手术的小切口和对组织的温和处理显著减少了术后的疼痛。相比传统手术，患者在术后仅需要使用较少剂量的镇痛药物甚至无须使用，避免了大量药物带来的不良反应，也提高了患者的整体舒适度。疼痛减轻的效果在临床中尤为明显，尤其对于老年人和体弱患者，术后无明显疼痛的恢复体验改善了他们的治疗依从性，让手术后的康复更加顺利。

3. 并发症少，安全性高

微创手术在操作过程中对重要组织结构的保护更加有效，降低了对周围血管、神经等关键部位的损伤风险，显著降低了术后感染、出血和粘连等并发症的发生概率。这种更精细的操作方式减少了手术对人体的影响，保障了患者的安全。相比传统手术，微创手术后的患者较少出现由于组织损伤导致的术后功能障碍，整体恢复质量和生活质量都得到了提高。

4. 住院时间短，经济负担轻

由于微创手术的恢复较快，大多数患者在手术后数天内即可出院，这显著缩短了住院时间。对于患者来说，较短的住院时间降低了院内感染的风险和医疗费用。微创手术为患者节约了康复时间和费用支出，减轻了家庭和社会的经济负担。对于住院条件有限的医院来说，缩短的住院周期也提高了床位利用率，使更多的患者能得到及时治疗。

5. 美容效果佳，瘢痕小

微创手术的切口小且隐蔽，在术后愈合后，留下的瘢痕小且不明显，极大满足了患者的美容需求，尤其对于注重外观的年轻人群体。相比传统手术在胸部或腹部留下的明显切口，微创手术的术后美容效果显著，能更好地保护患者的自尊心和自信心。这一优点在面部、胸部等暴露部位的手术中尤为突出。

6. 手术视野清晰，操作精细

微创手术依赖先进的影像放大设备和高分辨率的内镜，能将手术视野放大到数倍，使医师在细微之处能清晰辨别。这种放大的视野能帮助医师精确地操作，确保手术的细致和精准，减少误差。内镜放大效果让手术者在狭小的操作空间内对重要解剖结构更加清晰可见，能有效降低操作中的误伤风险，提高了手术的精确性和成功率。

二、外科微创学的局限性和应用误区

1. 操作难度高，对技术要求高

微创手术通常需要借助高精度的内镜设备和特殊器械，对手术者的技术水平要求极高。由于视野放大和操作空间有限，医师在手术过程中需要有极强的空间感和精细的操作技巧。手术者必须具备较高的微创操作经验，熟练掌握内镜的操作原理和技巧，否则稍有不慎就可能对重要组织器官造成损伤，导致术中或术后并发症的发生。这一局限性意味着，微创手术的效果在一定程度上依赖于医师的经验水平，尚不适合广泛应用于所有医院和医师，特别是技术水平相对不足的基层医疗机构。

2. 适应证有限，无法替代传统手术

尽管微创技术在很多领域取得了成功，但并非适用于所有的手术场景和患者情况。例如，某些肿瘤手术或广泛病变的手术，需要进行大范围的切除和分离操作，微创手术难以保证彻底的清除效果。此外，对于病变位置深、局部解剖复杂或病灶周围有大血管的患者，采用微创手术风险较大，难以达到满意的手术效果。对这些患者而言，传统手术仍然是最佳的治疗方式，因此，微创手术的推广和应用应考虑到个体的差异，避免盲目扩大适应证。

3. 手术费用高，设备依赖性强

微创手术通常需要依赖于先进的内镜、影像放大系统和精密手术器械，而这些设备的购置和维护成本较高，导致手术费用显著增加。对于医疗资源匮乏的医院和患者来说，微创手术的经济负担较重，无法普及应用。此外，微创手术高度依赖先进设备，一旦出现设备故障或操作不当，可能会导致手术中断甚至危及患者安全。因此，设备的质量和稳定性至关重要，而设备维护和更新的成本也会增加医院的经济压力，不利于普及微创手术。

4. 学习曲线长，培训周期较长

微创手术的学习曲线较长，医师需要经过专业培训并积累一定的手术量，才能掌握稳定、精细的操作技巧。这对于手术者的心理和体力要求很高，操作过程中容易产生疲劳，尤其是在长期紧张的操作状态下，容易影响手术精确度。许多医疗机构由于培训资源有限，医护人员难以接受系统的微创培训，导致实际操作水平参差不齐。对于初学者或经验不足的医师，微创手术操作可能出现误差，这无疑增加了术中风险。因此，在推广微创手术的过程中，应当考虑医护人员的技术能力和培训资源的投入，确保术者有足够的训练和经验。

5. 对解剖学结构复杂区域的适应性差

尽管微创技术在多种手术领域中得到广泛应用，但对于某些解剖学结构复杂、器官周围有重要血管和神经的部位，微创手术的操作难度依然很大。例如，肝胆胰等部位的手术，微创操作可能面临较大的解剖障碍，稍有不慎就可能损伤重要血管和神经。对于这些复杂的解剖区域，传统手术能提供更直接的视野和操作空间，降低手术风险。这一局限性表明，微创手术的应用应慎重考虑手术部位的特殊性，避免在不适合微创的解剖区域进行手术。

6. 微创技术的误用和滥用现象

在微创技术发展的同时，临床中存在误用和滥用微创手术的情况。一些医院和医师为迎合患者对微创的需求，在适应证不明确或存在禁忌证的情况下，盲目选择微创手术方式，最终导致治疗效果不佳，甚至增加了患者的手术风险。例如，一些肿瘤手术选择微创方式，可能无法彻底切除病灶，反而增加了复发的风险。这种误用现象不仅影响了治疗效果，也加重了患者的经济负担。因此，微创技术的推广应用应基于严格的适应证标准和规范，避免盲目跟风和滥用。

三、外科微创技术在临床应用中应注意的问题

1. 精准选择手术适应证

微创技术的应用并非适用于所有患者，因此在选择手术适应证时需要特别慎重。医师应根据患者的病情、病灶部位及病变性质进行个体化的评估，以确定微创手术是否为最佳选择。对于肿瘤患者或存在多器官病变的患者，微创技术可能无法彻底清除病灶，这种情况下盲目选择微创手术可能增加复发风险。此外，解剖复杂、出血风险高或需要较大范围切除的手术也不适合微创技术，因此应避免过度扩展适应证，以免影响治疗效果。

2. 加强手术者的技术培训

微创手术对手术者的技术水平和操作经验要求较高，特别是在空间感、精细操作和内镜操作等方面，因此必须加强对医师的专业培训。医师需要经过严格的微创手术技术培训，并通过操作模拟和实操积累经验。初学者在未充分掌握相关技术之前不应独立操作，以防手术中出现技术性失误，导致术中并发症。加强技术培训不仅有助于提升手术

成功率，也为患者的安全提供了保障，避免了因操作不熟练导致的不良后果。

3. 重视术前影像学评估

微创手术多通过内镜系统和影像引导进行操作，因此术前的影像学评估尤为重要。医师应通过超声、CT 扫描、MRI 等多种影像学手段，全面了解病灶的具体位置、大小及与周围组织的关系。详细的术前影像学评估有助于手术的精准定位，提高手术的成功率，并有效减少术中意外情况的发生。对于复杂病例，还可以借助 3D 重建影像技术，帮助医师提前模拟手术过程，确保手术顺利进行。

4. 确保手术设备的稳定性和安全性

微创手术对设备的依赖性较强，因此确保手术设备的稳定性和安全性至关重要。手术前需对设备进行全面检查，确认影像系统、手术器械和电凝设备的性能完好，防止术中出现设备故障。设备操作人员应接受专业培训，熟练掌握设备的使用方法，并在术中密切关注设备的运行情况。设备的维护与更新也要及时进行，以确保手术的顺利进行和患者的安全。

5. 注重术中和术后并发症的防范

尽管微创手术创伤较小，但术中和术后并发症仍然可能发生，特别是感染、出血和电解质紊乱等。术中应加强对重要器官的保护，避免损伤血管、神经和其他关键结构。同时，术后应密切观察患者的体征变化，及时发现可能的并发症。对于某些高风险手术，还可以术后定期进行影像学复查，以评估手术效果和病灶情况，确保手术的长期疗效。

第三节　外科微创学的应用

一、微创胆道外科

腹腔镜胆道手术是微创技术在普外科中应用最成功也是开展最多的手术。腹腔镜胆囊切除术的手术死亡率低于 0.2%，总的并发症发生率低于 1%，已是目前治疗胆囊结石的首选术式。在过去 20 年里，内镜和腹腔镜技术的发展，彻底改变了胆道结石症的治疗方法。

目前，逆行胰胆管造影（ERCP）及内镜乳头括约肌切开术（EST）、内镜下胆道球囊扩张术和内支撑术等在微创诊治胆道结石、胆梗阻方面展现了其广阔的应用前景。此外，腹腔镜下胆管造影、胆总管切开探查及取石等已相继开展，也有关于腹腔镜肝内胆管结石伴狭窄治疗、腹腔镜经十二指肠乳头括约肌成形术等报道。这表明微创外科技术在胆道外科领域有了进一步的发展。但由于特殊病例的存在和操作者技术水平不平衡等因素，腹腔镜胆道手术仍存在一定的并发症发生率，尤其是腹腔镜胆道损伤的发生率要高于开腹手术。

二、微创肝外科

腹腔镜肝外科最初用于诊断性检查和肝活检。1991 年，赖克（Reich）等首次报道腹腔镜肝部分切除术以来，在肝肿瘤、创伤、囊肿等肝外科疾病治疗方面应用越来越广。目前，腹腔镜手术主要用于：肝实质裂伤深在 1 ～ 3cm 的轻度、中度肝外伤的治疗；位于肝表面的囊肿开窗手术；位于 Ⅱ、Ⅲ、Ⅳα、Ⅴ、Ⅶ段（即肝边缘）的肝癌和肝血管瘤的切除，要求肿瘤直径不超过 10cm，且未与周围组织粘连。近年来，临床医师对腹腔镜肝切除术在技术上进行了各种创新和尝试：手助腹腔镜肝切除既发挥了腹腔镜微创的特点，又恢复了外科医师的触觉，方便了操作，使断肝切肝技术大为提高，手术时间和出血量均明显减少，增加了手术的安全性。但是，腹腔镜肝手术较开腹肝手术风险大，费时较多，还缺少专门的腹腔镜切肝器械，有些肿瘤切除的根治性尚存在一些争议，其普及还需要克服不少困难。除了腹腔镜下行肝手术外，经皮肝动脉插管化学治疗栓塞，B 超或 CT 扫描引导下的穿刺、射频、冷冻、激光及微波、高功率聚焦超声及局部适形放射治疗（X 刀或 γ 刀）、腹腔镜下射频、电刀烧灼等治疗肝癌的技术也显示了其微创的优势，极大地丰富了微创技术在肝外科的应用。

三、胰腺外科

微创技术用于急性胰腺炎的治疗主要有 3 个方面：腹腔镜胆囊切除、逆行胰胆管造影和括约肌切开治疗胆石性胰腺炎；腹腔镜探查、坏死组织清除、引流治疗坏死性胰腺炎；腹腔镜手术治疗胰腺炎后的假性囊肿。微创外科技术的发展已几乎可以取代过去所有的重症胰腺炎的外科治疗。对轻度、中度胆石性胰腺炎，早期行括约肌切开或腹腔镜胆囊切除常可取得较好疗效，缩短病程。对重度胆石性胰腺炎，应在胰腺坏死及急性炎症控制后再行胆石症的确定性治疗。对重症胰腺炎，可行腹腔镜探查、清除坏死组织、腹腔灌洗和引流。对急性胰腺炎后期的胰腺假性囊肿，可行腹腔镜假性囊肿胃或空肠内引流术。对不能切除的胰腺肿瘤，用腹腔镜技术可以完成肿瘤分期，或行胆肠转流手术。卢榜裕 2003 年报告了国内首例腹腔镜胰十二指肠切除术。随后几个中心也开展了该项技术，国内已有约 20 例文献报告。然而该技术毕竟属于复杂腹腔镜手术，操作难度高，并发症发生机会多。手术时间和费用仍高于传统手术，有待于手术技术及器械的进一步完善。

四、脾脏外科

脾脏外科微创技术主要包括腹腔镜脾切除、脾部分切除及脾切除同时行贲门周围血管离断术治疗门静脉高压症。腹腔镜脾切除主要用于治疗各种血液病，比较多见的是血小板减少性紫癜。手助的腹腔镜脾切除技术，使操作难度降低、安全性增加、手术时间缩短，并使切除较大脾脏成为可能。由于近年来对脾脏功能的深入认识，在外伤性脾破裂时，有医师开始探索部分脾切除技术，以保留脾脏功能。对于浅表的脾脏外伤，还可以在腹腔镜下进行缝合或用纤维蛋白胶止血。

五、胃肠外科

当前大部分胃肠手术都可进行腹腔镜操作，包括近端、远端胃大部分切除术，全胃切除术，胃癌根治术，胃迷走神经切断术，阑尾切除术，溃疡穿孔修补术，管状吻合器肛垫悬吊术，治疗病态肥胖的腹腔镜胃转流或胃束缚术，治疗胃－食管反流性疾病的腹腔镜胃底折叠术等。经口经胃壁腹腔镜手术是近年正在探索的新型手术方式，是将治疗性胃镜经口放入胃内，冲洗胃腔后用胃镜所带的特殊器械做胃壁造口，然后将胃镜经胃壁造口伸入腹腔，用经胃镜治疗孔带入的器械完成阑尾切除、胆囊切除等手术。切除的标本随胃镜经口腔取出。腹壁不留任何手术切口。相对于普通的腹腔镜技术来说，这种术式更为微创。这项技术目前正在动物实验阶段，其进入临床有待于器械设备的改进和技术的不断成熟。在结、直肠手术方面，微创技术已比较成熟，如腹腔镜全直肠系膜切除术和低位、超低位吻合术治疗下段直肠癌，比传统的开腹术具有更安全、可靠和损伤小的优点。手助腹腔镜手术可大幅提高结肠切除术的可能。

六、甲状腺外科

1986 年，刚德（Gagner）报告了首例内镜甲状旁腺切除术，标志着内镜颈部手术时代的开始。继之出现了经胸壁或腋窝入路，以及经颈前或锁骨下小切口入路内镜辅助的甲状腺切除技术。胸壁入路内镜甲状腺切除术是将操作套管置于胸壁，颈部无手术切口。因此，美容效果十分理想。由于该术式需要广泛分离胸壁皮下组织，以建立手术空间。这种术式目前尚缺少前瞻性、随机对照的研究。内镜辅助的甲状腺切除术是在颈部前方做约 1.5cm 小切口，在 5mm 内镜引导下，用特制的细小器械完成甲状腺切除手术。美容效果也十分理想。米克利（Miccoli）报告 579 例内镜辅助甲状腺切除资料。所选病例包括各种甲状腺结节、甲状腺功能亢进症，以及低度恶性甲状腺癌，手术成功率为 98.8%。并发症主要是喉返神经麻痹（1.3%）、甲状旁腺功能低下（0.2%）和出血（0.1%）。甲状腺恶性肿瘤是否适合内镜甲状腺切除仍是有争议的问题。但有资料表明，内镜甲状腺手术在某些较小的乳头状癌病例是可行、安全的，而且中央颈淋巴结清扫也是可行的。术后超声检查、血清甲状腺球蛋白水平等表明，内镜辅助的手术效果与常规手术并无差别。

七、乳腺外科

乳腺外科微创技术近年来已成为乳腺疾病诊治的重要发展方向，其应用涵盖乳腺良（恶）性病变的诊断、治疗及术后重建等多个领域。针对乳腺癌早期诊断，超声引导下的粗针穿刺活检及真空辅助活检技术以其创伤小、精确性高的优势，显著提高了病理诊断的效率与准确性。在治疗方面，微创手术如乳腺腔镜手术和真空辅助肿块切除术，不仅能够实现病灶的精准切除，还最大限度地保留乳房外形与功能，从而提升患者术后生活质量。此外，前哨淋巴结活检技术通过微创评估肿瘤的淋巴转移情况，减少了腋窝淋巴清扫的创伤及相关并发症。对于年长或伴有严重基础疾病的患者，微波消融、射频消融等微创肿瘤消融技术提供了安全有效的治疗选择。乳腺癌术后，结合腔镜技术的乳房重建手术实现了功能性与美学的兼顾。尽管当前微创技术面临设备成本高、学习曲线长等挑战，随着影像导航、机器人手术及人工智能的不断进步，其应用前景广阔，未来将在乳腺外科领域实现更精准、个性化的治疗方案，为患者提供更优质的医疗服务。

八、疝外科

1982 年由赫尔（Ger）首先报道。腹腔镜疝修补术因其具有创伤小、术后疼痛轻、恢复快及复发率低等优点而逐渐得到人们的认可，可分为经腹膜外腹股沟疝修补术、腔内置网腹股沟疝修补术、完全腹膜外腹腔镜疝修补术。

九、血管外科

近年来兴起并得到广泛应用的腔内隔绝术治疗胸腹主动脉瘤和胸主动脉夹层动脉瘤是典型的微创外科手术，并获得了很好的疗效。这种方法还可以用于假性动脉瘤和动静脉瘘的治疗。经皮球囊导管血管成形术、支架置入术是目前治疗局段性髂动脉、股动脉、肾动脉等动脉狭窄、动脉硬化闭塞症的首选方法，疗效确切。国内用此方法治疗布－加综合征取得了丰富的经验。这种方法已经推广应用于冠状动脉、颈动脉、肠系膜动脉、胫腓动脉狭窄的治疗。使用激光、机械、光化学能对动脉硬化斑块的旋切使这一方法更近完善，血管镜和血管内超声为这一方法提供了进一步的安全保证。低频高能超声治疗动脉栓塞及斑块是一种新的治疗方法，对数周内较为新鲜的动脉血栓是一种安全有效的微创治疗方法，目前正在对治疗下肢深静脉血栓、颅内血栓、肺动脉血栓进行临床应用研究。在腹腔镜下可以完成腹主动脉－股动脉旁路术、主动脉内膜切除术、肠系膜下动脉移植术、腹主动脉瘤修补术等手术。

第四节　微创外科的未来

进入 21 世纪以来，微创外科飞速发展，微创手术的适应证不断增加，微创开始作为一门技术被应用到各个专业。手术设备、手术技术也不断创新，从 2D 到 3D 腔镜，从普通腔镜到机器人，从多孔到单孔，以及经自然腔道内镜手术，微创外科的发展进入一个崭新的时代。微创外科未来的发展方向主要有以下 3 个方面。

一、机器人辅助微创手术

机器人辅助微创手术系统使外科手术的微创化、功能化、智能化和数字化程度大幅提高，目前已在腹部外科、泌尿外科、心胸外科、妇科等领域逐渐普及。机器人辅助微创手术在临床中展现出显著的优势。

1. 提高手术精确度

机器人手术系统配备高分辨率的三维视觉系统，能清晰地显示解剖结构，极大地提高手术操作的精确度。机器人手臂具有比人手更高的灵活性和稳定性，可以执行精细的切割和缝合任务，尤其在处理复杂的解剖区域时，能避开关键组织和结构，减少误操作的风险。

2. 更小的切口与更少的创伤

机器人辅助微创手术通过精确地控制和精细的操作，仅需要较小的切口，减少了对周围组织的损伤。手术创伤较小，不仅能有效缩短术后恢复时间，还能减少术后并发症，如感染、出血等，同时也能降低患者疼痛。

3. 增强的三维视野和精细操作

机器人系统通常配备高清晰度的三维视觉系统，提供更立体和清晰的视野，这对于复杂的外科手术至关重要。相较于传统二维内镜，三维视野能使外科医师更直观地理解解剖结构和病变位置，精细操作的准确性大幅提升。

4. 手术的灵活性和稳定性

机器人臂具有比人手更高的灵活性，可以在极狭窄的空间内进行精细操作，特别是在一些传统手术无法到达的区域。机器人的多自由度手臂可做360°旋转，甚至执行非常微小的操作，这使机器人辅助手术在复杂、危险或高风险手术中具有不可替代的优势。

二、经自然腔道内镜手术

经自然腔道内镜手术（NOTES）指使用软式内镜经口、食管、胃、结肠或直肠、阴道、膀胱等自然腔道进入体腔，进行内镜下操作。

1. 优点

（1）创伤小，恢复快：NOTES手术通过自然腔道进入体内，避免了传统手术中的外部切口，因此创伤极小。这不仅显著减少了术后疼痛，也缩短了住院时间，患者术后恢复较快。此外，由于创伤小，术后并发症（如感染、出血等）的发生率也有所降低。

（2）无外部瘢痕，美容效果好：由于手术通过自然腔道进行，患者术后不会留下可见的外部瘢痕，尤其适合对美容要求较高的患者。对于一些传统手术可能留下明显瘢痕的部位（如腹部、胸部等），NOTES技术提供了更美观的解决方案。

2. 缺点

（1）技术难度高，操作复杂：NOTES手术需要医师具备高度的内镜操作技能。由于手术的器械和操作视野的特殊性，要求医师不仅要掌握内镜的基本操作，还需要熟悉通过自然腔道进行手术的技巧。相较于传统手术，NOTES手术的学习曲线较长，操作难度较高。

（2）存在并发症风险：尽管NOTES手术创伤小，但由于其通过自然腔道进入体内，仍然存在一定的并发症风险，尤其是腔道穿孔、出血和感染等问题。尤其是在复杂手术中，医师需要高度警惕腔道损伤或术后感染的发生。

（3）术后观察难度增加：由于没有传统的外部切口，术后观察和护理的难度有所增加。医师难以直接观察腹腔内的情况，需要通过其他辅助手段（如影像学检查）来监测术后恢复过程。

三、单孔腔镜手术

单孔腔镜手术（LESS）更接近常规腔镜手术，技术可行性更高，相对于NOTES

的手术入路，避免了自然腔道的损伤以及感染等问题。但是，由于单孔入路的限制，LESS的发展在很大程度上依赖于手术器械的进步，需要使用专门设计的多通道、可变形穿刺套管，加长的、有角度、可弯曲、直径细的摄像镜头和专用可弯曲器械等，还要克服使用常规腹腔镜器械时手柄在体外拥挤碰撞、长度不够等问题，满足腹腔镜手术操作所需要的基本角度和空间，提供手术操作的方便性和安全性。LESS的适应证包括以下3点。

1. 腹腔内的良性病变

LESS适合治疗腹腔内的良性病变，如胆囊结石、阑尾炎和卵巢囊肿等。由于良性病变无恶性浸润性，对周围结构干扰少，通常可通过单切口微创方式完成，减少对腹腔的干扰和创伤，帮助患者加速康复。

2. 切除标本较小，易于取出

LESS适用于切除标本较小的手术，确保标本能经腹部切口顺利取出。此方法特别适合标本体积小、结构简单的病变，避免了扩大切口的需求，从而保留了单切口的美观效果，减少术后瘢痕。

3. 无须放置引流的手术

LESS适用于无须术后放置引流管的手术类型。因术后引流管的放置会增加感染风险，单切口术式适用于无明显渗液或出血风险的手术，如阑尾切除或单纯性卵巢囊肿切除等，使术后恢复更顺利，减少并发症的发生。

第二章 腔镜下甲状腺手术

第一节 经口入路内镜下甲状腺手术

一、手术适应证和禁忌证

1. 手术适应证

有较强美容需求的患者且符合以下条件：

（1）如为良性结节，最大径≤4cm。对于囊性为主的良性结节，在有条件的中心可以适当放宽指征。

（2）分化型甲状腺癌，肿瘤直径≤2 cm，且无颈侧区淋巴结转移或者全身远处器官转移，无影像学中央区淋巴结转移提示或转移淋巴结直径≤2cm且未融合固定。

（3）Ⅱ°以下肿大的原发性甲状腺功能亢进。

（4）最大径≤4 cm的胸骨后甲状腺肿。

2. 手术禁忌证

（1）因口腔条件（口腔畸形、口腔局部感染等）导致手术操作受限或感染风险增加者。

（2）髓样癌、甲状腺未分化癌。

（3）合并严重的甲状腺炎性疾病。

（4）Ⅲ°肿大的甲状腺功能亢进。

（5）肿瘤靠近喉返神经（recurrent laryngeal nerve，RLN）入喉处或较大肿瘤位于上极。

（6）既往有颈部手术史、消融治疗史或颈部放射史。

（7）伴有其他器官或系统并发症不能耐受手术创伤或全身麻醉者。

二、术前准备

1. 患者术前准备

术前1天开始进行氯己定溶液漱口，一天多次。有口腔溃疡或龋齿的患者应对症处理，保证术前口腔的清洁，必要时可使用抗生素、请专科协助处理或延迟手术时间。如果腺体较大而软，术前可服用复方碘溶液，3次／天，每次5～16滴，为期1～3周，使甲状腺变硬，利于手术操作，减少出血。术前充分休息，避免各种刺激因素。精神紧张、不安或失眠者，可予镇静剂镇静，如苯巴比妥，0.03克／次，3次／天。

2. 医师术前准备

需要配备全套相关的腔镜手术器械，包括：30°腹腔镜、超声刀、标本取出袋、腹腔镜手术用抓钳和分离钳、冲洗器或吸引器、专用皮下分离棒、无损伤抓钳和分离钳、腹腔镜用持针器等。

三、手术步骤

（1）术前于麻醉诱导时开始使用抗生素静脉滴注。经鼻气管插管全身麻醉成功后，患者取仰卧位，肩部垫高，使颈部呈过伸位，常规皮肤消毒后用氯己定清洗口腔 3 次，铺巾。手术主刀医师站立在患者头侧，助手站在主刀医师左侧，显示器置于患者脚侧。

（2）再次以氯己定溶液消毒口腔两次，拉开下唇，显露口腔前庭，于口腔前庭中部向下及颈部方向注射膨胀液（500mL 生理盐水加 1mg 肾上腺素配成），在口腔前庭正中下唇系带远端旁开下牙龈黏膜 3 ～ 5mm 处切开一 12mm 横切口，分离钳分离下颌皮下，直达颏下皮下，分离棒沿颈阔肌深面分离至颈部

（3）体外丝线悬吊提起颈前皮肤，于切口处紧贴下颌骨穿刺置入 10mmTrocar（穿刺套管）为观察孔，注入 CO_2 气体，维持空间压力为 4 ～ 6mmHg 恒压分别于口腔前庭正对两侧下尖牙黏膜处，以 5mmTrocar 直接穿刺两侧通道，分别作为主操作孔和辅助操作孔。

（4）经观察孔置入 10mm 腔镜，直视下用超声刀分离下颌及颈阔肌深面疏松结缔组织，上达胸骨上窝，双侧至胸锁乳突肌中线，扩大皮下间隙，完成手术空间制作。

（5）超声刀切开颈白线，钝性分离颈前肌群与甲状腺间隙，用体外悬吊线牵开舌骨下肌肉层，显露甲状腺腺体，找出肿物，切除甲状腺峡部，切断 Berry's 韧带及悬韧带，提起甲状腺组织，分离甲状腺外侧被膜，切断甲状腺血管，显露喉返神经，切除甲状腺大部分腺体，保留背侧喉返神经入喉处少量甲状腺组织，分离过程中超声刀头能量面远离气管、旁腺和神经，注意保护甲状旁腺和喉返神经，并注意保护气管。

切除的标本装入标本袋内，自观察孔取出送病理学检查，生理盐水冲洗手术创面，检查有无活动性出血，吸净冲洗液，冰冻结果回报后，可吸收线间断缝合颈白线，对拢双侧颈前肌群。

（6）若冰冻结果为恶性，可行双叶甲状腺全切除术，必要时可行预防性中央区淋巴结清扫。

（7）直视下拔出各 Trocar，排尽气体，不放置引流管，用氯己定溶液冲洗口腔 2 遍，用快速分解的可吸收缝线间断缝合各口腔前庭黏膜切口，再次以氯己定溶液冲洗口腔 2 遍，下颌部加压包扎。

四、术后处理及注意事项

（1）患者清醒后：将体位调整为半坐位。术后最初 24h 内，应对患者颈部状况、呼吸、血压和脉搏进行严密监测。密切观察颈部有无肿胀、渗血等异常，呼吸频率、节律是否正常，血压和脉搏的稳定与否直接关系到患者术后的安全，任何异常变化都应及时处理。

（2）保持环境安静舒适：若患者出现烦躁不安的情况，可给予适当的镇静剂进行对症处理，以免因患者躁动引发伤口裂开等不良后果。

（3）配备装置：在患者床边常规配备气管切开包、吸引器及氧气装置。这是为了应对可能出现的紧急情况，如气管堵塞、呼吸困难等，以便能迅速采取措施，保障患者的呼吸通畅。

（4）给予雾化吸入：这有助于稀释气管内的分泌物，使其更易于咳出，从而保持呼吸道的通畅，减少肺部感染等并发症的发生。

（5）术后24h：对下颌部进行加压包扎，可减少局部出血和肿胀。同时，使用抗生素2～3天，预防感染，具体的抗生素使用种类和剂量应根据患者情况合理选择。

（6）注重口腔护理：术后1周内暂不使用牙刷刷牙，改为多次氯己定溶液漱口。这是因为刷牙可能会刺激口腔黏膜或损伤伤口，而氯己定溶液能有效清洁口腔、抑制细菌滋生。

（7）术后：1～2天安排患者进半流质饮食，避免进食热、烫、辛辣食物，这些食物可能会刺激咽喉和食管，加重不适。同时，根据患者的身体需求，酌情进行静脉输液，保证患者的营养和水分供应。

五、并发症及预防

1. 并发症

通道出血致下颌淤血；下颌皮肤穿孔；颈前皮肤小范围烧伤；下颌和颈部组织肿胀；颈前术区积液；气管损伤、颏神经损伤、喉返神经麻痹、严重出血、伤口感染、气体栓塞等。

2. 预防

（1）熟练度：熟悉甲状腺、口腔前庭、下颌、颏下及相邻组织的解剖结构，熟练掌握内镜下操作技术和熟练正确操作超声刀是避免手术出现并发症的关键。

（2）腔镜手术：有放大作用，手术操作更精细，损伤气管、颏神经、喉上神经、喉返神经、气管、甲状旁腺的可能性更小，但在临近这些组织时仍需要注意，尤其在使用超声刀时，应使超声刀功能刀头远离这些组织，避免产生热损伤。

（3）术中：在腺体分离时不要刻意暴露神经，完整切除腺体时，要紧贴腺体分离，保持腺体被膜完整，检查切下来的腺体，若有甲状旁腺，应植入胸锁乳突肌内。

（4）外部因素：应根据术者的技术水平、器械设备条件进行严格的病例选择，避免因病例选择不当（如选择肿块过大、腺体上极肿物、二次手术、恶性肿瘤等病例）、术中大出血等原因造成不得不中转开放手术。

六、术式评价

1. 独特优势

经口入路内镜下甲状腺手术损伤小、恢复快，体表无瘢痕，口腔伤口愈合佳，患者术后早期可全身淋浴,提高生活质量。口腔前庭正中皮下通道重要结构少,可按需扩张取标本,并发症少且容易处理。颈部伤口受唾液和食物污染概率低,对饮食影响小,有利于患者术后恢复和营养摄入。

2. 局限性与不足

目前经口入路内镜下甲状腺手术的适应证相对局限,并且存在一些问题。例如,手术将Ⅰ类切口变为Ⅱ类切口,增加了感染的风险。同时,此术式与传统手术相比操作习惯改变较大,对手术者的技能要求较高,需要一定时间适应。

3. 与其他术式比较及意义

尽管经口入路内镜下甲状腺手术存在上述不足,但经口入路较胸乳或腋窝入路创伤大幅减小,解剖层面组织损伤更少。经探索,此术式安全可行,开拓了甲状腺经自然腔道手术领域。它利用自然腔道入路保持皮肤完整,体表无瘢痕,适用于下颌骨颈部扁平者,能满足年轻患者高美容需求。随经验、器械改进和适用范围扩大,推广意义更加显著。

第二节 颈前小切口入路内镜下甲状腺癌手术

甲状腺疾病好发于年轻女性,传统甲状腺手术颈前瘢痕影响美观,给患者带来心理负担。1997年Huscher报道内镜下甲状腺手术,该手术分为注气纯内镜技术和无注气内镜辅助技术。纯内镜技术因皮下分离范围广、手术时间长且有注气并发症。1998年麦克力(Miceoli)等报道经颈前小切口内镜辅助甲状腺切除术,此术式路径短、操作方便、安全有效且美容效果好。

一、手术适应证和禁忌证

1. 适应证

(1)甲状腺良性病变:颈前小切口入路内镜下甲状腺手术适用于治疗甲状腺良性病变,如单个肿物直径≤30mm或腺体体积≤25mL的患者。对于这些患者,手术能通过微创方式去除肿物,避免传统手术中较大的切口,术后创伤小,恢复快,美容效果好。通过内镜手术,切口可通过颈部小切口完成,且对患者的术后生活影响较小。适用于那些没有恶性病变迹象,且需要进行手术切除的良性肿瘤患者。

(2)早期甲状腺乳头状癌:对于单个肿物直径≤20mm的早期甲状腺乳头状癌患者,颈前小切口入路内镜下手术是一个非常好的选择。这类患者的肿瘤局限,手术可以在保留正常甲状腺组织的同时进行彻底切除,同时,内镜手术减少了传统手术中可能出现的较大切口和长时间恢复期。内镜下的精确切除能有效避免对周围组织的损伤。

(3)B超或CT扫描未见颈部淋巴结转移:颈前小切口入路内镜下甲状腺癌手术的适应证之一是患者在术前B超或CT扫描中未发现颈部淋巴结转移。没有淋巴结转移的早期甲状腺癌患者,手术切除后的预后较好,且术中操作简便,病灶范围清晰,内镜手术能精确地去除肿瘤并最小化对健康组织的损伤。内镜手术能实现对肿瘤的准确切除,并减少术后并发症。

（4）甲状腺功能检查正常：是颈前小切口入路内镜下甲状腺手术的另一个重要适应证。对于甲状腺功能正常的患者，内镜手术能有效地去除病变组织，同时避免影响正常的甲状腺功能。甲状腺功能正常患者在手术后恢复快，且术后并发症较少，因此符合此条件的患者适合选择这种微创手术方法。

2. 禁忌证

（1）颈部手术史：颈部手术史是颈前小切口入路内镜下甲状腺癌手术的禁忌证之一。过去的颈部手术可能导致颈部解剖结构的变化，如血管、神经、淋巴结位置的异常，增加手术操作难度。手术过程中，内镜下操作对精确定位和操作精细度要求较高，历史手术可能使原有的解剖结构受到改变，增加术中损伤的风险。此外，手术瘢痕和组织粘连也可能影响手术的顺利进行，因此，具有颈部手术史的患者不适宜选择这种微创手术方式。

（2）颈部放射治疗史：曾接受颈部放射治疗的患者也不适合进行颈前小切口入路的内镜甲状腺手术。放射治疗会导致局部组织的纤维化，增加手术时的操作难度和并发症风险，尤其是血管、神经和淋巴结等结构的变化。放射治疗后，甲状腺组织和周围组织的血供可能受到影响，创口愈合也较慢，因此，不推荐此类患者进行此类手术。此外，放射治疗史可能导致局部瘢痕形成，进而影响手术视野和术后恢复。

（3）甲状腺功能亢进：甲状腺功能亢进患者是颈前小切口入路内镜下甲状腺手术的禁忌证之一。甲状腺功能亢进症患者由于甲状腺激素水平过高，可能会引起术中和术后的心脏、代谢等方面的并发症。高代谢状态下，患者的应激反应较为强烈，手术过程中容易出现心律失常、血糖波动等问题。此外，甲状腺功能亢进症还可能导致血管扩张和凝血功能异常，使手术过程中出血风险增大。因此，甲状腺功能亢进症患者需要先控制甲状腺功能，确保其稳定后再考虑手术。

（4）B 超或 CT 扫描高度提示恶性并伴有淋巴结转移：当 B 超或 CT 扫描高度提示甲状腺癌并且伴有颈部淋巴结转移时，颈前小切口入路内镜下甲状腺癌手术不适宜。因为这种情况表明肿瘤可能较为晚期，且病灶范围较广。内镜下手术在面对淋巴结转移时，可能无法彻底清除转移的癌细胞，且术中难以做到精确的淋巴结清扫。对于淋巴结转移的患者，更传统的开刀手术可能更适合，因其能确保对所有受影响区域的彻底清除和精准处理。

二、术前准备

全身常规体检与生化检查对于评估患者身体状况及手术耐受性具有重要意义。通过甲状腺功能检查，能清晰地明确甲状腺所处的状态。甲状腺增强 CT 扫描和 B 超检查相互配合，可以全面了解甲状腺及其周围组织的情况，为手术操作提供详细的解剖信息。而细针穿刺细胞学检查则有助于准确判断肿瘤的性质，为手术方案的制订提供关键依据。上述各项术前准备工作相互协同，共同为手术的安全、有效开展筑牢根基。

三、手术步骤

1. 麻醉与体位

采用气管内插管全身麻醉或局部麻醉下施行手术。患者取仰卧位,肩下不需要垫枕,术者站在患侧,助手站在对侧和头位。

2. 切口

在颈前正中锁骨连线上一横指或皮肤皱褶处取 1.5～3.0cm 切口,切开皮肤和颈阔肌。

3. 分离皮瓣建立手术空间

先于颈阔肌深面、颈浅静脉的浅面分离皮瓣,向上可至环甲膜水平,向下至胸骨切迹上,两侧至胸锁乳突肌前缘,用小拉钩悬吊维持手术空间,切开颈中线,直达甲状腺表面。

4. 离断甲状腺峡部

于甲状腺峡部下方分离,暴露气管表面,然后沿气管表面向上分离峡部并用超声刀离断。

5. 分离甲状腺下极及侧面

沿真假被膜之间钝性分离颈前肌至甲状腺被膜,用小拉钩将颈前肌拉向外侧,显露甲状腺侧面。紧贴腺体离断甲状腺中静脉,将甲状腺叶向上提起,紧贴腺体离断甲状腺下静脉各分支,原位保留下甲状旁腺。

6. 甲状腺上极处理

拉钩向上、向外牵开胸骨甲状肌,这样就容易完全游离上极的外侧面,将上极与环甲肌分离,显露环甲间隙,此时注意保护或识别喉上神经。将腺体向内下牵拉,辨认上极动、静脉后,用超声刀紧贴腺体逐一将甲状腺上动、静脉远端分支离断,注意原位保留上甲状旁腺,避免损伤其血供。

7. 喉返神经及 Berry's 韧带的处理

向内、向前牵拉甲状腺,0°或30°内镜下采用囊内技术仔细解离其侧后面,显露甲状腺下动脉,解剖并保护喉返神经,紧贴腺体用超声刀断离甲状腺下动脉各终末分支和 Berry's 韧带,完全切除腺叶及峡部。

8. 用生理盐水冲洗术腔

置入一根胶管进行术腔引流,逐层缝合伤口并固定胶管,7 天后拆线。

四、术后处理及注意事项

1. 引流

手术完成后,常规放置负压引流管是十分必要的。此引流管在术后需要持续进行负压引流,时间控制在 36～48h。在这个过程中,要密切关注引流情况,尤其是引流量。当发现 24h 内引流量少于 10mL 时,可考虑拔除引流管。这一操作需要谨慎进行,因为引流管的留置时间和拔除时机对于患者术后恢复至关重要,过早拔除可能导致积液残留,过晚则可能增加感染风险。

2. 观察术后生命体征，术后出血和血肿的处理

术后对患者生命体征的密切观察是关键环节。若在观察过程中发现出血情况，一般可通过原切口在内镜下进行止血处理。这种内镜下止血的方式在多数情况下是有效的，能避免患者转为开放手术止血，减少患者的创伤和痛苦。而对于血清肿这一常见问题，可在穿刺抽吸后，对相应部位给予适当的加压处理，以此促进恢复，防止血清肿的再次形成和发展。

3. 甲状旁腺功能低下的处理

在甲状腺全切或近全切除术后，血钙、血磷水平的监测必不可少。这是因为手术可能会影响甲状旁腺功能，导致血钙水平异常。一旦患者出现低钙症状，如手足抽搐等，应及时采取措施。可通过静脉注射 10% 葡萄糖酸钙，同时口服维生素 D 来缓解低钙症状，维持血钙水平的稳定，保障患者的生理功能正常运行。

4. 甲状腺素的替代

术后对甲状腺功能的定期监测是重要的诊疗步骤。若监测结果显示现甲状腺功能减退（甲减）的情况，需要及时给予治疗。具体措施为服用左甲状腺素（L-T4）进行替代治疗。对于接受甲状腺全切术的患者，术后应即刻开始替代治疗。需要注意的是，对于良性结节术后患者，不建议采用 TSH 抑制治疗；而分化型甲状腺癌术后患者则应行 TSH 抑制治疗，并定期进行监测随访，以便及时调整治疗方案，保障患者的健康状况。

五、并发症及防治

1. 术中出血

术中出血是颈前小切口内镜下甲状腺癌手术常见的并发症之一。由于甲状腺血供丰富，手术操作时可能损伤血管或小血管，导致出血。出血过多不仅影响视野，还可能导致血肿形成、压迫气管或神经，引发呼吸困难或声音嘶哑。

防治措施是术前应通过超声检查评估甲状腺血管情况，术中严格控制血管，使用血管钳、止血器等工具及时止血。若发生大出血，应立即停止手术，查找出血源并及时处理，必要时转为传统手术切口进行止血。

2. 喉返神经损伤

喉返神经损伤是甲状腺手术中最常见的神经并发症之一。内镜下手术操作空间狭小，视野受限，容易在操作过程中误伤喉返神经，导致声音嘶哑、吞咽困难或呼吸困难等症状。对双侧喉返神经损伤甚至可能引发窒息等严重并发症。

防治措施是术中应通过显微镜或神经监测技术实时监测喉返神经，避免对神经造成损伤。尽量减少对神经的牵拉或压迫，选择经验丰富的外科医师进行手术，以减少发生神经损伤的风险。

3. 气管或食管损伤

在手术过程中，由于甲状腺与气管、食管相邻，操作不慎可能导致气管或食管的损伤，表现为气道梗阻、气胸或食物误吸等症状，严重者可引发呼吸窘迫或继发感染。

防治措施是术前要详细了解患者的解剖结构，确保对气管和食管的保护。术中操作时，避免过度牵拉或接触气管、食管，必要时可使用术中影像学检查辅助定位，防止器械与重要结构发生接触。出现损伤时，应及时修复并采取相应措施。

4. 术后甲状腺功能减退

术后甲状腺功能减退是颈前小切口内镜下甲状腺癌手术的常见并发症之一，通常发生在甲状腺大部分或全部切除的患者中。甲状腺功能减退会导致乏力、寒冷、体重增加等症状，严重时可能引发甲状腺危象。

防治措施是术后应定期监测甲状腺功能，及时补充甲状腺激素替代治疗。术前应评估患者的甲状腺功能状态，术后早期启动甲状腺激素替代治疗，避免症状加重或发生并发症。

5. 切口感染与瘢痕形成

虽然颈前小切口手术创伤较小，但手术后仍可能出现切口感染、红肿、渗液等问题，尤其是患者免疫力低下或未遵循术后护理措施时。此外，瘢痕的形成也可能影响美容效果。

防治措施是术后切口护理非常重要，应保持伤口清洁，避免感染，必要时使用抗生素预防感染。对于瘢痕体质患者，术后可采取适当的瘢痕护理措施，如使用瘢痕膏、硅胶贴片等，降低瘢痕形成的风险。

六、术式评价

1. 空间维持方法及优势

在无注气的内镜辅助甲状腺手术中，其空间维持方式主要有颈前皮瓣悬吊法和传统拉钩法这两种。这种独特的空间维持策略具有显著优势，它成功地规避了注气操作，进而避免了因注气而引发的一系列并发症。这些并发症可能包括气体栓塞、高碳酸血症等，对患者的生命安全和术后恢复有着潜在威胁，而本术式的空间维持方法有效降低了此类风险。

2. 切口特点

颈前小切口路径在一定程度上与常规手术路径存在相似性，但又有其独特之处。其切口位置更低且更小，一般位于锁骨连线上一横指或颈前皮肤皱褶处。这样的切口设计不仅有利于减少手术创伤，还在术后美观方面有着积极意义，与传统手术相比，能更好地满足患者对外观的要求。

3. 操作空间建立

手术过程中，通过使用小拉钩对皮瓣进行悬吊，并对带状肌和腺叶进行牵拉，以此来建立稳定且适宜的操作空间。这种建立操作空间的方法，是基于对颈部解剖结构的深入理解和临床实践经验总结而来的，能在保证手术视野的同时，尽可能减少对周围组织的损伤。

4. 手术优点

与常规手术路径相比，颈前小切口内镜下手术具有诸多优点。首先，它无须注气操作，减少了因注气带来的潜在风险。其次，其手术路径是最短的，这不仅可以缩短手术时间，还能降低手术操作的复杂性。再者，此手术操作方便，术者能轻松地进行双侧病变的处理。而且，术者在手术过程中可以直接触摸腺体，这种触觉反馈对于手术操作具有重要指导意义，如可以更准确地判断腺体的质地、大小和位置等信息。此外，该手术还具备一个重要的优势，即可以顺延切口进行中转开放手术，这为应对手术中可能出现的复杂情况提供了有力保障，增加了手术的安全性和灵活性。

第三节　锁骨下入路的内镜下甲状腺手术

锁骨下入路内镜下甲状腺手术是一种微创手术技术，主要通过锁骨下部的小切口进行甲状腺的切除，适用于甲状腺良性疾病、早期甲状腺癌及其他甲状腺病变的治疗。这种手术方法通过内镜辅助操作，结合微创技术，减少了传统颈部手术的瘢痕和创伤，且术后恢复时间较短，符合现代医学对美观及快速恢复的要求。

一、手术适应证和禁忌证

锁骨下入路的内镜下甲状腺手术将传统的颈部切口移至锁骨下区域，避免在颈部留下明显瘢痕，更符合美观需求，特别适合对颈部美观度有要求的患者。

1. 适应证

（1）单侧腺叶的良性肿瘤。

术前细针穿刺活检（FNAC）结果显示为单侧腺叶的良性甲状腺肿瘤的患者适合行锁骨下入路内镜手术。该手术方式可以精准切除病变腺叶，同时通过锁骨下入路减少颈部切口，保持颈部美观，对于局限性良性肿瘤的治疗效果良好。

（2）良（恶）性未确定的交界性肿瘤，直径＜4cm。

对于术前细针穿刺结果不确定、被认为是良（恶）性边界性肿瘤且直径小于4cm的患者，锁骨下入路内镜手术是合适选择。此方法可在保留正常甲状腺组织的同时去除病灶，并有较低的颈部瘢痕，适合对美观有要求的患者，同时有效控制病灶。

2. 禁忌证

（1）有颈部手术史。

若患者有颈部手术史，颈部组织可能存在粘连，增加内镜下手术的操作难度和风险。术后粘连可能影响解剖辨识，增加神经和血管损伤的风险，此类患者适合选择传统手术，以确保操作的安全性。

（2）有颈部放射治疗史。

颈部放射治疗会导致组织纤维化，增加内镜下手术的难度，并可能影响术区视野。放射治疗后的组织更脆弱，出血风险更高，且纤维化可能遮蔽解剖结构，因此此类患者不宜行锁骨下入路内镜手术，建议选择开颈手术。

（3）颈部局部感染、炎症或烧伤。

颈部有感染、炎症或烧伤的患者不适合进行锁骨下入路内镜手术。感染或炎症会加重术后并发症风险，影响愈合，烧伤可能导致组织粘连，增加操作难度。应待感染控制后再考虑手术方式，以确保术后恢复顺利。

二、术前准备

1. 全身常规体检和生化检查

进行全身常规体检和血液生化检查，包括心功能、肝功能、肾功能评估，以确保患者能耐受手术和麻醉。这些检查有助于识别潜在的健康问题，为术中及术后管理提供支持。

2. 甲状腺功能检查

术前进行甲状腺功能检查，包括甲状腺激素（T_3、T_4）和促甲状腺激素（TSH）水平检测，确保患者的甲状腺功能在正常范围内。这有助于判断甲状腺疾病的性质，必要时进行术前药物调整，避免术中突发甲状腺功能亢进症或甲状腺功能减退的症状。

3. 甲状腺增强 CT 扫描

甲状腺增强 CT 扫描用于评估甲状腺肿瘤的具体位置、大小和与周围结构的关系，有助于手术方案的制订。增强 CT 扫描能清晰显示病变的边界和是否侵犯周围组织，为手术路径选择和范围提供重要信息。

4. B 超检查

甲状腺 B 超检查是术前评估的基础检查之一，可精确确定肿瘤大小、性质和位置，有助于进一步评估是否适合内镜手术。B 超能动态观察病灶和血管关系，提供全面的影像支持。

5. 细针穿刺活检（FNAC）

通过细针穿刺活检（FNAC）可对甲状腺病变进行细胞学诊断，初步判断肿瘤的良（恶）性。FNAC 结果有助于术前明确适应证，特别适用于单侧腺叶良性病变或交界性肿瘤的筛查。

三、手术步骤

1. 麻醉与体位

可选择气管内插管全身麻醉，这种方式能让患者在手术中完全无痛且呼吸稳定；也可在局部麻醉下施行手术，适用于病情较简单的情况。两种麻醉方式都为手术安全顺利开展提供保障。患者取仰卧位，肩下无须垫枕，这样的姿势便于手术操作。术者站在切口侧，助手站在对侧和头位，利于相互配合完成手术。

2. 手术切口

主切口位于肿瘤侧锁骨下，长 4 ～ 5cm，手术侧下颈侧（胸锁乳突肌中下 1/3 处）做 5mm 小切口以便插入直径 5mm 的内镜，同时还在对侧胸锁关节后下取 5mm 小切口辅助操作。再于颈阔肌下，插入两条平行的钢丝；提起钢丝悬吊皮肤创建手术空间。操作前，在颈前皮下注射含 0.6% 肾上腺素的 30 ～ 40mL 生理盐水以防止皮瓣不必要的出血，如图 2-1。

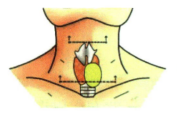 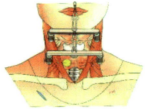 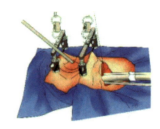

图 2-1　锁骨下入路切口示意图

3. 暴露甲状腺

解剖胸锁乳突肌的内侧缘，上界到肩胛舌骨肌，下界为胸骨切迹。解剖时不要超越肩胛舌骨肌深部，避免颈内静脉损伤。沿肌纤维走向纵向剖开后胸骨甲状肌后可以暴露甲状腺。

4. 处理甲状腺中静脉

用超声刀处理甲状腺中静脉。

5. 处理甲状腺上动脉

将甲状腺向内下牵拉，紧贴甲状腺上极表面处理甲状腺上动、静脉各分支，注意原位保留上甲状旁腺及血供。

6. 离断甲状腺下静脉

将甲状腺向上牵拉，离断甲状腺下静脉，注意识别并保留下甲状旁腺及血供。

7. 解剖喉返神经

于甲状腺背侧定位并解剖喉返神经予以保护，紧贴甲状腺表面离断甲状腺下动脉各级分支。

8. 离断 Berry's 韧带

保护喉返神经后，离断 Berry's 韧带及甲状腺峡部，完整切除患侧甲状腺腺叶及峡部。

9. 拆线

生理盐水冲洗术腔，放置引流管后逐层关闭切口，术后 12 ～ 14 天拆线。

第四节　胸前乳晕入路的内镜下甲状腺手术

1997 年黑池（Hischer）首次报道内镜辅助下右侧甲状腺腺叶切除术，后有完全内镜下甲状腺手术（TET）报道。随着内镜设备、机器人应用、手术技巧提高和专科人才培养，内镜甲状腺手术（ET）技术不断发展，适应证从良性甲状腺疾病拓展到低危组分化型甲状腺癌及颈部淋巴结清扫。手术入路分颈部和远距离（非颈部，如经口）入路，手术方式分内镜辅助和完全内镜甲状腺手术。非颈部入路完全内镜甲状腺手术即颈部无瘢痕内镜甲状腺手术（SET），发展至今，SET 首选全乳晕或双侧腋乳入路，机器人辅助 ET 首选双侧腋乳入路。

一、手术适应证和禁忌证

1. 适应证

（1）有颈部美容需求的患者：对于注重颈部外观的患者，该手术能在治疗疾病的同时满足其对美观的期望，减少传统手术对颈部外观的影响。

（2）良性肿瘤的最大直径≤6cm：在此直径范围内，手术更容易操作，可有效切除肿瘤，减少对周围组织损伤。

（3）病理类型应为分化型甲状腺癌，肿瘤直径应≤2cm：分化型且直径较小的甲状腺癌适合此手术，有利于切除肿瘤和减少复发风险。

（4）术前影像学检查（B超、CT扫描或MRI）提示：Ⅰ、Ⅱb、Ⅴ区及对侧应无淋巴结转移；Ⅲ、Ⅳ、Ⅵ区可有可疑转移淋巴结，没有融合、固定，这样的淋巴结状态有利于手术切除和避免复杂的淋巴结清扫，保障手术效果。

2. 禁忌证

（1）无颈部美观要求的患者：对于不关注颈部外观的患者，可能有更合适的手术选择，无须考虑此有美容倾向的手术方式。

（2）分化型癌，肿瘤直径＞2cm：较大直径的分化型癌可能需要更广泛的切除范围，此手术方式可能无法彻底清除。

（3）甲状腺未分化癌或髓样癌：这两种类型的甲状腺癌病情复杂，胸前乳晕入路的甲状腺手术难以有效治疗，需要其他针对性方案。

（4）淋巴结转移：颈部Ⅰ、Ⅱb、Ⅴ区有淋巴结转移，或在胸锁关节水平以下有淋巴结转移；或锁骨下淋巴结转移，或上纵隔有淋巴结转移；或转移淋巴结融合、固定，淋巴结直径＞2cm，或淋巴结中间囊性，有坏死者，这种淋巴结情况增加了手术难度和复发风险，不适用于此手术。

二、术前准备

1. 麻醉方法

手术采用气管插管全身麻醉的方式，以此保障手术过程中患者的呼吸安全和身体稳定，为手术操作创造良好条件。

2. 特殊仪器设备

手术需要配备一系列特殊的仪器设备。其中包括30°高清内镜，它能为手术操作者提供清晰、多角度的视野，便于精准操作。超声刀用于切割和止血，可有效减少术中出血。此外，还需要5mm和10mmTrocar、分离棒、注水针、无损伤抓钳、腔镜用分离钳及持针器等，这些设备在手术操作中各自发挥着重要作用，保障手术顺利进行。

三、手术步骤

1. 患者体位

"人"字位，仰卧，肩部垫枕，枕部垫头圈，保持颈部过伸位，但不能过度，在颈部与腰部分别放置相应的软垫，保证颈椎与腰椎的前曲，减少术后头晕及颈部、腰部的酸胀与疼痛不适。双下肢外展成 45°～60°，绷带妥善固定。双臂内收于身体两侧，固定。消毒范围上达下唇，外至上臂中部及腋中线，下至脐水平，双下肢、腹部均需要铺满无菌单。

2. 主刀医师、一助医师、二助医师、洗手护士站位

主刀医师站于患者双下肢之间，一助医师坐于患者右侧扶镜头，二助医师可选择坐于患者身体两侧，器械台及洗手护士位于患者左侧。连接电子镜、电凝钩、吸引器、超声刀后，置于患者左侧无菌储物袋中并妥善固定。

3. 胸乳入路穿刺口位置

（1）中间切口位于两乳头之间，中线偏右侧约一横指处，相当于右侧乳腺的内侧缘，约 12mm，用以插入 10mm Trocar，此处置入镜头，由一助操作。此切口可根据患者特殊需要适当下移，但患者如果体型较为修长，会导致皮下隧道过长，不利于手术操作。

（2）两侧切口分别位于左、右乳晕边缘，左侧位于 10～11 点位置，右侧位于 1～2点位置，长度均约 6mm，插入 5mm Trocar，置入手术器械，由术者操作。如果患者乳房较为丰满可选择加长 Trocar。若是男性患者，切口应相应的上移，相当于第三、四肋间水平，避开胸骨前方，并选择横行的切口，以便于清扫中央区淋巴结。如果胸壁原来有瘢痕，也可以选择原瘢痕进行手术。切口选择，不能靠近胸骨上窝与锁骨，距离太近不利于操作；太远，尤其是男性，不便于处理甲状腺下极或清扫中央区淋巴结。

4. 手术空间的建立

先将少许"膨胀液"注入 3 个切口处的皮下组织内。中央切口处可注入 30mL 左右。切开中央处切口，用特殊注水器将"膨胀液"注入皮下组织与肌筋膜之间的间隙后，向前进行注射，边进针边注射，至胸骨前，不要进入颈部。注射深度位于肌筋膜表面效果最好，此间隙较为疏松且血管网最少，不容易出血。同时，观察皮肤是否膨胀、隆起，如果注射深度过浅，皮肤将出现"橘皮"征，如果过深，将显示胸大肌的外形。

将剥离棒以 30° 向前下方刺入皮下组织与肌筋膜之间间隙后，对准右侧胸锁关节，向前水平潜行分离一次；后退距切口 4～5cm 处（在胸骨柄附近），再向左侧胸锁关节方向潜行推进一次，钝性分离两次就足够用大弯血管钳探入中央切口至隧道分叉处，适当钝性撑开皮下隧道，以便 Trocar 进入及标本取出。用纱布卷沿胸前壁中央由上至下滚动，将隧道处皮下"膨胀液"自切口挤出，吸引器吸引，以免影响电凝钩及超声刀分离，且防止形成较多的水雾，影响手术视野。

置入 10mmTrocar，并开启二氧化碳气体，流量至中等 6L/min，压力调至 6～8mmHg。在充气的情况下，10mm Trocar 应沿着隧道转动进入，切忌反复进入或暴力进入，容易形成假道，如果两隧道口中央组织较多，Trocar 置 5mm 转换帽，用电凝钩或超声刀进行"盲切"，切开中央过多的组织。"盲切"时须在充气的条件下，避免过深损伤胸大肌或过浅损伤皮肤。

左侧乳晕边缘 10～11 点钟方向切开皮肤，蚊氏血管钳撑开皮下组织后，将带芯 5mmTrocar 沿切口与右侧胸锁关节连线刺入皮下组织与乳腺表面之间间隙潜行，深度同

样不能过浅，也不能过深刺入乳腺组织。在乳房区域；宜略浅，以免伤及乳腺组织引起出血等并发症，越过乳腺组织后宜略深，以免术后皮肤红肿瘀斑，不利于美容，严重者可能发生皮肤破溃。出口应在"鼻孔状"隧道口近端。

置入右侧 Trocar 时，全乳晕入路右侧切口位于右乳晕 11 ~ 12 点钟方向，方向对准左侧胸锁关节胸乳入路右侧切口位于右侧乳晕 1 点钟方向，方向对准左侧胸锁关节伸入吸引器向上顶住皮瓣帮助建腔，同时适当吸引清除手术中产生的烟雾，避免镜头模糊，以利于电凝钩及超声刀分离皮瓣建腔，层次刚好，位于胸前壁筋膜表面，"上白下白"此层面血管少，不容易出血。进入第二个 Trocar 后，进气流量就可以升到 6 ~ 10L，建立手术空间期间，建议左手持吸引器，往上抬皮瓣，同时进行适当吸引，这样既能维持空间，又能及时吸除烟雾或水雾，减少清洗镜头的次数，明显缩短建立空间的时间。

沿胸前壁胸大肌筋膜表面分离至颈部，由于胸锁乳突肌与颈阔肌间存在疏松的间隙，利于找到正确的层次，所以先显露两侧的胸锁乳突肌，继续沿肌筋膜表面向两侧分离。颈部中央由于血管增多，将电凝钩分离改为超声刀分离，以防皮肤受损。在手术过程中，由于颈部操作空间有限，从 10mmTrocar 充 CO_2，同时要开放双侧 5mm Trocar 气阀排除烟雾或水雾，可以保持镜头的清晰，有利于手术。建腔范围呈倒梯形，上至甲状软骨上缘，外侧接近胸锁乳突肌外侧缘，下至胸骨。分离深度达肌筋膜，应保留完整肌筋膜，达到"上黄（皮下脂肪）下白（肌筋膜）"的效果，同时将颈前静脉留在下面，这样才能最大程度减少出血。胸骨上窝的脂肪要留在皮瓣下面，以免术后脂肪缺血机化，在胸骨上窝处形成硬结，影响患者舒适度和美观度。分离深度采用"宁深勿浅"的原则，过浅会造成皮肤淤青或坏死，影响美容效果，违反内镜手术初衷。

5. 切开颈白线

要纵行依次切开白线，不宜在一处深入。左手换用无创抓钳协助超声刀由下至上充分切开带状肌颈白线至甲状腺，下至胸骨切迹，上至甲状软骨上缘。也可以利用电凝钩切开颈白线。

6. 切开峡部

右手改用可弯分离器剥离甲状腺，显露甲状腺峡部后，仍换用超声刀于峡部近健侧，先处理甲状腺最下血管，显露峡部下方的气管（气管是腔镜甲状腺的"航标"），从下而上逐步离断甲状腺峡部，完全暴露气管切开峡部时注意连同气管前筋膜一并夹持切开，否则容易出血，在寻找峡部下端气管前壁时，采用"压"（感受气管的距离）、"分"（适度分离气管前脂肪）、"断"（超声刀进入分离的间隙，切断峡部）三者交替进行，直至切断峡部。在使用超声刀时，超声刀功能刀头要避免与气管接近。

7. 置入拉钩

在患侧胸锁乳突肌外侧缘，环状软骨水平处用 18G 粗针刺穿皮肤后，穿入专用拉钩，向外牵拉带状肌。置入拉钩的方向尽量水平位牵拉，便于显露更大的空间。应避免尖头刺伤组织，要注意旋转移动方向，只能背向尖头旋转。拉钩数量可根据术中需要增减，中央区需要备 2 只，外侧区清扫要备 3 ~ 4 只。

8. 游离甲状腺上极

无创抓钳夹持峡部向外侧并略向下牵引，超声刀钝锐结合分离甲状腺叶与带状肌，暴露甲状腺叶前部。超声刀沿甲状软骨下缘切开甲状腺悬韧带，暴露环甲间隙，超声刀功能刀头远离环甲肌一侧，避免损伤环甲肌。

9. 处理上极血管

处理甲状腺上极血管，向内下牵引，沿甲状腺上极分离骨骼化甲状腺上动脉前支，分次凝闭并切割。后支常显露困难，可以仅做凝闭暂时不切断，留作后面处理，为妥善保留喉上神经外支，以神经监护探针探查将要凝断的血管后再以超声刀切断。首先处理上动脉有利于减少术中可能的出血。

10. 切断甲状腺中静脉

继续将甲状腺向内侧牵引，拉钩牵开带状肌，显露甲状腺中静脉，超声刀分次凝闭后切断。

11. 游离甲状腺下极

夹持甲状腺中极向内上牵引，沿甲状腺下极，超声刀凝闭切断甲状腺下动脉的 $2 \sim 3$ 级分支及伴行静脉，将甲状腺逐渐向上翻起。

12. 显露喉返神经并保护

将甲状腺向上方牵引，继续切断甲状腺下血管分支至接近喉返神经入喉处。右手换分离钳或吸引器仔细轻柔分离，并不时以神经检测探针探查，寻找并显露喉返神经，此处可能会发现下甲状旁腺，注意保护甲状旁腺的血供，以及避免超声刀的热灼伤。置入干纱条带（蓝色，剪至 $2 \sim 3cm$），可置于喉返神经表面保护神经，避免超声刀的热灼伤逐渐分离显露喉返神经至入喉处。

13. 显露并保留上甲状旁腺

向上方牵拉甲状腺，通常在喉返神经入喉处的外上方可显露上甲状旁腺，应注意保护，仔细分离并保留血供；另外，向外上牵拉甲状腺，此时可显露甲状腺上动脉后支，尽可能在其分支离断而保留其主干，确保上位甲状旁腺的血供。

14. 离断 Berry's 韧带

Berry's 韧带中常有一支入喉的穿支血管，仔细分离予以凝闭切断。

15. 全切除甲状腺腺叶

注意在分离过程中，应避免超声刀功能刀头一侧对着喉返神经，且在超声刀工作时确保距离喉返神经 3mm 以上。胸乳入路可清楚显露双侧喉返神经，有利于预防喉返神经损伤。由于腔镜具有视野清晰、局部放大作用，对于手术中的血管、神经及其他重要解剖组织和结构具有很好的分辨能力，可以较清晰地显露喉返神经。

16. 对侧甲状腺叶切除

同法行对侧甲状腺切除，注意保护甲状旁腺和喉返神经。左侧喉返神经靠内侧较深，右侧喉返神经偏外、偏浅，此处常可见下甲状旁腺，沿甲状旁腺周围分离，并保护甲状旁腺血供。注意：喉返神经往往位于下位旁腺的深面，甲状旁腺和喉返神经互为标志。

17. 标本取出及观察

中央切口处取出 10mmTrocar（同步关闭 CO_2 充气），将标本袋由中间隧道置入术腔，再重置 10mmTrocar 和镜头，将荷包缝合线尾端留于体外，将标本、纱条带装入后，收紧荷包缝线，取出标本袋，仔细检查标本上有无可疑旁腺组织，如发现有可疑甲状旁腺组织，剪取少量送冰冻切片证实，其余置入 4℃生理盐水中保存留作自体移植。切除标本送冰冻切片检查。

18. 冲洗创面及缝合切口

为了避免甲状腺组织碎片种植，术后要彻底冲洗术腔，并及时取出切除的碎块，然后关闭 CO_2，麻醉师鼓肺，同时关闭器械进入的排气通道，保持负压吸引 30s，观察有无出血，如有出血，及时处理。

四、术后处理及注意事项

1. 引流管拔除

术后引流管的拔除时间通常在 24 ～ 48h。在此期间，医护人员应密切观察引流液的量、颜色和性质等，以判断患者术后恢复情况，确保在合适的时间安全拔除引流管，避免感染等并发症。

2. 拆线时间

术后 7 天进行拆线。拆线过程应严格遵循无菌操作原则，检查切口愈合状况，若发现切口有红肿、渗液等异常情况，应及时处理。

3. 抗生素使用

一般情况下，不使用抗生素预防感染。但对于存在特殊情况，如患者自身免疫力低下或手术过程复杂等因素导致感染风险增加时，应综合评估后决定是否使用抗生素。

4. 血钙及甲状旁腺激素检查

双侧甲状腺切除术后，第 1 天和第 3 天要检查血钙及甲状旁腺激素（PTH）。这是因为手术可能影响甲状旁腺功能，血钙和 PTH 水平的监测有助于及时发现并处理可能出现的甲状旁腺功能异常，保障患者术后安全。

五、并发症及处理

1. 术后出血

术后出血常见于皮下静脉及肌肉营养血管，通常发生在术后 12h 内，也可在术后第 3 天拔管或术后 2 周内出现。与开放手术相比，TET 因颈胸部皮下缓冲间隙延缓血肿压迫气管引起窒息，为救治争取时间。预防关键在于严密止血，如近乳腺内侧肋间动脉穿支等部位，使用超声刀时保持低张力、多点凝闭、缓慢切割，避免大血管用超声刀直接切断。术中需缝扎或结扎直径＞ 6mm 的血管。术后如发现胸部皮瓣肿胀，疑似出血，应立即腔镜下清除血肿止血，避免颈部开放止血。动脉性出血致呼吸困难时，可通过 12mm 切口引流血液或急救手术。

2. 喉上神经、喉返神经

喉上神经外支损伤位置多变，Ⅱ型患者更易受损。处理上极血管时要紧贴腺体、远离甲状软骨侧板，功能刀头要远离重要结构。

喉返神经（RLN）比喉上神经更易损伤。春（Chung）等研究显示，103 例 PTC 患者行 TET，一过性 RLN 麻痹发生率为 25.2%，高于开放手术，但无永久性损伤。我们报道的腔镜下甲状腺癌手术，一过性 RLN 损伤率约 4.8%，术后 1～2 个月恢复正常发音，无永久性喉返神经麻痹。

预防 RLN 损伤的关键是辨认（可借助术中神经检测仪）和保护，正确使用超声刀。方法包括辨别气管位置、离断峡部等，在接近 RLN 入喉处显露神经，尽量钝性解剖并用纱布条覆盖保护，超声刀功能头距神经至少 3mm，调低功率、缩短切割时间。TET 术中应用神经检测仪可定位和保护神经，避免永久性损伤，还能了解术后 RLN 功能。

3. 甲状旁腺损伤

永久性甲状旁腺损伤严重影响患者生活质量且治疗困难，甲状腺全切及双侧中央区清扫时应保护甲状旁腺。Chung 等研究中，103 例 PTC 患者行 TET 术后一过性低钙血症占 25.2%、永久性占 1%。腔镜下甲状腺癌手术一过性低钙血症发生率为 6.7%，术后 2 周开始恢复，无永久性甲状旁腺功能低下病例。

与开放手术相同，应尽可能原位保留甲状旁腺及其血供（腔镜比开放手术更容易做到），中央区清扫不能原位保留的甲状旁腺可异位种植。上极甲状旁腺位置恒定，要原位保留并保护其营养血管，低危组甲状腺癌患者推荐甲状腺近全切，既不影响后续治疗又能防永久性甲状旁腺功能低下。

腔镜的放大作用（尤其是高清腔镜）使颈部组织精细结构更清晰。甲状腺专科医师度过早期学习阶段后，随着操作技术提高和精细器械应用，TET 手术并发症发生率应与开放手术无差异甚至更低。

4. 气管损伤、食管损伤

气管损伤和食管损伤是比较少见而严重的并发症，若处理不当，可导致颈部严重感染。再次强调：腔镜下甲状腺手术第一步是显露气管，从峡部开始手术，即采用"中间入路"法切除甲状腺（切记：气管是腔镜甲状腺手术的航标）。甲状腺肿瘤累及食管与气管，应及时中转，防止此并发症的发生。食管损伤主要发生在甲状腺腺叶切除及Ⅵ区淋巴结清扫过程中，提拉腺体及周围软组织时，将食管一并提起所致。术中发现气管、食管损伤者，如无法在腔镜下缝合，要果断中转，防止发生严重的感染。实际工作中，此类并发症多发生在初学者，一旦发生，我们建议立即中转；对于食管非全层的损伤，可以在腔镜下继续完成手术。

第五节　双侧腋窝乳晕径路（BABA）达芬奇机器人甲状腺手术

双侧腋窝乳晕径路（BABA）达芬奇机器人甲状腺手术是一种创新的内镜下机器人辅助手术方法，主要用于治疗甲状腺疾病，尤其是分化型甲状腺癌。该手术采用了胸乳径路 BABA，即通过乳晕区域和胸部皮肤的切口进行，结合达芬奇机器人系统进行精确操作，避免了传统甲状腺手术的颈部切口，具有较好的美容效果。

一、手术适应证与禁忌证

1. 适应证

（1）初次手术，且分化型甲状腺癌直径＜1cm：适用于初次手术的患者，尤其是诊断为分化型甲状腺癌的病例，且肿瘤直径小于 1cm。由于小肿瘤较易切除，机器人手术可提供更高的精准度和操作空间，减少对周围组织的损伤，同时也能实现美观的手术效果，减少术后瘢痕面积。

（2）肿瘤局限于甲状腺被膜内，未侵及气管、食管及神经等周围组织：对于局限于甲状腺被膜内的分化型甲状腺癌患者，且没有浸润邻近器官如气管、食管及重要神经的患者，胸乳径路手术适应性较好。机器人系统可以精确分辨肿瘤与周围组织的界限，从而避免损伤重要结构，减少术后并发症。

（3）术前穿刺细胞学或病理学诊断为分化型甲状腺癌：在术前经过细针穿刺活检（FNAC）或其他病理学检查确认为分化型甲状腺癌时，尤其是在肿瘤未扩散至其他部位的情况下，机器人手术能为患者提供更精确的切除方案，尤其适用于肿瘤小、位置明确的患者。

（4）术前超声检查提示无侧区淋巴结及远处转移：如果术前超声检查未见侧区淋巴结转移或远处转移的迹象，表明肿瘤局限性较强，适合使用腋窝乳晕径路达芬奇机器人进行手术。这样可以减少淋巴结清扫的需要，手术的侵袭性较低，且术后恢复较快，减少了患者的手术风险。

2. 禁忌证

（1）妊娠期或哺乳期妇女：妊娠期或哺乳期妇女不宜进行机器人甲状腺手术，主要是由于机器人手术涉及气腹操作和内镜设备的使用，可能会对胎儿或乳儿造成不必要的风险。此外，妊娠和哺乳期妇女的内分泌系统变化较大，可能会增加手术的复杂性和术后并发症的风险。

（2）巨大甲状腺肿块（≥5cm）：对于较大的甲状腺肿块（肿块直径≥5cm）患者，胸乳径路的手术可能受到限制。较大的肿块可能需要更大的手术视野和更复杂的操作，机器人手术的局限性可能会影响手术精度，增加手术难度和风险。

（3）既往颈部手术史或放射治疗史：既往有颈部手术史或放射治疗史的患者，由于颈部解剖结构可能发生改变，造成术中暴露困难或周围组织粘连，可能影响手术效果。此外，放射治疗导致的局部瘢痕组织也会增加手术并发症的风险，因此此类患者不适合选择机器人手术。

（4）甲状腺炎病史：患有甲状腺炎的患者，尤其是慢性甲状腺炎或甲状腺自体免疫性疾病的患者，由于甲状腺组织发生纤维化，术中操作可能较为困难。甲状腺炎可导致甲状腺结构不清晰，增加术中损伤和并发症的风险，限制了机器人手术的适应性。

（5）凝血功能障碍、甲状腺功能亢进症、甲状腺功能减退症：凝血功能障碍的患者手术时容易发生出血，增加术中风险。甲状腺功能亢进症患者由于术中可能出现甲状腺危象，而甲减患者则可能存在麻醉风险，影响术后恢复。这些情况均为禁忌证，患者必须在手术前经过充分的治疗和稳定，才能考虑是否进行机器人手术。

二、术前准备

1. 术前彩超确定肿瘤及淋巴结情况

术前超声检查是评估甲状腺肿瘤及周围组织、淋巴结的主要手段。通过彩超可明确肿瘤的大小、位置、形态及与周围结构（如气管、食管、神经等）的关系。同时，超声能帮助评估颈部淋巴结是否存在转移，若有转移迹象，将决定是否需要进行淋巴结清扫。术前彩超为手术方案的制订提供了重要依据，确保手术的精准性与安全性。

2. 术前备皮两侧至腋后线，下至脐水平，上至下唇缘

术前备皮是防止术中感染的重要环节，特别是在机器人手术中，手术范围较大，通常需要较长的操作通道。备皮范围应从两侧至腋后线，下至脐水平，且上至下唇缘。这样可以确保手术过程中，术区及手术器械的操作区域无任何感染风险，同时为达芬奇机器人手术器械的顺利操作提供充分的空间，确保手术过程顺利进行。

三、手术步骤

1. 麻醉

采用全身麻醉，建立下肢静脉通道。

2. 体位

患者仰卧位，枕部垫头圈，保持颈部适度的过伸位，双上臂内收并固定于两侧。消毒范围：上至下唇缘，下至脐水平，两侧至腋后线。

3. 切口设计

充分考虑患者乳腺大小对切口的影响，结合坐位与仰卧位设计切口，标记胸部穿刺点、隧道和胸骨上窝、甲状软骨结节及肿块位置。

4. 手术室布局

手术医师位于无菌区外的控制台系统进行操作，助手与器械护士分别位于患者左右两侧操作。

5. 注射"膨胀液"

将生理盐水 500mL、罗哌卡因 40mg、肾上腺素 1mg 配制成"膨胀液"，以切口为注射点沿隧道路径向甲状腺术区注射，注入间隙为皮下与深筋膜浅层，边进针边注入"膨胀液"，注射量为 100～250mL，注入过程中须仔细观察皮肤情况，避免注入过深或过浅。

6. 切口

取右侧乳晕 1～2 点位做 12mm 弧形切口，左侧乳晕 11～12 点位做 8mm 弧形切口，右侧腋前线皱襞处做 8mm 或 5mm 切口，左侧腋前线皱襞处做 5mm 切口。根据患者具体情况，可以酌情选择相应规格器械。

7. 创建皮下隧道

分离棒以 30° 向前下方经切口进入皮下组织与深筋膜浅层的间隙，向胸锁关节方向潜行，钝性分离皮下 1 ~ 2 次，深度要适当，分离棒潜行在适当的间隙是避免隧道出血的关键之一。

皮下隧道创建完毕后，采用纱布条、吸引器，将隧道内多余的膨胀液排出。将 Trocar 直接经皮下潜行穿刺直至胸骨上窝。经右侧乳晕处切口置入 12mmTrocar，接入镜头臂并充入 CO_2 气体（压力维持 7 ~ 8mmHg, 1mmHg=0.133kPa），流量 10 ~ 15L/min，在其监视下，双侧乳晕切口、腋窝切口置入 5mm 或 8mmTrocar。

8. 机器人入位

Trocar 分别接入机器人 1 号、2 号、3 号机械臂，分别连接抓钳、超声刀及分离钳，完成机器人入位。入位确认：摄像头 Trocar 与床旁机械臂系统的中心柱及手术目标区域在一条直线上；摄像头、手术器械 Trocar 间距保持 8cm 左右，以防机械臂之间碰撞。

9. 建立手术空间

术者坐在无菌区外的外科医师操控台前用内镜观察术区，术野被放大 10 ~ 15 倍，通过 2 个操作手柄控制手术器械和双目内镜，脚踏板控制电设备和床旁机械臂系统，完成上、下、左、右、旋转和器械臂转换以及视野放大、缩小等连续动作。

超声刀及分离钳在颈阔肌深面游离皮下疏松结缔组织建立操作空间，分离范围上至环状软骨上缘水平，外侧为胸锁乳突肌内侧缘。超声刀分离过程中，遵循"避浅就深"的原则，贴近"天花板"的操作容易造成皮肤淤血、坏死及皮肤电灼伤，严重影响手术的美容效果。建立手术空间时 3 号臂 Trocar 内置入普通腔镜分离钳排除烟雾。

10. 甲状腺腺叶切除

（1）切开颈白线。

确认两侧胸锁乳突肌，找到颈白线。2 号臂链接无创抓钳，超声刀自上而下切开颈前肌显露甲状腺，上至甲状软骨上缘，下至胸骨柄上缘，3 号臂 Trocar 置入机器人 5mm 分离钳，向外侧牵颈前肌，显露甲状腺腺体。

（2）确认气管，切开峡部。

分离钳显露甲状腺后，超声刀优先处理甲状腺最下血管，显露并确认气管后，超声刀逐步凝切甲状腺峡部。

（3）处理甲状腺下极。

3 号臂分离钳分离甲状腺外侧颈前肌群，将颈前肌群牵向外侧，充分显露甲状腺腺叶。2 号臂无创抓钳将甲状腺下极上提，用 5mm 分离钳精细解剖甲状腺下动、静脉血管及分支后，超声刀凝闭甲状腺下极血管，操作紧靠甲状腺腺体，在甲状腺真假被膜间隙内操作，仔细分离辨认下甲状旁腺并小心保护，注意观察下极旁腺血运情况。

（4）切断甲状腺中静脉。

继续将甲状腺向气管方向牵引，3 号臂分离钳向外侧牵开颈前肌群，解剖显露甲状腺中静脉后，超声刀凝闭切断。

（5）游离甲状腺上极。

2 号臂抓钳将峡部腺体向外下牵拉，自环甲间隙中分离，超声刀沿甲状软骨下外侧缘切开甲状腺悬韧带。注意紧靠甲状腺腺体操作，勿损伤喉外肌，游离至甲状腺腺体上缘后仔细解剖分离甲状腺上动脉前支，超声刀完整钳夹后超声刀"防波堤"凝闭，上极继续向下牵拉，紧靠甲状腺腺体分离，上极背面可见上甲状旁腺，分离钳精细分离上甲状旁腺与甲状腺腺体间隙，此处多有小血管分布，超声刀凝闭切断，避免出血影响手术视野。

（6）显露并保护喉返神经。

2 号臂抓钳将甲状腺向内侧牵引，3 号臂分离钳仔细分离甲状腺下极血管分支，超声刀仔细辨认后凝闭，紧靠腺体操作至喉返神经入喉处。3 号臂分离钳此处仔细分离解剖喉返神经直至全程显露至入喉处。

（7）切断 Berry's 韧带。

仔细辨认并解剖出喉返神经，避开其 3mm 以上后，紧靠甲状腺腺体，用超声刀切断 Berry's 韧带。

（8）取出甲状腺，将标本袋自 2 号臂套管内置入。

将切除腺体置入标本袋后，移除 2 号机械臂，拔出 2 号臂 Trorer 后，用 5mm 分离钳沿 2 号臂皮下通道进入甲状腺床，钳夹标本袋口缘后，向外牵拉，将标本置入标本袋取出体外。仔细检查切除的甲状腺腺体，确保腺体表面无甲状旁腺组织。将切除腺体送快速冰冻病理检查。

11. 中央区淋巴结清扫

（1）清扫气管前方淋巴结。

2 号臂抓钳夹持胸骨柄上缘淋巴脂肪组织，向头侧方向牵拉，超声刀于气管前靠近健侧凝断淋巴脂肪组织，分离钳继续向下游离至胸腺，并向患侧牵拉，超声刀完整切除患侧中央区淋巴脂肪组织，包括部分胸腺组织。注意胸腺内可能存在变异的下极甲状旁腺，应仔细辨别并保护，同时注意甲状腺下极血管，超声刀及分离钳应仔细解剖、凝闭。

（2）清扫左侧气管食管沟淋巴结。

2 号臂抓钳将淋巴脂肪组织向气管方向牵拉，于颈总动脉前方切开颈动脉鞘，向内侧牵拉脂肪结缔组织，分离钳自喉返神经入喉处向甲状腺下极方向应仔细解剖并保护喉返神经，自上而下、由外而内，整块切除左侧气管食管沟脂肪结缔组织。

（3）清扫右侧气管食管沟淋巴结。

清扫右侧气管食管沟淋巴结的方法同清扫左侧气管食管沟淋巴结，用 2 号臂无创抓钳将淋巴脂肪组织向内侧牵拉，5mm 分离钳仔细分离淋巴脂肪组织，避免损伤右侧喉返神经及甲状旁腺，利用达芬奇机器人机械臂转换系统，用 3 号臂分离钳与抓钳根据需要切换，钝性分离淋巴脂肪组织，显露颈总动脉及喉返神经，以喉返神经入喉处为导航，自上至下、由外而内整块清扫右气管食管沟淋巴结。

由于喉返神经后方存在淋巴组织，须仔细解剖右侧喉返神经予以保护，2 号臂抓钳提起喉返神经后方淋巴脂肪组织，3 号臂分离钳应仔细解剖分离喉返神经，超声刀应于食管前方清扫喉返神经背侧淋巴结。

（4）清扫喉前淋巴结。

3 号臂抓钳将锥状叶向上方牵拉，自甲状软骨表面自下而上切除，两侧环甲肌前方由外向内操作，将锥状叶与喉前淋巴结一并切除。

（5）取出标本。

自 Trocar 内取出清扫的淋巴脂肪组织，仔细寻找清扫的淋巴脂肪组织内有无甲状旁腺，对于可疑的甲状旁腺组织，切取少许送检快速冰冻病理，病理证实为甲状旁腺后，将甲状旁腺切成 1mm×1mm×1mm 组织，自体移植到胸锁乳突肌或胸大肌内。

12. 冲洗

用 50mL 注射器抽取蒸馏水 500 ～ 1000mL，由外而内、自下而上反复冲洗隧道以及手术创面，防止隧道种植转移。

13. 关闭切口，准备放置引流管

准备 4-0 带针可吸收线，长度 10 ～ 15cm，持针器自上而下间断缝合颈白线，超声刀剪线后，自 Trocar 取出普通腔镜分离钳。引流管从 2 号臂 Trocar 置入，自胸骨上窝白线下方置入甲状腺床内，3 号臂夹住引流管，依次撤出各臂器械、镜头臂及Trocar，4-0 可吸收线间断缝合皮下，固定引流管，连续缝合皮内，连接负压引流球，无菌纱布包扎切口。

14. 拔除引流管

术后引流液＜ 10mL/d 时拔除引流管。

四、术后处理及注意事项

1. 引流管处理

将引流管妥善连接一次性负压引流器，在此过程中，应保持高度的警惕性，严密监测引流情况。其中，对引流量和引流液颜色的观察尤为关键。引流量的多少及引流液颜色的变化是判断术后有无出血的重要依据。若引流量小于 10mL/d，且引流液颜色转变为淡黄色，此时还需通过彩超对术区进行探查。若经彩超检查未发现明显积液，则可安全地拔除引流管，以减少因引流管留置过久可能引发的感染等问题。

2. 饮食与吞咽训练

术后 6h，患者可开始进食半流质饮食。在此期间，要特别注意避免食用牛奶等油腻性食物，因为这类食物可能会增加淋巴液的分泌，从而导致淋巴漏的发生。同时，要嘱咐患者积极练习吞咽动作。通过适当的吞咽练习，可以有效减少颈部瘢痕粘连的可能性，避免因瘢痕粘连而引起的颈部不适，这对于患者术后的恢复和生活质量的提高有着重要意义。

3. 甲状旁腺功能维护：

术后通常需要为患者补充 1.25- 二羟维生素 D 和钙剂。这是因为手术可能会导致甲状旁腺缺血，进而引发短暂性甲状旁腺功能减退。甲状旁腺功能减退可能会引起手足抽搐等严重症状，通过及时补充上述物质，可以有效预防此类情况的发生，保障患者的身体健康。

4. 女性患者护理

女性患者在术后应穿戴宽松的内衣，同时要避免剧烈运动。因为剧烈运动可能会使乳房下坠，这种下坠力可能会导致胸部不适，并且可能对手术切口产生不良影响，如引起切口疼痛、增加感染风险，甚至导致切口裂开等严重后果，影响患者的康复进程。

5. 神经损伤处理

对于术后出现声音嘶哑、饮水呛咳等症状的患者，这可能是由于手术过程中喉返神经等受到一定程度的影响。此时，应给予甲钴胺等营养神经药物进行治疗，以促进神经功能的恢复，缓解患者的不适症状。

五、手术并发症的防治

腋乳径路达芬奇机器人甲状腺全切＋中央区淋巴结清扫术具有同开放手术一样的并发症。

1. 皮下隧道出血

建立皮下隧道时，分离棒潜行在适当的间隙内是预防隧道出血的关键。如若出现隧道出血，首先利用纱布条逐段加压隧道路径，判断出血部位，如出血位置位于隧道中段、末端，可利用机器人手术镜头寻找出血点，用超声刀凝闭即可。如出血位置位于隧道起始段，拉钩牵开切口皮肤，仔细探查出血点，可用电刀凝闭或缝线结扎。隧道出血导致的皮肤瘀斑，多在术后 1 周左右恢复。

2. 高碳酸血症

由于机器人甲状腺手术需要人为创造手术空间，采用 CO_2 气腹，较长时间的手术导致过多的 CO_2 潴留在患者体内，严重时可导致呼吸性酸中毒，必要时给予碱性药物治疗。因此在采用 CO_2 气腹时应遵循"低压力、高流量"的原则，同时，与麻醉师配合调整合适的呼吸频率与潮气量是避免此类并发症的关键。

3. 皮下气肿

术中持续的高压力 CO_2 灌注，容易导致术后出现广泛的皮下气肿，其最常见的部位为胸前、颈肩部、乳房、腋窝等部位，触诊可及明显捻发感。对于此类并发症，无须特殊处理，大部分患者多于术后一两天自行吸收。

4. 皮肤瘀斑、电灼伤

建立手术空间时注射膨胀液，膨胀液成分中罗哌卡因、肾上腺素均具有较强的收缩血管作用，超声刀创建皮下手术空间，可造成皮肤瘀斑、皮下脂肪液化、皮肤电灼伤等并发症，较为严重的可以导致皮肤坏死、感染等。预防的关键：①肾上腺素与生理盐水的浓度应控制在1:500000。②超声刀创建皮下空间时，应严格遵循"避浅就深"的原则，远离"天花板"操作与深筋膜浅层操作。

5. 肿瘤种植

手术空间的肿瘤细胞种植，多由于取标本时肿瘤接触创面导致。预防的关键在于：①抓钳钳夹标本时应避开肿瘤位置，防止肿瘤破损，将其完整置入标本袋内。②取出标本时，动作应轻柔，避免暴力，避免标本袋破裂导致肿瘤细胞种植。③手术完毕后，大量生理盐水反复冲洗隧道及创面，严格遵循无瘤原则。

6. 术后出血

甲状腺术后出血常见于皮下及营养肌肉的血管，且多见于术后 12h 以内，一旦出血需要立即床旁清创止血。术后须密切观察负压引流球与胸前区皮肤状况，建立皮下空间时要避免分离棒进入过深，侵入肌肉层，损伤肌肉的营养血管，导致术后出血。切开颈白线时，避免损伤颈前血管，如出现损伤，需要采用超声刀低档"防波堤"操作，分次、多点、无张力凝闭血管，必要时缝线结扎。处理甲状腺上极血管、甲状腺下极血管和甲状腺中静脉时，应用 5mm 分离钳紧贴腺体于间隙内操作，确切凝闭血管，防止术后出血。

六、术式评价

1. 术前准备要求

术前应先进行达芬奇机器人手术系统操作培训，并开展相关理论和技术的解剖学与动物实验性手术研究，掌握皮下隧道建立、甲状腺术区空间创建、甲状腺解剖分离、重要结构解剖与保护、颈侧区解剖层次、血管淋巴管分离凝闭、引流管放置等关键技术。

2. 与传统手术比较优势

学习曲线短，技术相对容易掌握。在机器人高清 3D 内镜和灵活精准机械臂协助下，更容易避免喉返神经和甲状旁腺等重要解剖结构损伤，减少并发症。

3. 遵循原则

术中应遵循肿瘤学治疗原则，规范甲状腺手术和淋巴结清扫范围，注意标本取出方式及取出后术区和隧道处理，降低肿瘤复发与种植可能性。

4. 与胸前乳晕径路比较优势

在甲状腺腺叶切除和淋巴结清扫方面无统计学差异，但手术切口更隐蔽，外观变化小，减轻患者术后康复社会心理压力，提高生活质量，美容效果更好，适合年轻及瘢痕体质患者。

第六节　无注气腋下入路的内镜下甲状腺手术

无注气腋下入路内镜下甲状腺手术是一种新兴的微创手术技术，通过腋下的小切口进行甲状腺切除，且手术过程中无须注入气体来扩张手术区域。这种技术不仅能避免传统颈部手术的明显瘢痕，还能在保持较低创伤的情况下，实现对甲状腺的精确切除，适用于甲状腺良性肿瘤、早期甲状腺癌及其他甲状腺病变的治疗。

一、手术适应证和禁忌证

1. 适应证

（1）单个结节或单侧腺叶良性病变：适用于单个结节或单侧腺叶的良性病变，或细针穿刺活检（FNAC）显示滤泡性改变，且肿瘤直径 ≤ 4cm 的患者。无注气腋下入路可通过腋下小切口微创切除病变，避免颈部瘢痕，适合对美观有较高要求的患者，同时对局限性良性病变提供有效治疗。

（2）单个甲状腺微小乳头状癌：对于无包膜外侵犯和无淋巴结转移的单个甲状腺微小乳头状癌，且肿瘤位于气管食管沟外的患者，此手术适应证较为合适。通过无注气腋下入路，医师能有效切除局限性病变，同时减小术后颈部瘢痕，且操作难度相对较小，是微小癌病变的理想选择。

2. 禁忌证

（1）术前评估显示淋巴结转移（eN+）或远处转移（CM）：若术前淋巴结评估为eN+，或全身评估为CM，则不适合行无注气腋下入路手术。这类情况通常需更彻底的清扫和扩大手术范围，而无注气腋下入路的微创方式可能无法充分清除病变，建议选择开颈手术以保证手术的彻底性。

（2）术前甲状腺功能异常：若患者在术前存在甲状腺功能异常，如甲状腺功能亢进症或甲减，通常不适合进行无注气腋下入路手术。术前甲状腺功能异常增加了术中风险，可能引发术后代谢紊乱，需要通过内科治疗将功能恢复正常后再考虑手术方式。

（3）有颈部手术史：有颈部手术史的患者可能存在术后粘连，增加了无注气腋下入路操作的难度，并提升了神经和血管损伤的风险。粘连会影响腋下入路的安全性和操作视野，建议此类患者选择传统开颈手术以保证手术安全和效果。

二、术前准备

1. 全身常规体检和生化检查

术前需要进行全面的常规体检和血液生化检查，包括心功能、肝功能、肾功能等，以评估患者的整体健康状态，确保能耐受手术和麻醉。通过这些检查，可以识别潜在的风险因素，为术中管理提供重要依据，保障手术安全。

2. 甲状腺功能检查

甲状腺功能检测是术前准备的重要组成部分，包括 T_3、T_4 和 TSH 水平检测，以评估甲状腺功能是否正常。对于甲状腺功能异常的患者，需要先行药物调整至正常水平后再进行手术，避免术中发生代谢异常。

3. 甲状腺增强 CT 扫描

甲状腺增强 CT 扫描有助于了解甲状腺病变的大小、位置及其与周围结构的关系。增强 CT 扫描可以明确肿瘤的边界和是否有浸润，为术中切除范围的确定提供重要依据，确保手术的精准性和安全性。

4. B 超检查

甲状腺 B 超检查可详细评估结节的性质、大小和位置，作为手术方案设计的重要参考。B 超还可以观察颈部淋巴结情况，有助于判断是否适合注气腋下入路的微创手术，为手术路径选择提供支持。

5. 细针穿刺活检（FNAC）

细针穿刺活检（FNAC）用于术前明确病变的良（恶）性，尤其是对交界性病变的患者，通过细胞学检查可初步判断肿瘤性质。FNAC 结果是术前决定手术方式的重要依据，可确保手术适应证的准确性。

三、手术步骤

1. 麻醉与体位

全身麻醉成功后，患者取自然仰卧位，颈部稍过伸。患侧上肢上举并被固定，以充分暴露腋窝。

2. 切口

于腋下做 50mm 左右的手术切口，切开皮肤及皮下组织。

3. 内镜下分离皮瓣与建立手术空间

在胸大肌表浅面和颈阔肌之间分离皮瓣，直至近胸锁乳突肌前缘，上至环状软骨水平，下至胸骨柄水平，此步骤可用电刀或电凝钩完成，同时于皮瓣下置入牵引器维持手术进路空间。

4. 内镜下甲状腺叶切除的操作步骤

（1）内镜经腋下切口置入，用悬吊器械维持手术空间。将胸锁乳突肌前缘和胸骨舌骨肌分离，注意保护好颈动脉鞘，拉钩提起颈前带状肌，游离胸骨甲状肌外缘，显露胸骨甲状肌之后，用超声刀纵行解离，将其往中间牵拉，以建立足够手术间隙和暴露甲状腺，此时见术侧腺叶。

（2）处理上极，使用超声刀离断甲状腺上动、静脉各分支，显露环甲间隙，保护喉上神经喉外支，分离腺体，辨别和原位保护上甲状旁腺。

（3）钳夹腺体下极，向上提起，分离周围脂肪和淋巴血管组织，暴露并保护下甲状旁腺，超声刀离断甲状腺下静脉和甲状腺中静脉。

（4）超声刀切断峡部，将甲状腺腺体从气管上分离。

（5）辨认和保护喉返神经，离断甲状腺下动脉，小心分离悬韧带，切除腺叶。

（6）切记在整个手术过程中要注意保护喉返神经，解离和保护喉返神经避免热损伤，使用内镜器械时须与周围重要神经组织和气管之间至少保持 3～5mm 距离。

（7）缝合伤口与留置引流管，术中切除组织可通过腋下切口取出，仔细止血后，缝合腋下切口，留置一条引流管。

四、术后处理及注意事项

1. 术后最初 24h 内

术后最初 24h 内应对患者进行密切监护。着重观察颈部情况，包括有无肿胀、淤血、切口敷料有无渗血、渗液等，因为颈部的异常变化可能提示手术区域出现问题，如出血或积液等。同时，要持续监测呼吸、血压和脉搏等生命体征。呼吸的频率、节律和深度变化可能反映气道是否通畅或有无呼吸功能受影响；血压和脉搏的稳定是患者术后机体稳定的重要指标，任何异常波动都可能提示潜在的危险，如出血性休克等，应及时处理。

2. 环境舒适

保持患者所处环境安静舒适，为患者创造良好的休息条件。若患者出现烦躁不安的情况，可适当给予镇静剂进行对症处理。这是因为患者的烦躁可能会导致血压升高、切口裂开等不良后果，而镇静剂的合理使用可以缓解患者的不安情绪，保障术后恢复过程的平稳。

3. 雾化吸入

术后要给予患者雾化吸入治疗。雾化吸入可以湿化气道，稀释气管内的分泌物，使其更易于咳出，从而有效保持呼吸道的通畅，预防痰液堵塞气道导致的呼吸困难、肺部感染等并发症，这对于患者术后的呼吸功能恢复和整体康复至关重要。

4. 伤口护理

要高度重视伤口的护理，保持伤口干燥、清洁。一旦发现伤口有渗液、渗血现象，应立即进行处理。首先使用合适的消毒剂对伤口进行消毒，然后更换无菌敷料，严格遵循无菌操作原则，以防止伤口感染，为伤口愈合创造良好的条件。

5. 术后 1～2 天

安排患者进食半流质食物。这是因为半流质食物易于咀嚼和吞咽，不会对咽喉和食管造成过大的刺激。同时，要避免患者进食热、烫食物及辛辣食物，这些食物可能会加重咽喉部的疼痛和不适，甚至可能影响伤口愈合。在治疗方面，根据患者的具体情况，酌情进行补钙，应用激素预防神经水肿，并给予营养神经的药物，以促进患者身体功能的恢复和预防术后并发症的发生。

五、术后并发症

1. 常见并发症发生率

文献报道无注气内镜下甲状腺手术常见并发症中，暂时性喉返神经损伤率 1.0%～5.5%、永久性喉返神经损伤率 0.2%～1.6%、暂时性低钙血症发生率 0%～19.7%、永久性低钙血症发生率 0.1%～1.4%、术后出血（包括血清肿和血肿）发生率 0.4%～2.5%、皮肤灼伤发生率 3.3%。

2. 其他并发症

尹（Yoon）等人报道还有轻微气管损伤发生率 13.3%，术后 2 个月和 4 个月胸部感觉不适发生率 53.3% 和 10.0%，吞咽不适发生率 6.6%。

3. 手术者经验相关

并发症发生率与术者经验有关，有术者指出自己所在科室暂时性喉返神经麻痹 0.9%、永久性喉返神经麻痹 0.5%、术后血肿 0.2%，无永久性甲状旁腺功能低下、气管损伤和皮肤灼伤。

4. 预防措施

术者应掌握手术适应证，做好术前评估和围手术期处理。若切除甲状旁腺，可将其切成薄片或颗粒种植于术区肌肉内，术中用 3M 薄膜保护皮肤避免灼伤。

六、术式评价

1. 与颈部入路相比的优势与局限

优势为颈部无瘢痕且切口隐蔽，牵拉器能扩大操作空间以取出大块瘤体，适用于瘤体直径≤3.0cm或单叶体积≤25mL者，可处理更大甲状腺肿瘤；局限是创建操作空间需解离大范围组织，切口距甲状腺远，对术者内镜技术要求高、手术和学习时间长，多处理单侧病变，对侧甲状腺上极及气管食管沟暴露困难。

2. 与腋下入路CO_2注气内镜下甲状腺手术比较

无注气法手术时间初期长，熟练后缩短，前20例明显长，后14例平均135min；可切除更大瘤体，有3例直径＞6.0cm，注气法最大5.9cm；并发症发生率低；住院时间长，因引流管要求，且注气法容易烟雾聚集，无注气法相较而言视野更清晰。

3. 与文献报道比较

手术时间短，与胸前入路手术经验和严格适应证选择有关。并发症发生率不高，因腋下入路内镜手术类似传统侧入路，易于解剖甲状旁腺和喉返神经，内镜放大作用也有助于分辨，且术中应用3M薄膜可预防皮肤灼伤。

4. 癌变患者处理

术前诊断为良性结节但术后病理为癌的发生率为16.1%，术者应具备同侧颈淋巴结清扫技能。

第七节　注气式腋下入路的内镜下甲状腺手术

注气式腋下入路内镜下甲状腺手术是一种新兴的微创手术技术，通过腋下小切口进行甲状腺的切除，同时采用注气方式扩张手术区域，通常使用二氧化碳气体。该技术能避免传统颈部手术带来的明显瘢痕，且创伤小、恢复快，适用于甲状腺良性肿瘤、早期甲状腺癌及其他甲状腺病变的治疗，尤其对有美容需求的患者具有显著优势。

一、手术适应证和禁忌证

此手术的适应证和禁忌证与无注气腋下入路内镜下甲状腺手术完全一致，即适应证包括符合相应条件的甲状腺良性病变、特定类型和情况的甲状腺癌等；禁忌证涵盖诸如甲状腺功能异常、颈部有手术或放射治疗史、局部感染及淋巴结转移等情况。

二、术前准备

1. 全身常规体检和生化检查

通过全身常规体检，可对患者身体状况进行全面评估，包括心肺功能、血压等基本生命体征。生化检查则能了解患者的肝肾功能、血糖、血脂等指标，以此判断患者身体代谢是否正常，能否耐受手术。

2. 甲状腺功能检查

这项检查主要用于测定甲状腺激素（如T_3、T_4、TSH等）的水平，明确甲状腺的功能状态。若甲状腺功能亢进或减退，都可能影响手术方案的制订和手术的安全性，同时也有助于术后对甲状腺功能变化的监测。

3. 甲状腺增强 CT 扫描

利用增强 CT 扫描技术，可以清晰地显示甲状腺的形态、大小、位置，以及与周围组织（如气管、食管、血管等）的关系。对于发现甲状腺内的病变、判断病变的范围和性质有重要意义，为手术方案的设计提供准确的解剖学依据。

4. B 超检查

B 超检查能直观地观察甲状腺的整体结构，可检测出甲状腺结节的数量、大小、质地、边界等情况，还能检查甲状腺的血流情况。这有助于判断甲状腺病变的初步性质，是术前评估甲状腺状况的重要手段之一。

三、手术步骤

1. 麻醉与体位

全身麻醉成功后，患者取自然仰卧位，颈部稍过伸。患侧上肢上举并被固定，以充分暴露腋窝（图 2-2）。

2. 切口

于腋下做 30mm 的手术切口，切开皮肤及皮下组织，分别置入 12mm 和 5mm Trocar，内镜经过 12mm Trocar 置入，暂时缝合 Trocar 间缝隙避免漏气，调节 CO_2 注气压力为 4mmHg，经 5mmTrocar 置入电凝钩在胸大肌表面分离皮瓣，分离至一定程度后于内镜直视下在切口下方再置入一个 5mm Trocar（图 2-3）。

3. 建立手术空间

在胸大肌浅面和颈阔肌之间分离皮瓣，直至颈前正中线，上至环状软骨水平，下至胸骨柄水平，此步骤可用电刀完成，持续注气维持手术空间。

4. 注气式腋下入路内镜下甲状腺叶切除的操作步骤

（1）内镜经腋下切口置入，用悬吊器械维持手术空间。将胸锁乳突肌前缘和胸骨舌骨肌分离，注意保护好颈动脉鞘，拉钩提起颈前带状肌，游离胸骨甲状肌外缘，显露胸骨甲状肌之后，用超声刀纵行解离，将其往中间牵拉，以建立足够手术间隙和暴露甲状腺，此时见术侧腺叶。

（2）处理上极，使用超声刀离断甲状腺上动、静脉各分支，显露环甲间隙，保护喉上神经喉外支，分离腺体，辨别和原位保护上甲状旁腺。

（3）钳夹腺体下极，向上提起，分离周围脂肪和淋巴血管组织，暴露并保护下甲状旁腺，超声刀离断甲状腺下静脉和甲状腺中静脉。

（4）超声刀切断峡部，将甲状腺腺体从气管上分离。

（5）辨认和保护喉返神经，离断甲状腺下动脉，小心分离悬韧带，切除腺叶。

（6）切记在整个手术过程中要注意解离和保护喉返神经避免热损伤，使用内镜器械时须与周围重要神经组织和气管之间至少保持 3 ～ 5mm 距离。

（7）缝合伤口与留置引流管术中切除组织可通过腋下切口取出，仔细止血后，缝合腋下切口，留置一条引流管。

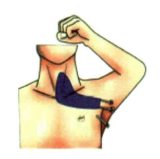

图 2-2　腋下入路体位

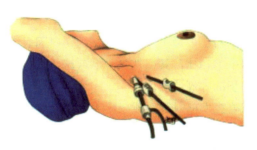

图 2-3　注气式腋下入路的内镜下甲状腺手术 Trocar 和器械位置

四、术后处理

1. 术后最初 24h 内

术后最初 24h 内需对患者展开严密监护。重点关注颈部状况，包括有无肿胀、淤血，切口敷料有无渗血、渗液等，同时持续监测呼吸、血压和脉搏，这些生命体征的稳定是患者术后恢复的关键指标，任何异常都应及时处理，确保患者安全度过术后急性期。

2. 安静环境

为患者营造安静的环境，若其出现烦躁不安，可适当给予镇静剂。这是因为患者的情绪波动可能会影响血压等生理指标，增加手术切口裂开等风险，镇静剂能有效缓解这种不安，保障患者平稳恢复。

3. 雾化吸入

术后要为患者安排雾化吸入，通过雾化使气管内的分泌物稀释，更易于咳出，保持呼吸道通畅，降低肺部感染等并发症的发生概率。

4. 术后 24h

对同侧锁骨上区实施加压包扎，这有助于减少局部渗出，减轻肿胀，缓解疼痛，促进手术区域愈合。

5. 伤口的干燥与清洁

务必注意保持伤口的干燥与清洁。一旦发现伤口有渗液或渗血，要及时进行消毒处理，并更换无菌敷料，严格遵循无菌操作规范，预防伤口感染。

6. 术后 1～2 天

安排患者进食半流质食物，避免热、烫和辛辣食物，以免刺激咽喉。同时，根据患者具体情况，酌情进行补钙、应用激素预防神经水肿和营养神经等治疗。

五、术式评价

1. 美容效果方面

该术式在颈部不会留下瘢痕，能极大地满足患者对于外观的要求。其手术切口的隐蔽性良好，与传统手术相比，切口位置选择在腋下，术后不容易被察觉，在保证手术治疗效果的同时，提升了患者的术后生活质量，尤其对于那些对身体外观有较高要求的患者而言，这种美容优势使该术式更具吸引力。

2. 切除范围方面

在切除范围上，注气式腋下入路的内镜下甲状腺手术因切口因素受到一定限制。与无注气腋下入路的内镜下甲状腺手术相比，其在切除肿瘤或腺体大小方面的优势并不明显。这意味着在面对一些较大体积的肿瘤或腺体时，该术式可能无法像无注气腋下入路术式那样顺利完成切除操作，需要在术前对肿瘤或腺体大小进行更精准的评估。

3. 与其他入路比较的局限性

与颈部入路、锁骨下入路、胸前入路相比，创建手术操作空间解离周围组织范围较大，切口远离甲状腺，要求术者具备较高的内镜技术水平，手术时间长，学习曲线时间长，对侧甲状腺上极及气管食管沟暴露效果差。

4. 术中问题及并发症

术中止血和组织分离时容易聚集烟雾，需经常使用吸引器吸烟，烟雾聚集可导致肿瘤细胞在手术操作空间内种植播散，还可能引起皮下气肿等相关并发症。

第八节　机器人辅助下腋下入路内镜下甲状腺癌手术

机器人辅助下腋下入路内镜下甲状腺癌手术是一种结合机器人技术和微创腋下入路的先进甲状腺癌治疗方法。该手术通过机器人精确控制的内镜设备和腋下隐蔽切口，进行甲状腺及其周围淋巴结的切除，旨在提供较小的创伤、快速地恢复及更好的美容效果。与传统的甲状腺癌手术相比，机器人辅助手术通过增强的操作精度和控制性，为复杂或小型肿瘤的精确切除提供了更高的保障。

一、手术适应证和禁忌证

1. 适应证

（1）分化型甲状腺癌：分化型甲状腺癌的生物学行为相对较好，其细胞分化程度较高，在这种情况下实施手术更有利于控制病情发展，提高治愈率，减少术后并发症和复发的可能性，保障患者的生存质量和预后。

（2）肿瘤直径≤4cm：肿瘤直径在这个范围内，手术操作相对容易，能在保证切除肿瘤的同时，减少对周围正常组织的损伤，降低手术风险，也有利于患者术后的恢复。

（3）微侵犯前包膜和带状肌：在仅有前包膜和带状肌微侵犯时，手术可以将受侵犯的部分一并处理，依然有较好的治疗效果，能有效控制肿瘤的局部扩散。

2. 禁忌证

（1）肿瘤侵犯邻近器官（喉返神经、气管、食管）：当肿瘤侵犯到这些重要器官时，手术难度极大，容易损伤这些器官，导致严重的术后并发症，如声音嘶哑、呼吸困难、吞咽困难等，而且很难保证肿瘤完全切除，会影响患者预后。

（2）颈侧多发淋巴结转移或淋巴结包膜外侵犯：这种情况表明病情较为复杂，仅通过常规手术难以彻底清除转移的淋巴结，术后复发风险高，可能需要更广泛的手术方式或综合治疗。

二、手术步骤

（一）原发灶手术

1. 切口

于腋下做长约 50mm 的手术切口，切开皮肤及皮下组织。

2. 内镜下分离皮瓣与建立手术空间

在胸大肌表浅面和颈阔肌之间分离皮瓣，直至近胸锁乳突肌前缘，上至环状软骨水平，下至胸骨柄水平，此步骤可用电刀或电凝钩完成，同时于皮瓣下置入牵引器维持手术进路空间。

3. 分离

将胸锁乳突肌前缘和胸骨舌骨肌分离，注意保护好颈动脉鞘，拉钩提起颈前带状肌，游离胸骨甲状肌外缘，显露胸骨甲状肌之后，用超声刀纵行解离之，将其往中间牵拉，以建立足够手术间隙和暴露甲状腺，此时见术侧腺叶。

4. 维持手术空间

用悬吊器械维持手术空间，机器人外科车从对侧进入，镜头套管位于切口正中，1号臂及 3 号臂套管位于切口左侧，2 号臂套管位于切口右侧，1 号臂置入窗钳，2 号臂置入超声刀，3 号臂置入马里兰双极电凝钳。手术者在外科操控台操作，助手经切口协助操作。

（1）处理上极，使用超声刀离断甲状腺上动脉、静脉各分支，显露环甲间隙，保护喉上神经喉外支，分离腺体，辨别和原位保护上甲状旁腺。

（2）钳夹腺体下极，向上提起，分离周围脂肪、淋巴和血管组织，暴露并保护下甲状旁腺，超声刀离断甲状腺下静脉和甲状腺中静脉。

（3）超声刀切断峡部，将甲状腺腺体从气管上分离，切除腺叶。

（4）切记在整个手术过程中，注意保护喉返神经，可用神经监测仪定位喉返神经，同时需要注意避免热损伤，术者使用的内镜器械与周围重要神经组织和气管之间至少距离 3 ～ 5mm。

（5）缝合伤口与留置引流管：术中切除的组织可从腋下切口取出。仔细止血后，缝合腋下切口，留置一条引流管。

（二）中央区清扫

经腋下切口于机器人辅助下解剖喉返神经并予以保护。注意辨识并保护下甲状旁腺组织，清扫喉前、气管食管沟、气管前及右侧喉返神经后方脂肪和淋巴组织。

三、术式评价

1. 技术优势

随着科技进步，机器人系统为内镜微创外科带来新发展。其能提供放大 10 ～ 15 倍的高清 3D 立体图像，为术者提供更佳视觉信息，拥有 7 个自由度的机械仿真手腕可在狭小空间完成常规内镜器械无法完成的动作，且实时滤除手部颤抖，使手术操作更精准稳定。

2. 不同术式对比与手术时间

2009 年韩国学者将机器人技术用于甲状腺恶性肿瘤，采用达芬奇 S 系统和 Si 系统提出免注气腋下入路机器人甲状腺癌手术，需要辅助胸前壁小切口放置 3 号机械臂。对比研究显示，机器人组与内镜组手术时间无明显差异，但与开放组相比，机器人手术患者平均年龄更小、女性比例更多、手术时间更长。新一代达芬奇 Xi 系统机械臂更长且四个臂均可切换镜头，可缩短手术时间。

3. 手术适应证与禁忌证

有研究表明，机器人系统可将手术适应证拓展至肿瘤直径 ≤ 4cm 并伴有前包膜和带状肌微侵犯的甲状腺癌，手术范围可从单侧甲状腺叶切除扩大到甲状腺全切除／近全切除及双中央区淋巴结清扫术。但对于肿瘤侵犯邻近器官（如喉返神经、气管、食管等），或颈侧多发淋巴结转移或淋巴结包膜外侵犯，则是单侧腋下入路机器人手术的禁忌证。

4. 并发症情况

Kim MJ 报道 5000 例腋下机器人甲状腺手术并发症，低钙血症（暂时性 48.1%、永久性 1.3%），喉返神经麻痹（暂时性 2.5%、永久性 0.4%），血清肿 1.5%，血肿 0.4%，气管损伤 0.1%，乳糜漏 0.6%，霍纳（Horner's）综合征 0.1%，血管损伤 0.04%。坎迪尔（Kandil E）等研究提示机器人手术与传统手术术后并发症无差异。雷（Lee S）等报道内镜组暂时性低钙血症发生率低于机器人组，其他并发症无差异，两组手术疗效、复发、术后血清（Tg）水平经 RAI 治疗后摄碘率异常情况差异无统计学意义。另有学者表示在 212 例机器人手术中，与传统手术在喉返神经损伤、甲状旁腺功能低下等并发症发生率方面无差异。机器人组美观评分高、术区疼痛评分相当，但可能有胸前区感觉异常（与锁骨上神经受损有关），注意保护可降低其发生率。

5. 淋巴结清扫情况与入路选择

对于颈侧少量淋巴结转移且无包膜外侵犯的 cN1b 患者，如有美观需求，单侧腋下入路机器人手术可完成同侧的 Ⅱa-Ⅴb 区的改良根治性颈淋巴结清扫术，但处理Ⅱb区及Ⅴa区仍困难,腋下联合耳后入路机器人手术可处理侧颈区淋巴结,弥补腋下入路不足。临床上开展腋下入路机器人手术需掌握耳后入路颈侧区淋巴结清扫技术，并根据患者具体情况个体化选择。

第三章　内镜下甲状旁腺手术

第一节　颈部入路内镜下甲状旁腺手术

颈部入路内镜下甲状旁腺手术是一种微创手术方式，主要用于治疗甲状旁腺功能亢进症，尤其适用于良性病变，如单一腺体增生或腺瘤。该手术通过小切口和内镜技术进行，可以免传统开放手术中的大切口，减少患者的创伤、住院时间和术后并发症。

一、手术适应证和禁忌证

1. 适应证

（1）血清钙异常升高伴低磷血症：当患者血清钙超过 2.75mmol/L，或血清游离钙超过 1.28mmol/L，并伴随低磷血症时，通常提示原发性甲状旁腺功能亢进症。此时，如果药物治疗无效或症状明显影响生活质量，可考虑手术治疗。内镜下甲状旁腺手术适用于此类患者，具有微创、恢复快等优点。术前需要详细的影像学检查，明确病灶的位置和大小，以便手术定位和治疗。

（2）甲状旁腺激素（PTH）明显升高：在原发性甲状旁腺功能亢进症中，血清 PTH 水平常显著升高。PTH 的升高与血钙的升高密切相关，提示甲状旁腺存在病变。对于 PTH 水平明显升高的患者，尤其是合并症状或血钙较高时，应考虑进行甲状旁腺手术治疗。内镜手术提供了一个较为安全和微创的治疗选择，适合大多数患者。

（3）影像学提示甲状旁腺腺瘤：影像学检查（如超声、CT 扫描）提示甲状旁腺区域存在占位性病变，且腺瘤直径小于 3cm 时，通常符合内镜下手术的适应证。小腺瘤病变相对较容易通过内镜手术进行切除，且创伤小、术后恢复快。通过影像学检查明确病灶位置，能帮助术者在手术中精确定位病变，提高手术的成功率和安全性。

（4）影像学发现骨病变或尿路结石：在原发性甲状旁腺功能亢进症的患者中，骨病变（如骨质疏松）或尿路结石（如钙化结石）是常见的并发症。这些并发症是由于血钙水平升高和甲状旁腺激素的长期升高引起的代谢紊乱。影像学检查发现这些并发症时，提示甲状旁腺功能亢进症较为严重，手术治疗可以有效缓解症状，防止进一步的骨质疏松或尿路结石形成。

（5）生化型原发性甲状旁腺功能亢进症的手术指征：对于无明显症状的生化型原发性甲状旁腺功能亢进症患者，应根据血清钙水平来决定是否手术治疗。如果患者的血清钙浓度超过 2.75mmol/L，且存在其他临床指征（如骨病、肾结石等），应考虑进行手术。若血清钙水平低于此值，则可采取随访观察，不必立即手术。内镜下手术可以作为一线治疗方案，尤其对于手术风险较低的患者。

2. 禁忌证

（1）多腺体疾病：对于多腺体疾病患者，包括多内分泌肿瘤和家族性甲状旁腺功能亢进，内镜下甲状旁腺手术并不推荐。这类患者往往涉及多个甲状旁腺腺体的病变，手术过程中很难准确判断哪些腺体需要切除，且手术操作难度大。由于存在遗传性病变，内镜手术治疗可能无法彻底解决问题，反而增加术后复发的风险。因此，这类患者更适合传统开放手术，便于同时切除多个腺体并确保完整性。

（2）甲状旁腺癌变可能：如果存在甲状旁腺癌的可能，内镜下甲状旁腺手术不适宜进行。甲状旁腺癌通常表现为腺体肿大、硬度增大且固定，术中容易错误操作导致癌细胞扩散，影响预后。内镜手术适合良性病变，对于恶性肿瘤的切除，仍应选择开放手术，这样可以更好地清除癌变组织并进行淋巴结清扫，从而达到更好的治疗效果。

（3）显著的甲状腺病变：如果患者有较大的甲状腺结节或甲状腺炎等显著病变，内镜下甲状旁腺手术也不适合。这些甲状腺疾病可能会改变颈部解剖结构，增加手术难度。特别是当甲状腺结节较大时，内镜手术的可操作性和安全性可能受到限制，容易导致术中损伤重要结构。此类患者需要全面评估后，可能选择更传统的手术方法。

（4）甲状腺或颈部手术史及放射治疗史：有过甲状腺或颈部手术史的患者，特别是曾接受过颈部放射治疗的患者，内镜下甲状旁腺手术禁忌。术前放射治疗可能导致颈部组织的纤维化，影响术中对甲状旁腺的识别和操作，增加并发症的发生率。此外，甲状腺或颈部手术史可能造成局部解剖结构的改变，内镜手术难以处理这些复杂情况，因此更适合选择开放手术。

（5）异位甲状旁腺瘤：当甲状旁腺瘤异位于胸腔或其他非典型位置时，内镜下甲状旁腺手术是不适宜的。异位甲状旁腺瘤通常位于胸腔、食管后或纵隔等难以通过颈部切口访问的位置，内镜手术的可操作性较差。此类患者更适合采取开放手术，能更好地暴露病变，确保病灶的彻底切除，并降低术后复发的风险。

二、术前准备

1. 术前定位

术前定位对于甲状旁腺手术至关重要，能帮助确定肿瘤的准确位置。常用的影像学检查包括 B 超、CT 扫描或核素扫描，尤其是 B 超能清晰显示甲状旁腺腺瘤的大小和位置。在术前，医师应通过这些影像学检查来评估甲状旁腺腺瘤的特征，判断是否存在多发性甲状旁腺腺瘤或异位腺瘤的可能性。准确的术前定位不仅能提高手术的安全性和准确性，还能防止术中并发症的发生，确保腺瘤的完整切除。

2. 严重骨质疏松症者术前准备

对于有严重骨质疏松症的患者，术前应特别注意其骨骼的脆弱性，避免在日常活动或术中搬动时造成骨折。这类患者骨质脆弱，容易发生骨折或脊椎压缩性骨折，因此在术前、术中应小心操作。患者在术前可以适当进行钙、磷代谢的纠正，适当补充骨密度药物，增强骨骼的强度。术中搬动患者时，麻醉师和手术团队应配合，避免任何剧烈运动，尤其是颈部和脊柱区域。

3. 泌尿系结石伴梗阻或肾功能不全者处理

若患者有泌尿系结石伴梗阻或存在肾功能不全，术前应首先处理这些问题，解除梗阻，改善肾功能。肾功能不全可能是由于长期高钙血症所致，而甲状旁腺功能亢进症与高钙血症密切相关。术前通过泌尿科的处理来解决结石梗阻，改善患者的肾功能状况，可有效降低术后并发症风险。若不处理这些问题，可能会导致术后急性肾衰竭或其他严重并发症，影响手术效果。

4. 多发性内分泌瘤（MEN）患者的手术指征

对于多发性内分泌瘤（MEN）患者，术前需要评估是否有手术指征。MEN 是一种遗传性疾病，常伴有多腺体病变。此类患者如果有甲状旁腺功能亢进的症状，并且影像学检查显示腺体存在病变或肿瘤，手术切除是必要的。术前需要对 MEN 患者进行详细的评估，确认所有受影响的腺体，并确定手术方案。对于此类患者，术前还应考虑到可能存在其他内分泌腺体病变，需要综合处理。

5. 术前饮食与饮水管理

术前管理中，患者应避免摄入过多的钙和磷，保持低钙低磷饮食，减少血清钙磷水平波动对术后的影响。此外，术前建议多饮水，保持良好的水化状态，有助于术中的液体管理和预防肾功能不全。低钙饮食可帮助调节血清钙水平，降低术中高钙血症的风险。通过术前的饮食调整与饮水管理，能为手术提供良好的生理基础，减少术中并发症的发生。

三、手术步骤

（一）免注气小切口内镜辅助下甲状旁腺切除术

1. 麻醉

少数医师选择局部麻醉下行内镜辅助下甲状旁腺切除术，大多数医师采取全身麻醉方式手术。

2. 体位

患者取仰卧位，颈部轻度伸展。

3. 切口

在胸骨角上方 2cm 取 15 ～ 20mm 水平切口。

4. 建立手术空间

颈阔肌下分离皮瓣，分离皮瓣后切开颈白线，于中线分离带状肌，用小拉钩牵拉显露一侧甲状腺腺叶，然后用直径 5mm 的 0° 内镜自切口伸入术腔，游离甲状腺腺叶后建立手术空间。

5. 切除肿瘤

辨别出喉返神经后，用超声刀处理腺瘤的血管蒂后将瘤体切除。当甲状旁腺腺瘤切除后，术后 5min、10min、20min 分别复查 PTH 水平。若结果提示 PTH 水平较术前最高水平下降 50% 以上，无须探查剩余甲状旁腺可直接结束手术。

6. 分层缝合，并固定引流管

按照从深到浅的顺序逐层缝合，并在术后通过适当技术将引流管牢固地固定，从而确保引流液顺利排出体外。

（二）注气颈部入路内镜下甲状旁腺手术

1. 麻醉

注气颈部入路内镜下甲状旁腺手术通常采用全身麻醉。全身麻醉可以确保患者在手术过程中处于无痛、无意识状态，并且有助于维持术中稳定的生理参数。麻醉医师会根据患者的具体情况进行麻醉药物的调整，确保术中的安全性与舒适性，同时监控患者的呼吸、循环等生理指标，防止任何突发情况。

2. 体位

手术时，患者应取仰卧位，头部和颈部稍微延展，保证颈部的前倾角度适宜。这样有利于颈部区域的暴露，方便内镜设备的操作。延展的颈部位势可以使甲状旁腺区域清晰可见，为手术提供充分的操作空间，减少操作难度。同时，应确保患者的头部和躯干固定，以防止术中因体位不稳而导致不必要的干扰。

3. 建立注气手术空间

首先在颈阔肌以下、带状肌以上的组织平面沿着一侧胸锁乳突肌前缘建立手术空间，并灌注 10mmHg CO_2 维持手术操作空间。先钝性分离出初步的手术空间，然后从胸骨角上方的一个 5mm 切口插入直径 5mm 的 0° 内镜。两个 3mm 的套管针沿着胸锁乳突肌在直视下插入以便置入手术器械，内镜更换为 30° 内镜。

4. 切除肿瘤

向前、向内牵拉甲状腺腺叶暴露甲状旁腺，为方便牵拉腺叶，可以先将甲状腺中静脉分离、结扎。若要暴露下极腺体，将另一 5mm 套管针沿胸锁乳突肌前界在其外上方插入以提供向下至纵隔的视野。将连接颈动脉鞘和甲状腺的筋膜分离开后，甲状旁腺腺瘤就得以暴露，处理腺瘤的供血血管。识别和保护好喉返神经，切除肿瘤。

5. 分层缝合，并固定引流管

亨利（Henry）等人报道沿胸锁乳突肌前界作侧颈入路完成内镜手术。患者全身麻醉完成后，在胸骨角上方 3～4cm 的胸锁乳突肌前界做一个 12～15mm 横切口。通过此切口，将连接带状肌后部和颈动脉鞘的筋膜仔细分离以暴露周围甲状腺空间。一旦建立足够空间，沿着胸锁乳突肌第一切口的上下方 3cm 分别插入两个 2.5mm 套管针。将一个 12mm 套管针插入第一个切口，然后在其周围做荷包缝合以防气体外漏。向术腔内注入 CO_2 并维持至 8mmHg，再用一个 10mm 的 0° 内镜行单侧颈部探查术。当发现腺瘤后，在直视下将其血管蒂周围彻底游离并将腺瘤切除。在一侧的甲状旁腺和喉返神经完全暴露后将 12mm 套管针移除，切除的标本可从切口处取出，而且可以用血管夹将血管蒂结扎。

杨（Yeung）等报道其利用一个 11mm 的套管针插入胸骨上切迹，在其上方沿双侧胸锁乳突肌插入另外两个 5mm 套管针。

库加（Cougard）等报道了相似的技术，他们在一些多腺体疾病的病例中，利用0°5mm内镜和两个侧方的3mm套管针完成了双侧颈部探查术。

四、术后处理

1. 体位管理

术后患者的体位管理是极为关键的环节。在手术结束后，患者首先应保持平卧位，这有助于维持身体的稳定状态。当患者清醒后，将体位调整为半卧位。半卧位能有效改善患者的呼吸功能，减轻胸廓和腹部对肺部的压迫，增加肺通气量。同时，这种体位有利于手术区域的引流，促进渗出液等通过引流管顺利排出，减少局部积液的形成，降低感染风险。

2. 气道管理准备

为有效应对可能出现的紧急气道情况，在患者床旁必须备好气管切开包。气道问题可能因多种因素引发，如术后出血、水肿压迫等，一旦出现紧急气道梗阻，备好的气管切开包能确保医疗人员在最短时间内实施气管切开操作，从而保障患者的呼吸通畅，避免因缺氧导致的严重后果，为后续进一步的治疗争取宝贵时间。

3. 生命体征监测与饮食恢复

术后6h内，持续给予患者低流量吸氧是必要的，这有助于提高患者的血氧饱和度。在此期间，要密切测量血压、脉搏等生命体征，及时发现可能出现的异常波动，如低血压、心动过速等。术后6h，患者可开始进食流质饮食，如米汤等，既能保证患者摄入一定的营养物质，维持身体的能量需求，又不会对胃肠道造成过大负担，利于患者的恢复。

4. 引流情况观察

仔细观察术后引流情况对于患者的康复至关重要。密切关注引流液的颜色和量，正常的引流液颜色通常为淡红色，若出现鲜红色大量引流液可能提示有出血情况，而引流液量的突然增多或减少也需要引起重视。同时，留意颈部皮肤有无肿胀，若出现肿胀可能是引流不畅导致积液积聚。确保引流管始终保持通畅，可及时发现术后出血、积液等并发症的早期迹象，以便及时采取相应措施。

5. 血钙相关监测与治疗

术后第一天需要复查血钙、血甲状旁腺素水平。由于手术可能影响甲状旁腺功能，导致血钙代谢异常。若检测值低于正常范围，应立即进行补钙治疗，如静脉输注钙剂等，并持续监测血钙水平，预防因低钙引发的手足麻木、抽搐等并发症，保障患者的神经肌肉功能正常。

6. 并发症观察

此外，要密切留意患者有无呼吸困难、声音嘶哑及手足麻木、抽搐等异常情况。呼吸困难可能是由于气道受压或神经损伤等原因引起，声音嘶哑可能提示喉返神经受损，手足麻木、抽搐则可能与低钙血症或神经损伤有关。及时发现这些异常情况能尽早实施针对性的治疗，减少并发症对患者的损害。

五、并发症的防治

1. 暂时性低钙血症

一般术后 24h 内血清钙水平降至正常或出现低钙血症，术后 1 周内最明显，可以持续数周或数月。当出现手足麻木或抽搐时，应静脉注射 10% 葡萄糖酸钙 10～20mL 或将其加入 5% 葡萄糖液内慢慢滴注。如仍不能控制症状，可加用 la-（OH）D_3 0.25～0.5ug/d，加服骨化三醇期间监测血清钙水平。

2. 低镁血症

补充钙剂不能控制手足搐搦时，应考虑低镁血症。轻度低镁血症肌内注射 10% 硫酸镁 10mL，每天 2～4 次，共 3～4 天；严重低镁血症静脉滴注硫酸镁，第 1 天 5g，第 2 天、第 3 天改为 2g，期间应监测血清镁。

3. 高钙血症

持续和复发术后 1 年内血钙再度升高为高钙血症持续，术后 1 年以上再次出现高钙血症称高钙血症复发。高钙血症持续和高钙血症复发约占初次手术病例的 5%，其中高钙血症持续占大多数；高钙血症复发较为少见，排除其他原因引起的高钙血症后，可以再次手术，但术前定位非常重要，因为大多数病例是异位甲状旁腺腺瘤所引发的。

4. 传统开放手术的并发症

如出血和喉返神经损伤。术中正确应用超声刀有效离断甲状旁腺周围血管和相关甲状腺血管是预防出血的关键；在喉返神经区域操作时或显露喉返神经时操作尽量轻柔精细，钳夹组织不宜过多，超声刀功能头背向喉返神经，且两者间安全距离应有 3～5mm，以免热损伤等。

5. CO_2 注气并发症

注气内镜手术可能会出现皮下气肿、高碳酸血症、心动过速等并发症，一般认为术中将 CO_2 灌注压控制在 6mmHg 以下可以免注气相关的并发症。

六、术式评价

1. 手术效果要求与单侧入路优势

内镜新技术作为可行手术方法，应达到与传统甲状旁腺手术相同效果，即低复发率和少并发症。对于单个腺体病变患者，单侧入路更精准，可缩小手术创伤范围。范围定位技术有助于筛选病变部位利于切除，单侧颈部探查术结合术中 PTH 水平监测是有效手段，术后美容效果佳、能缩短手术时间、减轻患者疼痛、减少创伤和降低术后低钙血症发生率。

2. 颈前小切口内镜辅助下甲状旁腺切除术情况

1997 年 Miccoli 等报道该术式更受外科医师青睐。692 例病例中仅 5.3% 在局部麻醉下完成手术，平均手术时间 72min，中转手术率 11%，手术无效率 1.2%。暂时性喉返神经损伤发生率 1.8%。中转手术原因包括定位失败、多腺体病变、其他技术问题、术中 PTH 监测问题、异位甲状旁腺、癌变和甲状旁腺显影结果假阳性。手术无效原因有术中 PTH 监测假阴性、多腺体病变等。平均住院时间 1.8 天,喉返神经损伤发生率 1.8%(多数为暂时性),术后暂时性低钙血症发生率 4%,其他并发症发病率 0.5%。

3. 手术技术优势

颈部入路内镜下甲状旁腺手术技术疗效出色,重复性和安全性好、操作简单、不需要特殊器械。内镜能提供充分解剖视野,其放大作用利于辨别喉返神经,可完整切除甲状旁腺腺瘤,降低神经损伤风险,还能安全处理深处或异位甲状旁腺。而开放微创手术处理深处或异位甲状旁腺需要较大切口暴露术野。对于纵隔异位腺瘤(原发性甲状旁腺功能亢进发病率 1% ~ 2%),特别是前纵隔腺瘤,胸腔镜或内镜下颈部入路可解决问题。

第二节 无注气胸前和腋下入路内镜下甲状旁腺手术

内镜下甲状旁腺手术能明显缩小颈部手术切口或将其隐藏在身体的隐蔽部位,从而降低或免除颈部手术瘢痕对美观的影响,最大限度地消除患者对手术的顾虑。近年来,内镜下甲状旁腺手术的临床应用日益广泛,根据手术路径不同,可分为完全内镜下甲状旁腺手术和内镜辅助下甲状旁腺手术。前者通过 CO_2 气腔制造操作空间,后者通过悬吊法建立操作空间。颈部无瘢痕的内镜甲状旁腺手术包括注气和无注气两种方式,而无注气术式包括胸前及腋窝 2 种路径。

一、手术适应证和禁忌证

1. 适应证

(1)原发性甲状旁腺功能亢进症的定性诊断:内镜下甲状旁腺手术适用于已定性诊断为原发性甲状旁腺功能亢进症的患者。通过实验室检查,如血清钙、磷、PTH 水平,结合影像学检查明确诊断。手术前的准确定位至关重要,通常利用 B 超、CT 扫描或核素扫描等技术确保腺瘤的准确位置,为内镜手术提供基础。

(2)腺瘤直径在 1.5 ~ 4.0cm 范围内:适合内镜下手术的甲状旁腺腺瘤通常直径在 1.5 ~ 4.0cm。腺瘤大小适中,易于通过内镜技术切除。腺瘤过大可能影响内镜手术的可操作性,应根据情况选择其他治疗方式。内镜手术创伤小、恢复快,是这类腺瘤患者的理想选择。

(3)单个甲状旁腺腺瘤:内镜手术更适用于单个甲状旁腺腺瘤患者。多腺体病变或其他复杂病情患者不适合内镜手术。单个腺瘤更容易定位和切除,且内镜手术的效果较好,风险较低。术前影像学检查能帮助确定腺瘤位置,确保手术的准确性和安全性。

2. 禁忌证

(1)颈部手术史或放射治疗史:若患者有既往颈部手术史或颈部放射治疗史,内镜下甲状旁腺手术的禁忌证应予以考虑。颈部手术后的解剖结构可能发生改变,导致定位困难,增加手术风险。放射治疗可能使局部组织纤维化,导致甲状旁腺组织的识别和切除变得更加困难,增加术后并发症的可能性。因此,这类患者应谨慎选择是否进行内镜下手术。

（2）甲状旁腺腺瘤直径＞4.0cm：甲状旁腺腺瘤直径超过4.0cm通常属于较大腺瘤，内镜下手术的难度增加。大腺瘤可能会涉及周围组织，导致切除困难，并增加损伤周围血管和神经的风险。此类腺瘤的大小通常需要开刀手术进行切除，因此不建议使用内镜下技术进行处理。

（3）甲状旁腺癌：是甲状旁腺功能亢进症的恶性表现，属于内镜下甲状旁腺手术的禁忌证。由于甲状旁腺癌具有侵袭性，通常伴随局部转移或侵犯周围组织，内镜手术难以完全切除病变，无法提供足够的术中清除和组织切除。此类患者需选择开放手术或其他更合适的治疗方案。

（4）多发性内分泌瘤病（MEN）：多发性内分泌瘤病（MEN）患者常有多个甲状旁腺腺瘤，且病变可能存在于多个腺体或异位位置，如锁骨下或纵隔等部位。由于这些病变涉及多个部位，内镜下手术难以全面清除所有病灶，且存在遗漏的风险。因此，MEN患者不适合采用内镜技术，推荐传统开放手术或其他治疗方案。

二、优缺点与适应人群

1. 优点

免充气，避免CO_2相关并发症，手术瘢痕隐蔽，美容效果好；术中不需要充气，持续负压吸引烟雾，能保持术野清晰。

2. 缺点

需要专用手术拉钩，操作空间狭小，机械臂容易碰撞。

3. 适用人群

因探查或切除对侧甲状旁腺困难，因此手术适应证相对窄，只适用于定位明确且不需广泛探查的PHPT。

三、术前准备

1. 术前定位

术前定位是内镜下甲状旁腺手术的重要步骤，尤其对于有异位甲状旁腺肿瘤的患者尤为关键。通过B超、CT扫描或核素扫描可以明确甲状旁腺腺瘤的位置和大小，帮助术者精准确定手术切除范围。对于异位肿瘤，如位于锁骨下或纵隔等部位，准确的术前影像学定位尤为重要，有助于提高手术的成功率并减少术中并发症。

2. 骨质疏松症和泌尿系结石患者的处理

对于有严重骨质疏松症的患者，术前应特别注意患者的活动和术中搬动，避免引发骨折等并发症。此外，若患者伴有泌尿系结石并存在梗阻或肾功能不全，应首先处理泌尿系统问题，如解除梗阻，改善肾功能，以免术后加重肾负担，影响手术的顺利进行。

3. 高血钙患者的处理

血清钙浓度超过3.75mmol/L的患者可能会出现高血钙危象，严重时可能危及生命。因此，术前需要密切监测血清钙水平，并进行积极的降钙治疗，确保患者的血钙水平恢复至安全范围。术前处理得当，可以降低高血钙危象的发生率，保障手术安全性。

4. 多发性内分泌瘤（MEN）患者的准备

多发性内分泌瘤（MEN）患者常伴有多个甲状旁腺腺瘤，并且病变通常位于多个腺体。对于此类患者，在术前应评估其多发病变的分布，确保术者清晰了解各个病变的位置。根据患者的病情和手术指征，可选择相应的手术方式，确保最大程度切除病变组织，避免术后复发。

四、手术步骤

（一）胸前入路内镜下甲状旁腺手术

清水（Shimizu）、前田（Maeda）和大木（Okido）实施了内镜辅助下甲状旁腺切除术，其切口取于锁骨下 3cm。在切口侧方作一 5mm 切口以便使用内镜，然后通过牵拉提升颈部的方法维持手术空间。薄井（Usui）报道利用特制拉钩和克氏针作为牵引装置完成无注气内镜手术。

前胸入路的手术可以避免颈部遗留手术瘢痕，该注气术式是在锁骨下界下方 3cm 做一 5mm 切口，在胸大肌浅面分离，向术腔内注气至 4mmHg 并维持，之后用一直径 5mm 的 30° 内镜插入患侧另取 2 个 5mm 的套管针，其中一个置于胸骨角下方，另一置于一侧锁骨下方，内镜下分离颈阔肌皮瓣，自前胸开始建立手术空间。北野（Kitano）等人报道了类似的无注气术式，具体是通过前胸入路利用牵拉提升颈部的方法建立手术空间。

胸前无注气内镜下甲状旁腺手术，既可避免 Shimizu 的锁骨下入路的缺点（颈前皮瓣要穿钢丝和手术侧颈部遗留小切口），又可避免注气相关并发症，具体手术步骤如下：

1. 麻醉

全身麻醉。

2. 体位

肩下不垫枕，患者取自然仰卧位，颈部向后稍延展。

3. 切口

于患侧锁骨下缘至少 3 ～ 5cm，切口内侧距胸正中线 5 ～ 8cm，切口由内往外切开皮肤及颈阔肌，切口长度 3.5 ～ 4.0cm。

4. 分离皮瓣，建立手术空间

从手术切口置入主要的操作器械，如置入拉钩和直径 5mm 或 10mm 的 0° 内镜（长度 24cm）。用电刀锐性分离颈阔肌皮瓣，自切口向甲状腺方向向上向内分离，上达环状软骨上缘或甲状软骨水平，内侧超越胸锁乳突肌内缘，或近颈白线，外侧以切口外侧与甲状软骨板中下连线为界，仔细解离。最后，在颈前带状肌表面通过牵拉颈阔肌皮瓣建立起手术空间。

5. 切除肿瘤

依据术前定位，手术中不难发现甲状旁腺腺瘤。甲状旁腺腺瘤红褐色样肿大如不能确认腺瘤时，应做术中病理冰冻切片检查，以证实诊断。探查甲状旁腺时，要求术野暴露清楚，操作轻柔，止血彻底，切忌盲目触摸和胡乱解剖。寻找甲状旁腺时要注意与脂肪组织、淋巴结和甲状腺结节区别。

将肿瘤游离完成后，在其背侧探查并保护好喉返神经，取出肿瘤并用超声刀切断甲状旁腺血管蒂，以完整切除肿瘤。如果肿瘤在上纵隔内，注意保留或切除部分胸腺，分离时勿伤及邻近大血管。若囊肿较大，宜先穿刺抽液。切忌用钳夹方式处理肿瘤，以免破坏囊壁导致甲状旁腺种植，术后高钙血症复发。

切除肿瘤后 10min 左右可颈内静脉或外周静脉采血测定 PTH，如果 PTH 下降至术前值的 50% 以下提示肿瘤切除完全。

6. 缝合

分层缝合，并固定引流管。

（二）腋下入路内镜下甲状旁腺手术

腋下入路内镜下甲状旁腺手术分为注气和非注气术式，主要采用非注气术式，该术式首先由塔卡米（Takami）和池田（Ikeda）报道。患者全身麻醉后取仰卧位，头轻度后仰以暴露颈部，同时一侧手臂上抬完全暴露腋窝。做一 3cm 切口以便在颈阔肌和胸大肌之间建立手术空间并将肿瘤完整切除。

五、并发症的防治

1. 暂时性低钙血症

一般术后 24h 内血清钙水平降至正常或出现低钙血症，术后 1 周内最明显，可以持续数周或数月。当出现手足麻木或抽搐时，应静脉注射 10% 葡萄糖酸钙 10 ～ 20mL 或将其加入 5% 葡萄糖液内慢慢滴注。如仍不能控制症状，可加用 la-（OH）D_3 0.25 ～ 0.5ug/d，加服骨化三醇期间监测血清钙水平。

2. 低镁血症

补充钙剂不能控制手足搐搦时，应考虑低镁血症。轻度低镁血症肌内注射 10% 硫酸镁 10mL，每天 2 ～ 4 次，共 3 ～ 4 天；严重低镁血症静脉滴注硫酸镁，第 1 天 5g，第 2 天、第 3 天改为 2g，期间需要监测血清镁。

3. 高钙血症

持续和复发术后 1 年内血钙再度升高为高钙血症持续，术后 1 年以上再次出现高钙血症称高钙血症复发。高钙血症持续和高钙血症复发约占初次手术病例的 5%，其中高钙血症持续占大多数；高钙血症复发较为少见，排除其他原因引起的高钙血症后，可以再次手术，但术前定位非常重要，因为大多数病例是异位甲状旁腺腺瘤所引发的。

4. 传统开放手术的并发症

如出血和喉返神经损伤。术中正确应用超声刀有效离断甲状旁腺周围血管和相关甲状腺血管是预防出血的关键；在喉返神经区域操作时或显露喉返神经时操作尽量轻柔精细，钳夹组织不宜过多，超声刀功能头背向喉返神经，且两者间安全距离应有 3 ～ 5mm，以免热损伤等。

六、术式评价

1. 创伤小，恢复快

无注气胸前和腋下入路避免了传统颈部切口，减少了对颈部肌肉和软组织的损伤，创伤小，术后恢复较快。由于切口位于胸部或腋下，患者术后疼痛程度较轻，且恢复期更短，住院时间缩短，术后美观性更好。这一优势在对外观有较高要求的患者中尤其受欢迎，同时也减少了术后并发症的发生风险。

2. 避免颈部瘢痕，美容效果佳

胸前和腋下入路避免了在颈部留下明显瘢痕，具有较高的美容效果，特别适合对颈部外观有较高要求的患者。这种切口位置更隐蔽，在恢复后几乎不会影响患者的外观，自然腔道的手术方式使患者心理压力较小，有助于改善患者的术后满意度和生活质量。

3. 手术操作难度较大

尽管手术创伤小，但无注气胸前和腋下入路的操作难度较高。由于操作空间相对狭小，医师需通过精确的器械操作和内镜导航进行切除，对医师的经验和技术要求较高。尤其是在解剖结构复杂的情况下，术者必须熟练掌握内镜技术，保持高精度的操作，避免损伤周围的神经和血管，确保手术的安全性。

4. 术式适应证有限

无注气胸前和腋下入路内镜下甲状旁腺手术适用于小型、局限性甲状旁腺腺瘤的切除。对于体积较大或位置特殊的腺体，手术操作难度和风险增加，且难以保证清除效果。医师在术前应进行严格的适应证筛查，确保患者符合手术条件，避免手术风险加剧。这种术式并不适合所有甲状旁腺疾病患者，需要个体化的评估和选择。

第三节　胸前乳晕入路内镜下甲状旁腺手术

胸前乳晕入路内镜下甲状旁腺手术是一种微创手术方法，通常用于治疗甲状旁腺疾病，如甲状旁腺腺瘤。该手术通过乳晕区域进行切口，避免了颈部明显的瘢痕，适用于那些对外观要求较高的患者，特别是女性患者。胸前乳晕入路的内镜手术在保证手术效果的同时，减少了传统开颈手术所带来的创伤和恢复期。

一、手术适应证和禁忌证

1. 适应证

（1）甲状旁腺瘤：是本手术常见的适应证类型。腺瘤的存在会干扰甲状旁腺的正常生理功能，致使甲状旁腺激素分泌失调。通过手术切除腺瘤，能消除这一异常的病理因素，从而恢复甲状旁腺的正常功能，维持体内钙、磷等矿物质的代谢平衡。

（2）甲状旁腺增生：当甲状旁腺出现增生情况时，其组织细胞数量增多，结构和功能发生改变，进而导致甲状旁腺功能异常。这种异常会引起一系列的临床症状和生化指标变化。手术干预可以去除过度增生的组织，有效缓解因增生所引发的甲状旁腺功能异常，改善患者的健康状况。

（3）甲状旁腺癌：是一种较为严重的疾病状态。手术在甲状旁腺癌的治疗中具有重要意义，它可以切除癌组织，阻止癌细胞的进一步扩散，有助于控制病情的进展，从而延长患者的生存期，提高患者的生活质量。

2. 相对适应证

（1）腺瘤直径＞4cm：胸前乳晕入路内镜下甲状旁腺手术对腺瘤直径＞4cm的患者有一定的适应性，尤其当腺瘤体积较大时，可能导致传统手术切除困难。内镜下手术可以通过更小的切口进行腺瘤摘除，减少对颈部组织的干扰。尽管腺瘤较大，但只要病变局限且无广泛侵犯，依然可以考虑使用此入路。

（2）颈部手术史：对于有颈部手术史的患者，胸前乳晕入路内镜下甲状旁腺手术提供了一种优良的替代方案。传统的颈部切口可能受到之前手术瘢痕的限制，导致解剖结构难以清晰可视，而乳晕入路能避开颈部瘢痕，减少手术操作困难，提高手术的可行性和安全性。

（3）合并甲状腺癌：对于合并甲状腺癌的患者，胸前乳晕入路内镜下甲状旁腺手术具有一定的适应性。此类患者通常需要同时进行甲状腺癌的切除，胸前乳晕入路可以为手术提供较好的视野和操作空间，尤其对于较小的甲状腺癌和甲状旁腺腺瘤联合切除的情况，该入路可减少术中创伤和术后并发症。

3. 禁忌证

（1）甲状旁腺癌并淋巴结多发转移：当甲状旁腺癌同时伴有淋巴结多发转移时，病情变得极为复杂。癌细胞已经广泛扩散至淋巴结，手术很难将所有的癌组织和转移灶彻底清除，术后复发风险极高，患者预后很差，手术治疗的价值有限。

（2）颈部畸形：会严重影响手术操作的便利性和视野的清晰度。手术医师在畸形的颈部结构中难以准确识别和处理甲状旁腺相关病变，增加了误伤周围重要组织和血管的可能性，极大地提高了手术风险，因此这种情况下不适合手术。

（3）严重心、肺、肝、肾等主要器官功能不全：手术对患者的身体是一种较大的负担，需要各个主要器官协同维持机体的内环境稳定和应对手术创伤。当患者存在严重心、肺、肝、肾等主要器官功能不全时，其身体无法承受手术过程中的麻醉、失血、组织损伤等应激情况，可能在手术中或术后出现严重的并发症，甚至危及生命，所以不宜进行手术。

二、优缺点与适应人群

1. 优点

术区暴露充分，便于实施广泛探查。

2. 缺点

增加出血的风险，乳晕切口可造成乳晕皮肤感觉异常。

3. 适用人群

病变甲状旁腺定位于颈部，适应证相对较宽。但男性胸前皮肤紧张度高，机械臂活动受限，下位甲状旁腺位置较低时探查困难。

三、术前准备

1. 定位检查

对于甲状旁腺腺瘤和（或）甲状旁腺功能亢进症患者，术前精准的定位检查至关重要。常用的方法包括颈部 B 超，其能清晰显示甲状旁腺的形态、大小及位置，有助于发现病变。CT 扫描可提供更详细的解剖信息，对于判断甲状旁腺与周围组织的关系有重要价值。核素扫描则利用甲状旁腺对特定核素的摄取特性来定位。在一些特殊的个别病例中，可能需要行经食管内镜超声甲状旁腺定位，这种方法可以从特殊角度更清晰地观察甲状旁腺，提高定位的准确性。

2. 定性检查

术前定性检查是明确诊断的关键环节。血钙、血磷测定能反映体内矿物质代谢的情况，而甲状旁腺激素（PTH）测定对于判断甲状旁腺功能状态具有决定性意义。通过这些检查，可以准确判断患者是否存在甲状旁腺功能亢进症及其严重程度。

3. 血钙异常处理

部分甲状旁腺功能亢进症患者存在高钙血症，这可能导致心肌敏感性升高，增加心律失常等心血管风险。因此，对于此类患者，术前应适当应用皮质激素，通过其药理作用降低血钙水平，保障手术安全。对于有重症高钙血症的患者，血液过滤是必要的治疗手段，可有效快速降低血钙浓度，缓解病情，为手术创造有利条件。

四、手术步骤

（1）麻醉、体位及穿刺口位置同"第二章第四节胸前乳晕入路的内镜下甲状腺手术"。

（2）分离颈前区皮瓣，建立操作空间，参照"第二章第四节胸前乳晕入路的内镜下甲状腺手术"。

（3）打开颈白线，置入右侧拉钩，拉开右侧带状肌，参照"第二章第四节胸前乳晕入路的内镜下甲状腺手术"。

（4）显露右下甲状旁腺腺瘤：无创操作钳提起右侧甲状腺，向左上方牵拉，凝闭切断最下血管，游离下极，向内侧翻起，显露右下甲状旁腺腺瘤。

（5）分离右下甲状旁腺腺瘤：紧贴甲状旁腺腺瘤操作，离断甲状旁腺腺瘤周围血管。

（6）显露旁腺腺瘤背侧喉返神经：甲状旁腺腺瘤的手术，显露与保护喉返神经是关键；分离钳分离旁腺背侧的喉返神经，注意判断喉返神经位置，避免损伤喉返神经。注意：少数下位甲状旁腺腺瘤位于喉返神经后方。

（7）离断旁腺腺瘤血管：旁腺腺瘤周边血管用超声刀凝闭后离断，对于较大的血管，如甲状腺下动脉，可在血管走行方向扩大凝闭范围后在近瘤体处离断。

（8）切除右下甲状旁腺腺瘤，装入标本袋后取出。

五、术后处理

1. 术后 24 ～ 48h 拔除引流管

术后 24 ～ 48h，如果没有明显的积液或出血现象，通常可以拔除引流管。引流管用于术后排除可能的血肿或液体积聚，但在无并发症的情况下，应尽早移除，避免引起不必要的感染或不适，促进患者早日恢复。

2. 术后 7 天拆线

一般情况下，术后 7 天可以进行拆线。此时伤口通常已经愈合得较好，避免了拆线时造成的疼痛和创口感染。拆线后应加强对伤口的护理，保持创面清洁、干燥，并避免过度牵拉。

3. 一般不应用抗生素预防感染

除非有感染的临床症状或风险因素，术后通常不需要常规使用抗生素预防感染。大多数甲状旁腺手术属于清洁手术，且通过内镜入路减少了创伤和感染机会，因此一般不建议术后常规使用抗生素。

4. 双侧甲状腺切除术后第 1 天和第 3 天检查血钙及甲状旁腺激素（PTH）

双侧甲状腺切除术后，术后第 1 天和第 3 天需要监测血钙水平及甲状旁腺激素（PTH）的水平。这是为了及时发现术后可能的低血钙或甲状旁腺功能衰竭情况。若出现低血钙症状，应尽早干预，避免严重并发症。

六、并发症的防治

1. 术后出血

术后出血多在皮下静脉、肌肉营养血管，可在术后 12h 内、拔管时或术后 2 周出现。TET 颈胸部皮下缓冲间隙可延缓血肿对气管压迫。预防关键是建立空间时严密止血皮下血管，超声刀操作遵循"低张力、多点凝闭、慢切割"原则，处理不同血管有相应方法。术后若胸部皮瓣肿胀怀疑出血，及时腔镜下处理，若动脉出血且呼吸困难等，可打开 12mm 切口或做传统急救手术。

2. 喉上神经、喉返神经

喉上神经外支损伤位置多变，Ⅱ型患者容易受损，处理上极血管要紧贴腺体等。喉返神经更容易损伤，预防关键是辨认、保护神经和正确使用超声刀，可借助术中神经检测仪，操作方法类似开放手术，充分显露或显而不露，注意操作细节。

3. 甲状旁腺损伤

永久性甲状旁腺损伤严重影响生活质量。甲状腺全切及双侧中央区清扫时需要保护。应尽可能原位保留甲状旁腺及其血供，不能保留则异位种植。上甲状旁腺位置恒定，也要注意保护。甲状腺专科医师技术提高后，TET 手术相关并发症发生率可与开放手术相当或更低。

4. 气管损伤、食管损伤

气管、食管损伤少见但严重，可致颈部严重感染。腔镜下甲状腺手术第一步要显露气管，采用"中间入路"。甲状腺肿瘤累及食管与气管时应中转。食管损伤多在腺叶切除及Ⅵ区清扫时提拉组织所致。术中发现气管、食管损伤，无法腔镜下缝合要中转，食管非全层损伤可继续手术。

七、术式评价

1. 手术入路与美容效果

胸前乳晕入路属于内镜下甲状旁腺手术的一种入路方式。该术式美容效果良好，切口位于胸前乳晕区域，较为隐蔽，术后瘢痕不明显，能很好地满足患者对于身体外观美观性的需求，提升患者的满意度。

2. 操作视野良好，便于精确操作

通过乳晕入路进入，内镜提供高清的视野，使医师能清晰地看到甲状旁腺和周围组织结构。操作视野的清晰度使切除手术更精确，降低了对周围神经、血管等重要组织的损伤风险。在解剖条件允许的情况下，术者能较为顺利地进行腺体切除和处理。

3. 适应证有限

乳晕入路内镜手术适合小型、局限性甲状旁腺腺瘤，且腺体位置适中。对于较大或位于特殊位置的腺体，该术式可能无法提供足够的操作空间和视野。同时，乳晕入路不适用于已发生淋巴结转移或周围结构侵犯的患者。适应证应在术前严格筛选，确保手术的安全性和有效性。

4. 手术缺点与挑战

胸前乳晕入路内镜下甲状旁腺手术也存在一些不足之处。与传统的开放手术相比，其手术时间通常会更长，这是由于内镜下操作的精细度要求高、操作步骤相对复杂所致。此外，该手术对镜下操作技术的要求较高，手术者需要经过专门的培训和大量的实践才能熟练掌握。而且，手术中使用 CO_2 建立气腔可能会引发一些相关的并发症，如皮下气肿、高碳酸血症等，这些并发症增加了手术的风险和复杂性，需要手术团队在术前做好充分准备，在术中密切观察并及时处理。

第四节　经口腔入路甲状旁腺手术

经口腔入路甲状旁腺手术（transoral approach parathyroidectomy，TOAP）是一种以自然腔道内镜手术（NOTES）理念为基础，利用口腔前庭作为手术入路，对甲状旁腺疾病进行诊断与治疗的微创手术技术。通过在下唇黏膜或口腔前庭区域建立手术通道，借助内镜或腔镜设备，直接暴露和处理甲状旁腺病变组织。该技术避免了颈部切口，具有术后瘢痕隐匿、术后疼痛轻、恢复快等优势，尤其适用于追求美容效果的患者或对颈部美观要求较高的年轻患者。TOAP 的适应证包括原发性甲状旁腺功能亢进（如甲状旁腺腺瘤）、继发性或散发性甲状旁腺功能亢进等需要手术治疗的病变，同时要求术前通过影像学和功能评估准确定位病变甲状旁腺。尽管其操作难度较高，对手术器械和术者技术要求严格，但随着技术进步和经验积累，该手术方式在安全性和有效性方面逐步得到了广泛认可。

一、手术适应证和禁忌证

1. 适应证

手术适用范围聚焦于原发性或继发性甲状旁腺功能亢进病变中甲状旁腺的解剖位置。既涵盖处于常规正常解剖位点的情况，利于术中精准定位、操作；也囊括位置相对靠下的状况，像处于胸骨上窝及胸锁关节后方区域，凭借先进影像定位技术辅助，同样具备实施手术、切除病变组织以纠正功能异常的可行性。

2. 禁忌证

（1）有既往颈部手术史、消融史或放射治疗史者，颈部组织结构历经前期干预，已然瘢痕化、粘连严重，手术操作时正常解剖层次难辨，极易损伤喉返神经、气管食管及剩余甲状旁腺等关键结构，安全系数大打折扣，不适宜即刻开展常规手术。

（2）下颌骨过长、突出或有下颌骨整形美容手术既往史，这类情况会制约颈部伸展幅度与手术操作空间，阻碍手术器械顺畅抵达、手术视野清晰展露，难以保障手术按标准流程顺利推进。

（3）口腔存在感染灶时，细菌容易趁手术创口防御薄弱之际下行侵袭，诱发颈部创口感染，恶化术后恢复进程，必须待口腔感染彻底治愈后，再斟酌手术事宜。

（4）对手术创伤或全身麻醉耐受性差的群体，鉴于手术及麻醉潜在的心肺负担与机体应激风险，强行手术容易引发心肺功能衰竭、休克等危象，应优先改善机体耐受能力或探寻替代治疗路径。

（5）颈椎畸形致使颈部无法过伸者，难以摆出手术所需标准体位，限制手术器械精细操作，影响手术精准度与安全性，应审慎评估手术可行性。

二、优缺点与适应人群

1. 优点

（1）口腔黏膜切口不遗留可见瘢痕，及体表无任何瘢痕，美容效果好。

（2）对瘢痕体质、对乳腺及腋窝切口有抵触者、男性患者均是很好的选择。

（3）经口腔镜手术在颈阔肌深面分离皮瓣，不切断肌肉，术后患者疼痛感、吞咽紧绷感较开放组明显较轻，患者总体治疗体验感较好。

（4）经口甲状旁腺手术视角由头朝向足侧，对于甲状腺中下极处病灶，特别是胸腺后方结构显露更清晰，保护喉返神经及正常甲状旁腺血供更有优势，操作甚至比开放手术更方便。

（5）腔镜放大效应及高清分辨率，能清晰的辨识甲状旁腺、甲状腺、淋巴结、神经和血管走行。可以通过腔镜分离钳间接判断可疑病灶的质地，从而准确识别和定位甲状旁腺腺瘤。利用精细分离钳、双极电凝和超声刀，在精细化被膜解剖基础上良好分离和止血效果，更容易辨认喉返神经与周围小血管，使出血较少，并降低了损伤喉返神经的风险。术中应用神经监测技术，腔镜组喉返神经均无损伤。

2. 缺点

（1）由于经口腔镜手术操作前器械准备、建腔耗时较长，手术总时间有所延长。

（2）腔镜组术后引流量较多，考虑与建腔需分离下颌部皮瓣相关，以及手术费用有所增加。经口腔镜。

3. 难点

（1）建腔采用低压力（6mmHg，1mmHg ＝ 0.133kPa）CO_2 充气法维持手术空间，初学者常遇到空间不稳定，甚至塌陷，此时可用"悬吊法"辅助。

（2）甲状腺上极处病灶和喉返神经入喉处的处理。由于空间径路短，trocar间角度小，器械之间存在一定的"筷子效应"，增加了显露上极结构和处理上极血管的难度。若为上极PTA，有时需要将胸骨甲状肌于甲状软骨附着处切开少许，甚至切除部分上极甲状腺组织，便于显露。

（3）两侧操作孔活动幅度小，特别是男性喉结较凸出，操作钳处理对侧困难时，应使用非利手（如左手）为主操作手。

（4）分离棒钝性引导式建腔时应先深后浅，下颌转角处皮肤、甲状软骨上切迹易被损伤，尽量使用可视分离棒引导。

（5）经口腔镜手术将Ⅰ类切口转变为Ⅱ类切口，理论上增加了感染的风险。预防感染的措施包括术前浓替硝唑漱口液口腔准备、术中络合碘冲洗消毒口腔，围手术期抗菌药物预防性使用，除以上措施外，预防感染最重要的措施是通畅引流，术中避免形成袋状无效腔。本研究中腔镜组1例术后感染即为引流不畅，调整引流管后，感染于24h内得到缓解。

4. 适用人群

适用于常规解剖位置病变甲状旁腺，尤其是病变下位甲状旁腺位置相对较低，位于胸骨上窝及胸锁关节后方等位置。上位甲状旁腺位置较高或异位于颈侧区，需要广泛探查时不适合选择。

三、术前准备

1. 术前评估

术前常规评估患者全身状况，甲状腺旁腺大小、位置及周围组织器官的关系、颈部淋巴结情况和患者口腔卫生条件。完善喉镜检查观察双侧声带活动情况。尽可能对甲状腺旁腺行超声引导下细针穿刺细胞学检查和相关基因检测明确诊断。对于原发性或继发性甲状旁腺功能亢进患者，术前对病变甲状旁腺进行精准定性、定位和定数目。

2. 术前准备

术前准备同开放手术，另外需要进行严格的口腔准备：术前清洁口腔，用有杀菌或抑菌作用的漱口液（如 0.2% 浓替硝唑含漱液）三餐后和睡前漱口，必要时进行洁牙。需要附加腋窝切口的患者，腋窝皮肤进行术前备皮。术前 30min 预防性应用抗生素以降低术后感染风险。

四、手术步骤

1. 腔镜体位和建腔

对于符合手术适应证的患者，应有针对性地进行术前准备，取平卧过伸位，并做操作孔和观察孔，以肾上腺素和生理盐水（1mL ∶ 500mL）配制"膨胀液"，注射于操作皮瓣下方，可使用可视皮下剥离棒率先进行钝性分离，于颈深浅筋膜之间形成操作空间。具体操作方法等同腔镜甲状腺手术。

2. 手术操作

切开颈白线，显露甲状腺腺体后，切开甲状腺外科被膜，充分游离甲状腺，超声刀离断甲状腺中静脉、下动脉，将甲状腺翻向内侧，可选择悬吊带状肌和牵拉甲状腺显露甲状腺背侧，结合术前影像学定位，在甲状腺背侧仔细探查，探及甲状旁腺后行锐性、钝性相结合切开表面组织，术中注意保护喉返神经，术中应完整切除甲状旁腺，避免甲状旁腺被膜破裂。标本取出后应送快速冰冻病理学检查。术中可分别于暴露目标病灶时、切除病灶后 10min 及 20min 检测血清 PTH 浓度，根据检验结果判断病灶是否已切除彻底。术中 PTH 测定作为判断手术成功的重要标准尚未统一，Miami 方案应用最为普遍，即当切除目标甲状旁腺后 10min 血清 PTH 较切开皮肤前或切除目标甲状旁腺前最高 PTH 值下降＞ 50%，判断为完全切除病变的甲状旁腺组织，但该标准仅限于甲状旁腺良性病变。

五、手术要点及术中注意事项

1. 有效控制出血

内镜甲状旁腺手术需要做到术野清晰，由于甲状腺周围血供丰富，部分患者血管钙化、凝血功能欠佳等原因，造成术野出血，会导致识别甲状旁腺困难，增加副损伤的风险，术中需要借助超声刀、双极电凝等能量器械或止血夹充分彻底止血。

2. 充分显露甲状旁腺

注意毗邻重要脏器的功能保护。甲状旁腺体积较大或与周围组织粘连明显时，应注意喉返神经的识别与保护，可借助术中神经监测系统。合理使用超声刀等能量器械，避免气管、食管及颈部重要血管损伤。

3. 切除和取出甲状旁腺

术中可使用分离钳钝性分离，应在保证甲状旁腺被膜完整的前提下完整切除，必要时可适当切除周围组织，标本取出同样应置于标本袋内完整取出，术毕反复冲洗术区。

所有操作应遵循"无瘤原则"，避免甲状旁腺组织术区和隧道种植。

4. 人工智能、能量平台及辅助设备的合理应用

术中可借助人工智能、超声刀、双极电凝等能量器械、术中神经监测系统及 γ- 探测仪等新技术提高手术效率和安全性。术中可使用机器人系统下荧光显影技术、甲状旁腺负显影技术协助识别甲状旁腺。

六、术后处理

（1）观察生命体征，SHPT 患者应严格控制液体输入量和超滤量。

（2）密切观察有无术后出血，如 24h 内引流量＜ 30mL 可拔除引流管。

（3）术后电解质监测和管理等同常规手术。

（4）观察有无声音嘶哑、吞咽时是否呛咳等症状，检查神经功能状态。其余镇痛、气道管理等同常规甲状腺手术。

七、并发症的防治

1. 术中与术后出血

出血作为常见并发症之一应引起足够的重视。出血部位包括术中建立的隧道、颈前皮下、甲状腺腺体和甲状腺床等。预防出血应注意以下几方面：（1）建立手术通道时应使 trocar 走行在深筋膜浅层；（2）术中操作应当轻柔，避免暴力牵拉甲状腺，超声刀凝闭血管时，保持组织无张力，采用"移行凝闭切割法"进行切割；（3）术中或术后大出血应及时中转开放手术。

2. 喉神经损伤

识别和保护喉神经是内镜甲状旁腺术中必须掌握的技术，术中应注意在喉返神经区域尽量行钝性分离，目前国内上市机器人手术系统缺乏力反馈可以通过其视觉优势在一定程度上弥补，术中牵拉、分离等操作要轻柔，还须注意使用超声刀的技巧等，此外，借助术中神经监测系统可降低喉返神经损伤发生率。

3. 其他相关并发症

主要包括感染、术后皮下气肿、皮肤挤压伤、红肿及淤斑、口角撕裂、颏神经损伤及下颌区感觉异常等。为避免以上并发症，术中应注意：建立操作空间的过程中，要熟悉解剖层次；助手应及时观察并判断有无皮下气肿发生，采用高流低压力注入气体，可避免皮下气肿。其他并发症的预防与处理同机器人甲状腺手术。

第四章 乳腺良性肿瘤微创治疗

第一节 乳房良性肿瘤诊治整体流程

根据《超声引导微波（射频）消融治疗乳腺纤维腺瘤专家共识》及上海市中医医院临床与研究经验，制订与优化了针对乳房良性肿瘤从患者筛选、疾病诊断到围手术期处理的一整套规范与诊治流程，在保证患者安全的基础上，适当拓宽了乳腺肿瘤微创消融的适应证范围（图4-1）。在消融治疗技术策略及操作技巧方面，临床实践证实，乳腺肿瘤的微波消融达到类似"七八分熟烤牛排"程度，不仅能有效灭活病灶，且较完全碳化消融，更有利于术后消融灶的吸收。

针对乳房恶性肿瘤转移灶、至皮肤或胸大肌距离＜0.5cm的肿瘤、超声或钼靶 TI-RADS4A 类的患者也可以尝试行探索性微波消融治疗临床研究。

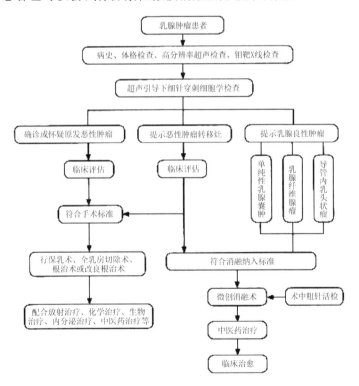

图 4-1 诊治流程

一、筛选患者

纳入符合乳腺良性肿瘤诊断、有消融适应证的患者，且同时排除手术与麻醉绝对禁忌证，如凝血机制障碍，严重心、脑、肺、肝、肾等重要器官疾病不能耐受治疗与麻醉，急性、严重的全身感染，乳腺内置假体，精神异常者等均视为绝对禁忌证。相对禁忌证主要有月经期、妊娠期、哺乳期，不可控制的糖尿病，肿瘤距皮肤、胸大肌 < 0.5cm 或中央区肿瘤。根据本团队实践经验与体会，对于失去传统手术机会的乳房恶性肿瘤转移灶、肿瘤至皮肤或胸大肌距离 < 0.5cm 但能成功注射液体隔离带的患者仍可尝试微创消融治疗。

二、诊断过程

1. 仔细全面询问患者病史

乳腺纤维腺瘤是最常见的乳腺良性肿瘤，占乳腺科门诊患者的 7% ～ 13%，可发生于青春期后任何年龄段，发病高峰年龄为 15 ～ 25 岁。约 25% 的纤维腺瘤无症状，13% ～ 20% 为多发性病灶，多发性纤维腺瘤患者多有家族史。纤维腺瘤病程较长，多数病变缓慢增大或无变化，少数可自行消退或快速增大。2% ～ 3% 的患者有恶变的可能。导管内乳头状瘤指发生于乳腺导管上皮的良性乳头状瘤，可发生于青春期后任何年龄的女性，经产妇多见，尤多发于 40 ～ 50 岁妇女，本病恶变率达 5% ～ 10%，又称癌前病变，临床上应予足够重视，必要时要对肿块行活体组织病理学检查，一般认为本病与雌激素的过度刺激有关。乳腺囊性增生病是妇女常见多发病之一，多见于 25 ～ 45 岁女性，其本质上是一种生理增生与复旧不全造成的乳腺正常结构的紊乱，多认为与卵巢内分泌激素水平失调有关。

2. 临床表现

乳腺纤维腺瘤多表现为乳房内无痛性肿块，与月经周期关系不明显，生长缓慢，妊娠期可能增大，除肿块外常无其他自觉症状。导管内乳头状瘤以乳头溢液为主要临床表现，多数患者发现内衣上有棕黄色或棕褐色污迹而就诊，可伴有乳腺肿块，无明显疼痛及其他不适。单纯性乳腺囊肿主要表现为乳房胀痛及乳腺肿块，乳房胀痛与月经周期有关，往往在月经期疼痛加重，月经来潮后减轻或消失，但病程较长者以上规律可以消失，单发囊肿生长迅速，患者主诉在一夜之间发现乳房肿块。

3. 体格检查

乳腺查体可以了解乳房腺体质地，及肿瘤的大小、数目、形态、质地、活动度、有无相关区域淋巴结肿大，应规范进行。

乳腺纤维腺瘤触诊多为圆形或卵圆形，可有分叶，质韧、边界清楚、活动度良好，偶伴疼痛。约 25% 的纤维腺瘤不可触及，单纯依靠触诊诊断纤维腺瘤的准确率较低。导管内乳头状瘤瘤体较小，一般直径不超过 1cm，多位于乳晕周围。单发性大导管内乳头状瘤可在乳晕下或乳晕边缘部位触及长约 1cm 的索状肿块。多发性中、小导管内乳头状瘤多在患侧外上象限有多个结节、颗粒，呈串珠状，边界不清，质地不均。较小的导管内乳头状瘤临床上往往难以触及，但多数患者挤压患处乳腺导管及乳头可能见液体溢出，可为鲜红色或暗红色血性，也可为淡黄色浆液性液体。单纯性乳腺囊肿临床以双乳和多发囊肿为常见，孤立性的大囊肿多数为圆形，直径数厘米不等；小而多发的囊肿多为椭圆形，直径数毫米。囊肿边缘完整，境界清楚，活动度良好，可逐渐增大、增多。单发囊肿内多有浆液性或淡黄色液体，若为血性液体，则有囊内肿瘤的可能。单发囊肿也可因囊内坏死有棕褐色血性液体。

4. 彩色多普勒超声

彩色多普勒超声是一项常规检查。超声检查能清晰显示乳房内各层软组织结构，超声诊断乳腺疾病主要用于：明确乳腺内肿块的存在，并正确分辨囊性肿块及实质肿块；初步判断乳腺肿瘤良（恶）性及明确肿瘤定位；无创诊断乳腺导管扩张；明确腋窝及胸骨旁等淋巴结肿大并初步提供肿大淋巴结的性质。

超声可诊断乳腺纤维腺瘤，特别是对位于乳腺组织深部的纤维腺瘤。诊断乳腺小叶增生，特别是对乳腺囊性增生病敏感性及特异性很高。同时，超声检查为肿瘤术前定位、切口位置选择提供正确信息，可重复性强。术前彩超检查可为手术方案提供参考依据。超声引导下乳腺肿块穿刺活检是术前病理诊断的最佳方法。

5. 超声造影检查

超声造影检查有利于提高肿瘤检出率，有利于鉴别某些异常回声的性质（肿瘤还是非肿瘤组织）、可初步判断肿瘤的良（恶）性、明确恶性肿瘤的范围，还可进行术后瘢痕与肿瘤的鉴别、乳腺癌非手术治疗的疗效评估、超声引导下乳腺穿刺活检穿刺点的选择等。由于乳腺组织界面回声较复杂，对灰阶超声所显示的异常回声难以判断是否为肿瘤时，常需要结合该区域血流情况，但常规彩色多普勒乃至能量多普勒对 < 1cm 病灶内的血管检测效果不佳，而超声造影提高了检测微小血管（甚至毛细血管）的敏感性和信噪比，获得实时超声灌注成像的效果。

乳腺纤维腺瘤为肿瘤周边环状增强或均匀增强，在增强时相上为慢进慢出或快进慢出。导管内乳头状瘤一般表现为均匀明显增强，并多呈快进快出，因而难以与乳腺癌相鉴别。

6. 超声弹性成像技术

可以有效地提高肿瘤的检出率，在不典型图像的鉴别诊断上具有重要价值，肿瘤的高硬度表现是恶性倾向的重要表现。弹性成像的种类较多，从成像机制和降低操作手法导致的诊断差异的角度来说，SWE 式弹性成像的个体差异性相对较弱，优于其他方法，更适合初学者或经验不够丰富的医疗工作者。

7. 乳腺钼靶 X 线摄影检查

乳腺钼靶 X 线摄影检查是目前诊断乳腺疾病的首选，是最简便易行、最可靠的检测手段，患者痛苦相对较小，且分辨率高，重复性好，留取的图像可供前后对比，目前已作为常规检查。它的特点是可以检测出体检触摸不到的和部分超声无法发现的乳腺肿块，特别是对于肥大乳腺和脂肪型乳腺，其诊断性可高达 95%。对于以少许微小钙化为唯一表现的 T_0 期乳腺癌（临床门诊阴性），也只有凭借钼靶 X 线检查才能早期发现和诊断，对乳腺癌的诊断敏感性为 82% ～ 89%，特异性为 87% ～ 94%。乳腺钼靶检查已成为乳腺疾病诊断最常用的检查方式之一，其在国外的应用较乳腺超声、乳腺 MRI 更广泛，且与其他乳房检查方法互为补充。

乳腺纤维腺瘤钼靶 X 线表现为卵圆形或圆形实质肿块，边界清。导管内乳头状瘤乳腺导管 X 线造影可在钼靶 X 线上显示扩张的导管及其树状分支影，并可见芝麻或米粒大小的充盈缺损。单纯性乳腺囊肿可见圆形或椭圆形、边缘完整、密度均匀的致密阴影。

超声成像和钼靶检查具有良好的互补性，超声检查具有特异性强、对不典型性钙化敏感性差的特点，而钼靶检查具有对钙化高敏感性、但对团块定性低特异性的特点，二者相互结合，可以互相弥补缺点，增加诊断的准确性。

8. 血清学检查

对于乳腺疾病需要微创手术的患者，尤其怀疑恶性时应进行肿瘤标志物的检测。乳房的生长发育和性激素、甲状腺激素等相关，必要时可行性激素、甲状腺激素、甲状腺功能等相关检查，但对于乳腺肿瘤的诊断意义不大。

9. CT 扫描

CT 扫描具有分辨率高、组织结构显示清晰、明确病灶及其周围的解剖结构，能直接为临床医师提供病变情况等优点，多排 CT 动态扫描可检出乳腺癌向导管内扩散的情况。但是，由于 CT 扫描的 X 线辐射剂量比 X 线检查高，且检查费用高，因此 CT 扫描不作为乳腺肿瘤诊断的常规检查手段。

10. MRI

MRI 诊断乳腺疾病的敏感性最高普遍认为 MRI 对乳腺恶性疾病诊断的敏感性高达 94% ～ 100%，特别是动态增强扫描技术的运用，极大地提高了检测乳腺良（恶）性病变的准确性，可为临床分期及治疗提供更可靠的依据，但对微钙化的显示不如 X 线检查敏感，而微钙化在乳腺良（恶）性病变的鉴别诊断中占有重要地位，且 MRI 诊断乳腺疾病的特异性波动较大，达 37% ～ 97%。鉴于以上原因，MRI 往往不被列为乳腺的常规检查项目，只有在保乳前常规行 MRI。

三、术前准备

1. 术前病理诊断

超声引导下的穿刺明确组织病理学诊断为纤维腺瘤；对于多发性肿瘤，拟行消融的所有肿瘤均需要有明确的病理诊断；建议采用 14G 或取材量更大的空心针，多点足量取材。

2. 完善治疗前常规检查

完善血常规、生化检查、凝血功能、心电图及超声检查等。

3. 患者准备

患者需避开月经期，停用抗凝药物≥ 7 天。由患者本人或授权人签署相关知情同意书（消融治疗同意书、超声造影授权同意书和组织活检知情同意书等）。

4. 术前谈话核心内容

进行良好的医患沟通，告知患者微创消融的目的及可能的效果，消融可能带来的风险及并发症，消融后短期内肿瘤仍可触及甚至更硬，消融后肿瘤吸收较慢，原肿瘤消融灶有长期存在的可能，单次消融可能不完全，疾病有复发的可能，随访的重要性等。

5. 消融操作者资质

操作者资质认定按《肿瘤消融治疗技术管理规范（2017 版）》要求执行。

四、操作步骤

1. 操作前评估

术前对病灶进行多角度、多切面超声检查，明确瘤体的数量、位置、大小、边缘、囊 / 实性比例，瘤体内部情况（钙化、内部血流等），病灶的位置及与周围组织的解剖关系，根据病灶大小、位置制订治疗方案和消融模式、程序；通过超声测量 3 个垂直方向最大切面的直径，并通过公式计算结节的体积（V=πabc/6, a、b、c、分别为 3 个最大切面的最大直径）。

2. 消毒与麻醉

患者体位的选择取决于病灶部位、方便操作、保持治疗仪器电缆线顺直等 3 个方面，一般采取仰卧位，必要时可根据患者肿瘤的位置适当调整体位，患侧在上，便于充分暴露操作区。常规皮肤消毒，铺无菌巾，探头表面涂适量耦合剂，套无菌探头套。

局部麻醉或区域阻滞麻醉作为常规麻醉。穿刺点及肿瘤周围用 1% ～ 2% 利多卡因行皮下局部浸润麻醉和腺体内结节周边区域阻滞麻醉，局部麻醉时尽量使针体与探头长轴平行，在肿瘤部位上方的皮下脂肪层和下方的乳腺后间隙注射麻醉药物，以便形成隔离带也可采用静脉麻醉，待消融针定位准确后，在皮下脂肪层和乳腺后间隙注射 0.9% 氯化钠注射液以形成隔离带。

3. 设备准备

调试及准备设备（水冷循环泵装置）、微波（或射频、激光）针电极、微波（或射频、激光）发射器。设置消融功率和时间。

4. 穿刺定位

超声是最常用的穿刺引导方式。注意事项：体表十字法确定肿瘤最长径；选择穿刺点时，应注意不影响操作，且尽量避免选择乳房内上象限，避开乳头、乳晕，建议距离肿瘤边缘＞ 2cm；消融针沿肿瘤最长径进针，穿过瘤体，接近肿瘤边缘，不穿出肿瘤包膜；对于腺体较硬，进针困难者，可选择锐利型消融针。

5. 消融

根据肿瘤大小及形状设置治疗参数。对于最长径＜ 3cm 的乳腺纤维腺瘤，推荐的微波消融功率及时间为单次 25 ～ 35W，多点移动消融，每个点持续 2 ～ 3s，直到消融区密集覆盖瘤体。根据肿瘤大小选择电极针，也可根据肿瘤形状进行移动 / 适形消融。在消融过程中，超声实时监测消融区内回声变化，当高回声覆盖低回声肿瘤范围时即停止消融。其间，需要监测患者心率、血压及血氧饱和度，同时要观察穿刺点及肿瘤表面的皮肤温度，避免烫伤。当患者无法耐受疼痛时，可给予局部补充麻醉药物，必要时终止消融。术中采用超声造影技术可以实时判断消融的范围是否符合预期要求，超声造影是目前可以进行术中快速判断消融范围的重要技术，术后也应进行超声造影，与术前的造影图像进行对比。

6. 消融结束

微创消融后，拔出消融针，关闭消融仪，清理穿刺点皮肤，进行局部包扎。消融灶表面皮肤给予适当冷敷。必要时用胸带加压包扎。监测患者生命体征，无后续特殊治疗局部麻醉者 1 ～ 2h 后可离院。

7. 病理学检查

术中可选择性行冰冻病理学检查，术后行石蜡切片病理学检查。

降低 FNAC 活检假阴性率的方法：使用超声指引下的细针穿刺活检；多结节位点穿刺；多结节患者，根据超声结果决定活检优先次序；对囊性结节的实性区域行 FNAC，并检测其囊液；由经验丰富的细胞病理学医师阅片评定；对良性结节患者进行随访；超声或临床有可疑恶性发现的患者，重复 FNAC，或做粗针活检；对体积较大的结节，取样时应尽量取结节外围和实性区域，避开液性成分和坏死区域。

五、术后处理

(一) 常规处理

1. 外科术后常规护理

全身麻醉患者麻醉未清醒前，取去枕平卧位，头偏向一侧，避免呕吐物误吸和异物入气管引起窒息或吸入性肺炎。术后出现头痛，一般数天后可自行消失。若出现相应症状，应耐心向患者解释，消除顾虑，必要时对症给药处理。

2. 严密观察

术后应对患者的生命体征展开严密监测，包括血压、脉搏、呼吸以及体温，详细记录其数值变化。同时，要仔细观察患者有无异常症状及穿刺点是否存在活动性渗血现象。这些观察对于及时发现术后潜在的并发症，保障患者的安全和健康至关重要，任何细微的变化都应引起医护人员的高度重视。

3. 胸前冰袋压迫

术后使用冰袋对胸部进行适当压迫具有重要意义，压迫时长为 2h。这种压迫方式有助于减少局部出血和肿胀，通过降低局部温度，收缩血管，从而减轻术后可能出现的局部组织充血、水肿等情况。在压迫过程中，应注意冰袋的温度和重量，避免对患者胸部造成冻伤或过度压迫，保证冰袋压迫的有效性和安全性。

4. 禁食

对于接受全身麻醉的患者，术后当天应禁食 6h。这是因为全身麻醉可能会影响患者的吞咽反射和胃肠蠕动功能，过早进食可能导致食物误入气管，引发呛咳、吸入性肺炎等严重并发症。6h 后可改为成形软食或半流饮食。患者术后第一次饮水时要格外小心，医护人员应在旁指导，防止呛咳，避免水吸入肺内，保障患者安全进食。

5. 康复指导

术后当天患者应卧床休息，尽量减少讲话，避免胸部剧烈活动，以促进身体恢复。同时，医护人员要全面指导患者的生活饮食习惯，包括合理饮食的种类、进食的方式和时间，以及休息和活动的注意事项等。此外，务必嘱咐患者按照规定进行门诊随访，以便及时了解术后恢复情况，发现并处理可能出现的问题。

（二）术后随访

1. 消融效果评价

采用超声检查、造影或增强 MRI 评价消融范围。以造影剂无灌注区为组织消融后坏死区。完全消融指超声造影显示乳腺纤维腺瘤范围内完全无增强回声，呈"空洞征"。建议首次疗效评估在消融后 3 个月内完成。

2. 定期随访

对于完全消融的纤维腺瘤，定期随访复查即可；对于未达到完全消融的纤维腺瘤，可适时再次消融；对于未达到完全消融且残留较小的纤维腺瘤者，在良好沟通的基础上，可定期随访复查；对于未完全消融的纤维腺瘤，患者不愿意接受再次消融和随访观察，也可选择开放性手术切除。

3. 临床效果评价

在判断局部疗效的基础上，定期随访至少 1 年。评价指标包括乳腺纤维腺瘤消融后体积缩小率、局部肿瘤是否可触及和肿瘤的硬度等

第二节　单纯性乳腺囊肿硬化剂注射疗法

硬化学治疗法又称化学消融术，应用超声引导穿刺抽液技术，联合硬化剂注射治疗单纯性乳腺囊肿临床疗效确切，且操作简便、微创、无瘢痕、总有效率高、不良反应少。硬化剂的种类众多，常见的有无水乙醇、高渗糖水、地塞米松溶液、碘造影剂溶液、聚桂醇等。无水乙醇能使囊壁上皮细胞脱水，蛋白凝固变性，改变生物蛋白和脂质的比例，使之转运氨基酸的能力降低及钙的内流异常，导致细胞死亡而失去分泌功能，使囊肿内液体不再增加，并产生无菌性炎症使囊壁粘连、纤维组织增生，导致囊腔闭合、囊肿消失。高渗糖水作为硬化剂，是利用其高渗溶液特性，在乳腺囊肿内形成高渗环境，破坏囊壁细胞，产生无菌性炎症，使囊肿内壁粘连而起到治疗作用。

一、适应证

1. 积乳囊肿或单纯性囊肿直径＞1cm

对于积乳囊肿或单纯性囊肿，且囊肿直径大于 1cm 的情况，若囊壁光滑且影像学未发现囊内有赘生物，且未出现感染征象，硬化剂注射疗法是一种有效的治疗方法。这种疗法通过注射硬化剂，使囊肿逐渐闭合，减小肿块体积，缓解症状。适用于那些症状较明显且影像学表现为单纯性囊肿的患者，尤其是不能通过穿刺或其他保守治疗有效控制的病例。

2. 囊肿直径＜1cm

对于囊肿直径小于 1cm 的情况，如果穿刺困难且囊肿发展较缓慢，通常不建议立

刻进行硬化剂注射治疗。这类小型囊肿在影像学检查中表现为无明显进展，且患者未出现明显症状时，可以采取观察治疗或尝试中医药干预，以控制囊肿的进一步发展。只有在囊肿增大或症状加重时，才可考虑使用硬化剂注射治疗。

二、禁忌证

1. 硬化剂过敏

对于已知对硬化剂过敏的患者，绝对禁忌使用硬化剂注射疗法。硬化剂可能引发变态反应，如皮疹、呼吸困难、低血压等症状，因此在治疗前应仔细询问变态反应史并进行必要的过敏测试。

2. 严重的肝功能、肾功能异常

肝功能、肾功能严重异常的患者禁用硬化剂注射疗法。硬化剂在体内的代谢依赖于肝肾功能，肝肾功能不全可能导致药物的积聚，引发不良反应或加重病情，因此在这些患者中应避免使用。

3. 急性乳腺炎及全身感染

急性乳腺炎及全身感染时禁忌进行硬化剂注射。此时乳腺组织存在炎症，注射硬化剂可能加剧局部炎症反应，甚至导致感染扩散。应在炎症得到控制后再考虑是否进行治疗。

4. 实质性肿瘤

存在实质性肿瘤的患者禁忌硬化剂注射。硬化剂用于治疗的是良性乳腺囊肿，对于乳腺肿瘤，尤其是恶性肿瘤，使用硬化剂可能影响肿瘤的判断及后续治疗，且可能增加治疗风险。

三、操作方法

患者取仰卧位或侧卧位，超声下确定囊肿的位置、大小、穿刺点、穿刺角度、进针深度，常规消毒，2%利多卡因局部浸润麻醉，经皮穿刺进入囊腔，抽净囊液，送病理科离心沉淀后涂片做细胞学检查，用硬化剂灌注冲洗 2～3 次，再注入囊液量 1/4～1/2 的硬化剂保留于囊腔内，拔出穿刺针，穿刺点覆盖纱布，术后每 1～2 个月复查超声，直至囊肿消失。

四、注意事项

1. 穿刺针的选择

多数乳腺囊肿为单纯性，其囊液清亮，此时通常选用 19～20G 穿刺针，可有效抽取囊液且对乳腺组织损伤较小。若囊内液体浑浊，尤其含块状漂浮物，应选18G穿刺针，因其内径相对较宽，利于抽取杂质较多的囊液。同时连接延长管并适当冲洗，能保证囊内物全部被抽出，提升治疗效果，降低囊肿复发风险。

2. 进针深度

进针深度以达到囊腔的中下 1/3 较为适宜。在整个穿刺操作期间，左手应稳稳扶住穿刺针。因为抽液后囊肿会缩小、闭合，若穿刺针未被扶稳，针尖容易脱离囊腔，这不仅会致使抽液不完全，还可能需要重新穿刺，增加患者痛苦与感染概率。

3. 穿刺方法

乳腺组织坚韧，穿刺阻力大，且囊肿容易在穿刺时移位，加之其直径一般较小。借助穿刺针引导架定向穿刺成功率不高，所以多数穿刺操作不使用引导架，而是依靠超声成像精准判断进针角度，如此多数情况下可顺利穿进囊肿完成穿刺。

4. 囊液抽取

在穿刺过程中，务必将囊液完全抽尽。这是因为如果囊液残留，后续注入的硬化剂会被稀释，从而影响硬化治疗的疗效。只有确保囊内没有残留的囊液，硬化剂才能充分发挥作用，使囊壁发生硬化，防止囊肿再次形成。

5. 告知患者硬化剂注入情况

在向囊肿内注入硬化剂之前，应向患者详细告知可能出现的情况。由于硬化剂的刺激作用，患者局部可能会出现烧灼感或疼痛的感觉。不过，这种不适症状通常会随着时间逐渐减轻。让患者提前了解这些信息，可以缓解患者的紧张情绪，提高患者对治疗过程的依从性。

6. 硬化剂注入量控制

对于硬化剂的注入量需要严格控制，其不应超过囊肿的容量。如果注入量过多，硬化剂会通过穿刺口外渗。硬化剂外渗到周围乳腺组织中，会引起局部疼痛，增加患者的痛苦，同时也可能对周围正常乳腺组织造成损伤，影响乳腺的正常功能。

7. 小囊肿的特殊处理

对于较小的囊肿，在每次抽出囊内液体之前，应提前准备好再次注入的注射器。当囊液抽尽后，要立即更换已准备好的注射器并注入液体。这种操作要求医护人员具备熟练的操作技巧和高度的注意力，以确保整个过程的连贯性和准确性，保证治疗效果。

8. 避免空气进入囊腔

在穿刺过程中，要始终保持针管内被液体充满，这是为了避免空气进入囊腔。空气进入囊腔会影响硬化效果，可能导致硬化治疗失败，因此必须严格防止空气进入，确保穿刺和硬化治疗的顺利进行。

第三节　真空辅助系统乳腺微创旋切

在超声或钼靶立体定位引导下，通过计算机控制的真空辅助高速旋切设备，临床用于乳腺可疑病灶活检及良性病灶切除。相对于传统手术，它具有以下特点：操作方便快速；定位精确，准确切除病灶，残留率低；对可疑病灶的活检可取得大而连续的标本，诊断更加准确；切口微小；安全性好，并发症少。但是，其仍然存在一些突出的问题，主要包括内部创伤大、肿瘤残留、术后血肿及局部外观改变等。

一、适应证

1. 超声可见的乳腺可疑病灶活检

真空辅助系统乳腺微创旋切适用于超声可见的乳腺可疑病灶活检。通过精确定位，可以获取病灶组织样本进行病理检查，帮助明确病变性质，特别适用于无法触及但通过影像学检查可见的病灶，尤其是肿瘤直径较小的病例。

2. 有手术指征的乳房良性病灶（病变最大径≤3cm）切除

对于病变最大径≤3cm且符合手术指征的乳房良性病灶，真空辅助系统可以通过微创手术进行切除。该方法具有创伤小、恢复快的优点，适用于乳腺纤维腺瘤、乳腺囊肿等良性病变的切除。

3. 新辅助治疗后的疗效判定

在新辅助治疗后，真空辅助系统可用于乳腺癌患者的疗效判定。通过微创旋切获取样本，评估肿瘤是否存在明显的病理变化，如肿瘤缩小或完全消退，帮助制订进一步治疗方案，评估治疗效果。

二、禁忌证

1. 有出血倾向、凝血机制障碍等

对于有出血倾向或凝血机制障碍的患者，真空辅助系统乳腺微创旋切不宜使用。手术过程中可能导致局部出血，且在这些患者中难以控制出血，增加术后并发症的风险。对于血液疾病控制不佳的患者，应先进行必要的治疗和评估，确保凝血功能正常。

2. 合并严重的心脑血管、肝、肾等原发性疾病，难以耐受手术

合并严重心脑血管疾病、肝肾功能不全等原发性疾病的患者，由于其身体状况不稳定，可能无法耐受手术。此类患者需要在医师的充分评估和治疗后，考虑是否适合接受微创旋切手术。手术前应确保患者的基本生命体征平稳。

3. 靠近乳头、乳晕区皮肤的病灶及临近乳房假体的病灶

对于靠近乳头或乳晕区域的病灶，或临近乳房假体的病灶，微创旋切可能导致皮肤损伤或假体损伤。乳头区组织较为敏感，容易发生术后并发症，如皮肤坏死、感染等，因此不建议进行此类区域的手术。

4. 伴有粗大钙化的病灶

对于伴有粗大钙化的乳腺病灶，进行真空辅助系统旋切可能会引起旋切刀损伤，导致手术操作困难。钙化病灶通常较为坚硬，旋切过程中可能对器械造成磨损，影响手术效果，因此在此类病变的处理上应谨慎评估。

三、操作方法

（1）患者取平卧位或45°侧位，常规消毒、铺巾。

（2）超声体表定位，确定探针最佳进针方向。

（3）准备旋切刀，并检测负压及转动效果。

（4）麻醉：选择局部麻醉时，尽量使针体与探头长轴平行，在病灶周围浸润；或直接注射在乳腺与胸大肌之间的间隙。麻醉范围应超过旋切刀顶部位置。

（5）置入旋切刀：在超声引导下，将旋切刀的收集槽置于肿物下方，特别注意置入过程中收集槽应处于关闭状态，避免对皮肤及周围组织产生损伤。

（6）活检或切除：确认定位无误后，调整收集槽在取样或活检状态，选择操作手柄或脚踏控制板控制设备，对病灶进行旋切，直至在超声监控下完成既定操作。

（7）复检：切除操作结束时，超声复查确保病灶无残留。

（8）压迫止血：将残腔中的残留血液抽吸干净，自乳腺表面压迫残腔10～15min，确认无活动性出血后，自乳腺表面纱球压迫，也可经穿刺口放置引流条，或伤口留置缝线，延迟打结。术毕乳房加压包扎，包扎时间应不少于24h。

（9）送检：切除标本送病理学检查。

四、注意事项

1. 切口选择

切口的选择需要综合考虑就近和美观这两个关键原则。从就近原则来看，切口应尽可能靠近病灶，这样可以减少手术操作路径对周围正常组织的损伤，便于直接到达病变部位进行操作，降低手术难度。对于多发性病灶，在保证能有效清除所有病灶的前提下，应尽量减少切口数量。通过合理规划手术切口，可以在最大程度上减少对乳腺外观的影响，提高患者术后的生活质量和满意度。

2. 麻醉选择

手术通常采用常规局部麻醉方式。在实施局部麻醉过程中，要严格注意局部麻醉药物的用量，特别是利多卡因，其单次使用上限不超过400mg，这是为了避免药物过量引起的不良反应，如局部麻醉药中毒等。在局部浸润麻醉药物中，可以按照1∶200000或1∶100000的比例加入盐酸肾上腺素。盐酸肾上腺素的加入能使局部血管收缩，从而有效预防手术中的出血情况。然而，对于有高血压、心脏疾病的患者，使用含有盐酸肾上腺素的局部麻醉药物应格外谨慎，因为可能会引起血压升高、心律失常等严重并发症。在某些特殊情况下，如患者对局部麻醉不耐受或手术复杂程度较高时，可以考虑选择静脉麻醉。

3. 切刀型号

切刀型号的选择至关重要，需要依据肿物大小和手术目的来确定合适的旋切刀。合适的旋切刀能确保在切除肿物的过程中，既能完整地切除病变组织，又能尽量减少对周围正常乳腺组织的损伤。如果旋切刀型号选择不当，可能导致肿物切除不完全或过度损伤正常组织，影响手术效果和患者的术后恢复。

4. 进针深度和角度

在穿刺过程中，进针深度和角度的把控是关键环节。医护人员必须密切注意这两个参数，因为不当的进针深度和角度可能引发严重的意外损伤，如刺入胸腔等。准确的进针深度和角度需要在术前通过影像学检查等手段进行详细评估，并在手术过程中结合实时的操作情况进行精细调整，确保手术安全进行。

5. 旋切程序

在对较大病灶进行切除手术时，推荐在病灶基底部逐步进行扇形、旋转、多方位切割。这种切割方式可以使切割平面从底部逐步上移，能更均匀、彻底地切除病灶，减少残留的可能性。同时，在切割过程中，要注意仔细分辨切除标本与正常腺体的区别，避免误切正常组织，保证手术的精准性。

五、并发症的防治

1. 出血

出血作为乳腺微创旋切手术最常见的并发症，其成因具有多样性。一方面，患者自身凝血机制障碍可导致出血情况的发生，另一方面，术后处理不当是更常见的原因。诸如按压时间不足、包扎松脱或移位等情况，都可能引发术后出血。这就要求在手术前，必须严格地对适应证和禁忌证进行把控，以此降低该并发症出现的概率。对于那些术后已经出现活动出血的患者，如果经过压迫处理后仍未缓解，那么应当及时切开止血，并对血肿进行清除，以免病情进一步恶化，影响患者的健康和安全。

2. 皮肤、胸壁的损伤

在乳腺微创旋切手术中，对于小乳房及病灶位置表浅或深在的患者而言，真空旋切操作会使皮肤和胸壁受损的风险增加。为了减少这种损伤的发生，在手术过程中可在病灶周围与正常组织之间注射局部麻醉药物或生理盐水，以此建立良好的组织间隙。这种方法能在一定程度上降低旋切操作对周围组织的影响，保护皮肤和胸壁组织，从而提高手术的安全性和质量。

3. 感染

术后伤口感染在乳腺微创旋切手术中虽较少出现，但仍需要高度重视。在整个手术过程中，严格遵守无菌操作规范是预防感染的核心环节。一旦出现感染问题，就需要依据外科感染的处理原则，迅速且妥善地进行处理。这包括对感染伤口的清洁、引流及合理采取抗菌药物等措施，以防止感染扩散，促进伤口愈合，保障患者术后的恢复。

4. 气胸

气胸在乳腺微创旋切手术中的发生率极低。在进行旋切操作时，超声引导起着至关重要的作用。操作人员需要在超声的引导下谨慎地开展旋切操作，以此有效降低气胸发生的可能性。这种精细的操作要求手术团队具备高度的专业素养和丰富的实践经验，确保在手术过程中能准确地避开可能导致气胸的危险区域，保证手术安全顺利地进行。

5. 乳腺外观改变

乳腺外观改变多数是由于手术中切除的组织量过多所引起。因此，除了严格把控手术适应证外，当病灶位置较为表浅时，更需要特别注意。手术医师在制订手术方案和实施手术过程中，要充分考虑到这一因素，精确地评估需要切除的组织量，尽量减少对乳腺外观的影响，以满足患者在治疗疾病的同时对乳房美观的需求。这不仅关乎患者的身体恢复，也对患者的心理健康有着重要意义。

第四节　乳腺良性肿瘤微波消融治疗

微波是 300MHz ～ 300GHz（波长 1mm ～ 1m）的高频电磁波。其使肿块组织内极性分子（主要是水分子）在微波场下高速运动，分子耦极振荡、旋转产生热凝固，致组织脱水坏死。该技术对含水量高的肿瘤细胞加热、损伤，对含水量低的脂肪和乳腺腺体组织损伤小。与 RFAC 相比，置入式微波天线能将微波直接导入肿瘤组织内部，原位灭活肿瘤且减少对其他组织损伤，不受电流传导、组织干燥、碳化及血流灌注影响，升温快、治疗时间短、消融范围大，疗效可靠。

一、适应证

1. 经乳腺超声检查

对于乳腺超声检查结果为 BI-RADS 3 类的肿瘤，通常为良性病变，具有较低的恶性风险。若经过超声造影或乳腺 MRI 进一步评估后依然判定为 3 类，可考虑微波消融治疗。此类患者不需要立即进行手术，可以通过微创方式消除肿瘤，降低手术风险和减少恢复时间。

2. 年龄 ≥ 35 岁，乳腺 X 线摄影 BI-RADS3 类及以下

对于 35 岁及以上的女性，乳腺组织逐渐变得致密，肿瘤的辨识度也有所下降。乳腺 X 线摄影结果为 BI-RADS 3 类及以下，意味着肿瘤为良性可能性较大，且无明显的恶性表现。在此情况下，微波消融可作为一种治疗选择，减少肿瘤对生活质量的影响。

3. 穿刺活检证实为纤维腺瘤

纤维腺瘤是最常见的乳腺良性肿瘤，通常表现为界限清晰的肿块，触感坚实。对于经过穿刺活检确诊的纤维腺瘤，微波消融治疗是一种有效的微创手段。与传统手术相比，微波消融具有较小的创伤和较短的恢复时间，且能避免大范围手术切除。

4. 多发性肿瘤，可考虑乳腺 MRI 评估

对于多发性乳腺肿瘤，首先通过超声和超声造影测量肿瘤大小，确认其直径在 1 ～ 3cm。如果肿瘤与皮肤、胸大肌的距离足够安全（> 0.5cm），则可以考虑采用微波消融治疗。同时，乳腺 MRI 可用于进一步评估肿瘤的具体位置和情况，为治疗提供更多依据。

5. 部分乳腺恶性肿瘤

对于某些符合条件的乳腺恶性肿瘤，尤其是单发肿瘤且无广泛导管内癌的病例，微波消融治疗可作为一种保乳治疗手段。治疗适应条件包括肿瘤最大径 ≤ 3cm（最好 < 2cm）、距离乳头 ≥ 2cm、距离皮肤 > 1cm，并且患者可耐受术后放射治疗。该方法可在控制肿瘤的同时减少对乳房外形的影响。

二、禁忌证

1. 有严重出血倾向

对于有严重出血倾向的患者，如血小板数量低于 50×10^9/L，或凝血酶原时间大于

25s，凝血酶原活动度低于 40% 的患者，微波消融治疗禁忌。因为此类患者容易发生术中出血，难以控制，可能导致严重并发症。因此，在血液指标恢复正常之前，无法进行此类治疗。

2. 乳腺内置假体

乳腺内置假体的患者禁忌微波消融治疗。因为微波消融时可能对乳腺内假体产生热效应，导致假体损伤或破裂。治疗过程中产生的热量可能无法精确控制，因此有假体存在的乳腺需要避免使用微波消融技术。此类患者可以考虑其他更安全的治疗方式，如手术或放射治疗。

3. 感染病变

若患者存在全身任何部位的急性或活动性感染，如乳腺局部感染或其他系统性感染，微波消融治疗是禁忌的。在感染未得到有效控制之前，进行消融治疗可能会加剧感染扩散，并且影响术后恢复。此类患者应待感染完全控制后，才可考虑进行微波消融治疗。

三、操作方法

（1）术前准备：术前影像诊断及组织病理学检查确定是局限性肿瘤，明确肿瘤性质。

（2）体位：一般采取仰卧位，必要时可根据患者肿瘤的位置适当调整体位，患侧在上，便于充分暴露操作区。

（3）麻醉：常规皮肤消毒，铺无菌巾，穿刺点用 1%～2% 利多卡因局部浸润麻醉，在肿瘤部位上方的皮下脂肪层和下方的乳腺后间隙注射麻醉药物，以便形成隔离带。也可采用静脉麻醉，待消融针定位准确后，在皮下脂肪层和乳腺后间隙注射 0.9% 氯化钠注射液以形成隔离带。

（4）活检：在超声引导下将 16G 或取材量更大的内槽式活检针经皮穿刺进入结节处，取出部分组织，送病理检验。尽可能多地获取可疑病变组织。

（5）消融穿刺路径：超声引导下，距离肿瘤边缘 > 2cm，消融针沿肿瘤最长径进针，穿过瘤体，接近肿瘤边缘，不穿出肿瘤包膜。

（6）消融：根据肿瘤大小及形状设置治疗参数，在超声引导下经皮穿刺置入水冷循环消融针进入乳腺结节内，对于最长径 < 3cm 的乳腺纤维腺瘤，推荐功率为 25～35W，进行密集化的逐层移动多点消融，每处 2～5s，释放能量，根据肿瘤形状进行移动 / 适形消融，达到"七八分熟烤牛排"程度。消融过程中超声实时监测消融区内回声变化，当高回声覆盖低回声肿瘤时应停止消融。其间，需要监测患者心率、血压及血氧饱和度，同时要观察穿刺点及肿瘤表面的皮肤温度，避免烫伤。当患者无法耐受疼痛时，可给予局部补充麻醉药物，必要时改为全身麻醉。

（7）超声造影：拔出消融针，关闭消融仪，静脉注射六氟化硫微泡，消融区完全无增强回声，呈"空洞征"，提示消融完全。

（8）消融结束：清理穿刺点皮肤，进行局部包扎。消融灶表面皮肤给予适当冷敷。监测患者生命体征，无后续特殊治疗者 0.5 ～ 3.0h 后可离院。

四、注意事项

1. 穿刺点选择

穿刺点选择时需要综合考虑就近原则、美观原则和兼顾原则。在进行微波消融治疗时，应选择尽可能接近肿瘤的穿刺点，以保证消融治疗的效果。对于多发性肿瘤，应注意兼顾性，尽量减少穿刺点的数量，以免过多的穿刺伤口。在所有情况下，避免选择乳晕区域作为穿刺进针点，以减少对乳晕的损伤，保持患者的外观美观。

2. 麻醉选择

在乳腺良性肿瘤微波消融治疗中，常规选择区域阻滞麻醉或局部浸润麻醉，确保患者在手术过程中无明显不适。在局部浸润麻醉时，可以加入肾上腺素（浓度为 1 : 200,000 至 1 : 100,000），帮助减缓局部出血。然而，对于高血压患者，不建议使用含有肾上腺素的麻醉药物，以免血压波动过大。麻醉方式的选择应依据患者的具体情况来决定，确保安全。

3. 消融针选择

消融针的选择应根据乳腺肿瘤的大小来决定。对于较小的肿瘤，应选择直径较小的消融针；而对于较大的肿瘤，则需要选择较大型号的消融针，以确保治疗的彻底性。在选择消融针时，还应考虑其长度和角度，以便能有效到达肿瘤的各个部位，保证消融范围覆盖全面，避免漏治。

4. 穿刺过程中注意进针深度

穿刺过程中，必须精准控制进针的深度，以免穿刺过深刺入胸肌或胸腔，导致出血或气胸等并发症。在操作过程中，应实时监测消融针的位置，确保其只深入至乳腺肿瘤区域，而不涉及其他重要结构。若误入胸腔或胸壁肌肉，可能引发术后并发症，因此，操作时需要小心谨慎。

5. 表浅肿瘤的处理

对于表浅的乳腺肿瘤，可以在肿瘤和皮肤之间注射局部麻醉药物或生理盐水，形成"缓冲垫"，以保护皮肤不受过高温度的烫伤。这种处理方法能有效使肿瘤远离皮肤，减少热效应对皮肤的损害。而当肿瘤靠近胸壁时，可在肿瘤后方注射麻醉药物或生理盐水，以隔离胸壁组织，防止消融过程中的烫伤，确保治疗的安全性。

6. 治疗原则

在乳腺良性肿瘤的微波消融治疗中，应坚持"安全第一，完全消融第二"的原则。由于微波能量较大，消融范围广泛，若盲目选择大功率、长时间消融，可能会对周围正常组织造成不必要的损伤。因此，医师应根据肿瘤的具体大小和位置，合理调整功率和消融时间，避免对正常组织的过度损伤，并确保完全消融肿瘤，达到最佳治疗效果。

五、常见并发症及处理

1. 疼痛

在治疗后的 24h 内，部分患者会在穿刺点或消融部位感觉到疼痛。这种疼痛多数患者是可以忍受的，而且通常在 24h 后会自行缓解，这种情况下无须使用药物。不过，也有个别患者疼痛程度较为严重，此时就需要根据疼痛症状进行相应的对症治疗，以缓解患者痛苦。

2. 消融区肿胀

消融后的 2 ～ 3 天，消融区局部往往会出现水肿现象。这是消融术后较为常见的一种情况，一般不需要进行特殊的处理，随着身体的恢复，水肿会在 1 周内自行消退，不会对患者造成长期的不良影响。

3. 恶心

极少数患者在接受局部麻醉后，会出现恶心症状，甚至有的患者还会伴有呕吐反应。这种情况多数可以自行缓解。如果患者主诉恶心症状严重，影响了正常生活，那么就需要给予相应的对症处理措施，缓解患者的不适。

4. 血肿

仅有极少部分患者在消融术后会发生出血或形成局部血肿。如果考虑是消融区域出血，要对局部进行加压包扎，且包扎时间至少要持续 24h。若经过观察，局部血肿没有进一步扩大的迹象，那么就可以不做特殊处理。但对于术后有活动出血，并且经过压迫处理后仍没有缓解的患者，应当及时切开止血，并对血肿进行清除，防止病情恶化。

第五节　乳腺良性肿瘤射频消融治疗

射频消融术是一种微创性肿瘤原位治疗技术，其原理是射频发生器产生高频（一般为 200 ～ 750kHz 频率，100W 以内）振荡电流，通过电极针将电能传递到靶组织，使其周围组织内的极性分子和离子振动、摩擦，继而转化为热能，从而使局部组织细胞蛋白质发生不可逆的热凝固、坏死，最后坏死组织吸收，达到局部灭活病灶的目的。大部分实体肿瘤发生凝固性坏死需要 45 ～ 50℃，射频消融治疗时的局部组织温度可以超过 60℃，并向周围组织传递，最终导致肿瘤组织发生不可逆坏死。

一、适应证

1. 乳腺囊性增生症

乳腺囊性增生症是一种常见的乳腺疾病，尤其当出现癌前病变及不典型增生状况时，病情具有潜在的恶化风险。乳腺良性肿瘤射频消融对于这类情况具有重要的干预价值。通过运用该方法，可以对病变组织进行针对性处理，抑制异常增生的发展，有效预防病情向更严重的方向转变，从而保障患者的乳腺健康，降低乳腺癌的发病可能性。

2. 乳腺良性肿瘤

乳腺良性肿瘤会对乳房的外观和功能产生一定影响，同时也给患者带来心理压力。

采用乳腺良性肿瘤射频消融的治疗方法，能精确地针对肿瘤组织进行处理，在保证肿瘤完全去除的前提下，最大程度地减少对周围正常乳腺组织的损伤。这样既可以消除肿瘤对乳房功能的潜在威胁，又能维持乳房的外观形态，使患者在术后的生活质量得到保障。

3. 期望保持乳房完整的患者

部分患者由于心理、生活质量等方面的需求，强烈期望在治疗疾病的同时保持乳房的完整性。对于这些患者而言，此方法成为一种重要的考虑选择。它能在有效治疗疾病的基础上，满足患者对乳房外观和心理上的期望，有助于患者在术后保持良好的心理状态和生活信心。

二、禁忌证

1. 肿瘤相关因素

肿瘤的大小、位置和性质是影响治疗适应性的核心要素。如果肿瘤直径超过 3cm，可能影响射频消融的完全性，导致残余病灶或复发风险增加。此外，肿瘤位置若过于靠近皮肤、乳头或胸壁（距离 < 5mm），射频消融的热效应可能导致局部组织的热损伤。更重要的是，任何病理未明确的病灶或疑似恶性病变均为禁忌证，因为射频消融无法提供完整病理标本，可能延误潜在恶性疾病的治疗。

2. 患者全身状态

患者的身体状况直接影响治疗安全性和疗效。严重的凝血功能障碍是绝对禁忌证，因为术中或术后可能发生难以控制的出血。局部或全身感染的患者也不宜接受射频消融，以免感染扩散。妊娠期患者应谨慎选择此治疗，因其潜在的热效应可能对胎儿产生不良影响。此外，精神疾病或无法配合治疗的患者可能因术中固定困难或无法理解治疗风险而不适合此项手术。

3. 技术和设备限制

射频消融治疗的成功与设备条件和术者经验密切相关。如果手术单位缺乏先进的射频设备或影像引导技术，或术者技术不足，可能导致治疗不彻底或并发症增加。这种情况下，治疗效果难以保证，患者安全也可能受到威胁。

三、操作方法

1. 术前准备

术前影像诊断及组织病理学检查，确定是局限性肿瘤，明确肿瘤性质。

2. 体位

一般采取仰卧位，必要时可根据患者肿瘤的位置适当调整体位，患侧在上，便于充分暴露操作区。

3. 麻醉

常规皮肤消毒，铺无菌巾，穿刺点用 1% ～ 2% 利多卡因局部浸润麻醉，在肿瘤部位上方的皮下脂肪层和下方的乳腺后间隙注射麻醉药物，以便形成隔离带。也可采用静脉麻醉，待消融针定位准确后，在皮下脂肪层和乳腺后间隙注射 0.9% 氯化钠注射液以形成隔离带。

4. 穿刺

超声引导下，距离肿瘤边缘 2cm 以上，消融针沿肿瘤最长径进针，穿过瘤体，接近肿瘤边缘，不穿出肿瘤包膜。

5. 加热凝固

展开电极针直径约 2cm，设置目标温度 95℃，功率 5W，肿瘤温度预计需要 2min 达到目标温度。展开电极针直径约 3cm，继续通电，如 30s 内没达到 95℃，可继续提高功率到 10W。治疗期间一边用无菌水囊冷却肿瘤上方皮肤，一边进行加热凝固，持续 15min，超声监测肿瘤从低回声变为高回声，肿瘤阴影逐渐消失，提示消融完全。

6. 消融结束

加热凝固结束后，拔出电极针，穿刺点无菌伤口贴上敷贴，乳房皮肤无菌水囊冷却。

四、注意事项

1. 穿刺点选择

穿刺点的选择需要综合考虑多种因素，遵循就近原则、美观原则及兼顾原则。就近原则指穿刺点应尽可能靠近肿瘤部位，这样能减少穿刺路径对周围正常组织的损伤，提高穿刺的准确性和效率。美观原则要求在选择穿刺点时，尽量减少对乳房外观的影响，特别是对于年轻女性或对乳房外观有较高要求的患者。对于多发性肿瘤的消融，兼顾原则尤为重要，要在保证消融效果的前提下，尽量减少穿刺点数量，以降低手术创伤。同时，应尽可能避免从乳晕区域穿刺进针，因为乳晕区域的组织较为敏感，且有较多的乳腺导管，从该区域进针可能增加感染风险，影响乳腺功能和外观。

2. 麻醉选择

麻醉方式通常为区域阻滞麻醉或局部浸润麻醉，这两种方法能有效减轻患者在手术过程中的疼痛。在必要情况下，如患者对疼痛耐受性差或手术复杂程度较高时，可以选择静脉全身麻醉。在进行局部浸润麻醉时，可按（1:200000）～（1:100000）的比例加入肾上腺素。肾上腺素可使局部血管收缩，减少术中出血，但对于高血压患者，使用肾上腺素可能导致血压升高，增加心脑血管意外的风险，因此不建议使用。

3. 消融针选择

消融针型号的选择依据肿瘤大小而定。合适的消融针能确保消融范围覆盖整个肿瘤组织，同时尽量减少对周围正常组织的损伤。如果消融针型号过大，可能会过度损伤正常组织；若型号过小，则可能无法完全消融肿瘤，导致肿瘤残留，影响治疗效果。

4. 穿刺深度控制

在穿刺过程中，务必密切注意进针深度。由于乳腺下方为胸肌和胸腔，若进针过深，穿刺针可能刺入胸肌或胸腔，这会引起出血或气胸等严重并发症。因此，在穿刺前需要通过影像学检查等手段准确评估肿瘤深度，在穿刺过程中根据实时反馈谨慎控制进针深度。

5. 特殊情况处理

对于位置比较表浅的乳腺肿瘤，可在皮肤与肿瘤之间直接注射局部麻醉药物或生理盐水，以此形成一个"缓冲垫"。这个"缓冲垫"可以使肿瘤与皮肤保持一定距离，有效避免在消融过程中因热量传导导致的皮肤烫伤。当乳腺肿瘤靠近胸壁时，在肿瘤后方直接注射局部麻醉药物或生理盐水，使肿瘤与胸壁隔离开来，防止消融产生的热量损伤胸部肌肉等组织，保障手术的安全性。

6. 消融原则

建议遵循"安全第一，完全消融第二"的原则。微波（射频）消融具有能量较大的特点，能在短时间内消融较大范围的组织。然而，这也意味着如果操作不当，可能会对周围正常组织造成严重损伤。因此，切不可盲目追求大功率、长时间的消融，而应在保证患者安全的前提下，合理选择消融参数，尽量减少对正常组织的损伤，以提高患者的术后生活质量。

五、常见并发症及处理

1. 疼痛

部分患者治疗后 24h 内，穿刺点或消融部位会疼痛，多数患者可耐受，这种疼痛24h 后多能自行缓解，无须用药。但也有个别患者疼痛严重，此时应进行对症治疗来缓解疼痛，减轻患者痛苦。

2. 消融区肿胀

消融后 2～3 天，消融区局部易出现水肿，这是常见现象，通常无须特殊处理，水肿在 1 周内会自行消退，不会对患者身体造成持续影响。

3. 恶心

极少数患者在局部麻醉后会出现恶心甚至呕吐反应，一般情况下这些症状可自行缓解。若患者主诉恶心严重，对其正常状态影响较大，则应给予相应的对症处理措施。

4. 血肿

极少部分患者在消融术后可能出现出血或局部血肿。若判断是消融区域出血，要对局部加压包扎至少 24h。若血肿没有扩大，可不用特殊处理；若术后有持续出血，压迫后也不缓解，就要及时切开止血、清除血肿，避免病情恶化。

第六节 乳腺良性肿瘤激光消融治疗

激光最初用于眼科及皮肤浅表肿瘤的治疗，近年来逐步扩展到肺、肾、甲状腺、骨、淋巴等各类器官的良（恶）性肿瘤消融治疗，但在乳腺肿瘤中的应用仅有少数实验研究及临床报道，尚未形成规范的操作指南及共识。

激光消融的原理是利用激光的高温作用使组织细胞的蛋白质变性，继而出现凝固性坏死，组织细胞液化，大量水分蒸发，最后使组织碳化。激光消融具有能量集中、局部升温迅速、容易控制消融范围、热场均匀、导入热能低等优点，但是由于物理作用，能量呈长梭性发射，所以消融范围及效果有限，临床适用于较小的病灶。

激光消融主要利用激光发射器产生的近红外波段的激光，特定波长的激光具有优秀的组织穿透性和血红蛋白吸收性，治疗时利用立体定位技术将激光光纤经21G针穿刺进入靶病灶，近胸大肌或皮下的结节可以注入生理盐水进行热隔离，通常结节体积每1mL，需要累计发射激光能量1400J，按瘤体体积计算总剂量，病灶处温度升至80～100℃，持续10～20s，直至达到目标能量。

范艾瑟氏（Van Esser S）发现激光消融对20mm以内的浸润性乳腺癌完全消融率达88%，探索了将激光应用于较小乳腺肿瘤经皮消融的可行性。唐蕾等通过超声引导下激光消融猪正常乳腺组织的实验研究，探索激光消融在乳腺肿瘤治疗中的合适参数，发现1200J/5W可以得到较好的消融效果，消融后6天常规超声即可用于评估消融体积。2018年，诺瑞（Nori）等报道了12名20mm以内乳腺癌患者经过超声引导下激光消融后平均28.5个月的病例随访报道，均取得令人满意的结果。

激光消融的优点在于光纤是通过外径只有0.8mm的21G的专用PTC针进入瘤体，锋利纤细的PTC针的穿刺难度非常低，而且由于激光消融具有优良的自限性，在操作熟练的基础上，可以有效避免额外损伤。目前国内可用的医用消融用激光设备主要有My Lab TWICE、My Lah 8等大型多功能彩色超声诊断仪（图4-2），其匹配的是EchoLaser X 4（Esaote, Italy）型激光发射器（图4-3），可以同时进行四通道的激光发射与消融治疗。

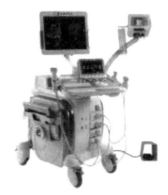

图4-2　激光彩色多普勒超声诊断仪

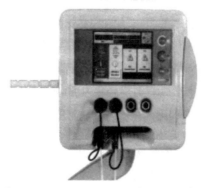

图4-3　Echolaser X4型医用激光发射器

第七节　乳腺良性肿瘤冷冻消融治疗

冷冻消融是利用氦气和氩气循环（焦耳－汤姆逊效应）对肿瘤与病变组织细胞实施低温冻结与复温融化达到细胞损伤以致死亡的微创手术疗法。作用原理主要包括直接物理损伤和血管介导的细胞毒性作用。在快速冷冻和复温过程中，细胞内外冰晶体形成，细胞内脱水和细胞膜／细胞器损伤可致间质水肿、血小板聚集和微血栓形成。经过反复冻融后，可造成永久性微血管闭塞和组织缺血性损伤。冷冻消融治疗另一潜在的机制为冷冻免疫，组织坏死和血管介导的炎性反应使大量抗原呈递给树突状细胞和巨噬细胞，刺激机体产生抗肿瘤免疫反应。此外，细胞凋亡也可能在低温损伤中发挥作用。

冷冻消融在乳腺疾病中常见的适应证为纤维腺瘤，能减少瘢痕产生和避免乳腺变形，尤其是对年轻女性患者是一个较好的选择。考夫曼（Kaufman）等对29例32个接受冷冻消融的乳腺纤维腺瘤进行了平均2.6年的随访，84%肿块不再被扪及，超声显示1年后病变吸收率为89%，长期吸收率为99%，患者对冷冻治疗耐受良好，无不良反应。努肯(Nurkn)等对美国55个医疗机构共444例冷冻治疗乳腺纤维腺瘤结果进行分析总结，治疗后6个月和12个月肿块可扪及率分别减少为46%和35%，分别有36%和29%的病例显示冷冻后残存改变，患者满意度较高。

冷冻消融在乳腺癌的临床应用尚处在初步研究阶段，多用于治疗小的孤立性、侵袭性乳腺癌、不适宜或不能耐受手术或化学治疗者、炎性乳腺癌等。2016年8月，美国19个医疗中心的 II 期试验对99例（97例乳腺癌）接受冷冻消融手术患者进行了数据分析：在冷冻消融手术中，切除实体瘤 > 1cm 的有效率为63%，而在 < 1cm 的实体瘤中，有效率上升到了94%。结果显示， < 1cm 的乳腺癌实体瘤更适合进行冷冻消融手术。日本龟田综合医院近年来开展的乳腺癌冷冻消融疗法，对直径 < 1.5cm 的实体瘤进行冷冻消融，10年来共治疗超过300例乳腺癌患者，复发率低于1%。

氩氦刀治疗时以局部麻醉为主，一般在超声、CT扫描或MRI的引导下进行微创穿刺，将氩气刀准确穿刺进入肿瘤体内，利用氩气在刀尖急速膨胀产生制冷作用，在15s内将病变组织冷冻至 -170 ～ -140℃。持续 15 ～ 20min 后，关闭氩气，再启动氦气，利用氦气在刀尖急速膨胀，急速加热处于超低温状态的瘤体组织，可使瘤体组织温度从 -140℃快速上升至 20 ～ 40℃，从而施行快速热疗。持续 3 ～ 5min 之后，再重复1次以上治疗。超声监测冷冻球均可完全覆盖乳腺肿瘤，术毕退出冷冻针及套管针，局部压迫止血、包扎。

冷冻可起到镇痛、止血的作用，将疼痛感和出血风险最小化，对病变组织更具针对性，且可以进行安全有效地重复执行，适合无法接受常规手术或全身麻醉的患者。目前尚无有关乳腺肿瘤冷冻消融严重并发症的报道，常见并发症主要是轻微的皮肤冻伤，如肿瘤距皮肤位置过近，可通过在冷冻球前方皮下注射无菌生理盐水，也可通过在皮肤表面热敷的方法防止皮肤冻伤。

冷冻消融作为一种安全有效的治疗乳腺肿瘤的微创新技术，目前尚未形成公认的操作规范及指南，其成功推广尚需要基于正确的理论指导、成熟的技术路线、体内外实验验证及大数据临床试验研究等。

第五章　乳腺癌腔镜微创手术

第一节　全腔镜乳腺癌改良根治术

一、概述

（一）乳腺癌手术发展史

1. 根治手术时代

1882年，霍尔斯特曼（Halsted）创立乳腺癌根治术，其理论是乳腺癌按特定规律扩散。手术切除全部乳腺、部分皮肤与周围组织、胸大肌及胸小肌、腋窝淋巴结。该式比局部切除优势显著，术后局部复发率大幅降低，长期生存率提高，成为经典。其整块切除原则对现代肿瘤外科影响深远，是乳腺癌外科发展的里程碑，得益于内科治疗的发展，目前乳腺癌根治术已甚少应用于临床，对于局部晚期乳腺癌首选全身治疗，且通常以取得非常好的效果。

2. 改良根治手术时代

20世纪60年代，费雪（Fisher）研究表明乳腺癌是全身性疾病，过度手术无益。1948年皮特报道保留胸大肌、切除胸小肌的术式，1951年奥金克洛斯（Auchincloss）提出保留胸大肌、胸小肌，构成改良根治术。大量研究显示Ⅰ、Ⅱ期乳腺癌患者行根治术与改良根治术生存率和复发率无显著差异，且改良根治术在功能和美容方面优势明显，逐渐成为标准术式。

3. 保乳手术与改良根治手术并存时代

化学治疗、放射治疗和内分泌治疗的进步推动了保乳手术发展。1941年提出乳房肿瘤切除加放射治疗，后认识到局部切除范围对生存率影响不大，放射治疗可控制局部复发，抗癌新药和内分泌治疗也助力保乳。保乳手术兼顾多方面，因此，进行保乳手术已成为乳腺外科的共识，保乳率也在不断提高。

4. 腔镜手术在乳腺外科的应用促进了乳腺外科的发展

改良根治和保乳是主要手术方式，但都有不足。为降低复发率、改善美容效果，出现保留皮肤和乳头乳晕的改良根治手术，腔镜技术使切口变小且隐蔽，利于乳房重建。全腔镜下乳腺癌改良根治术包括腺体切除和腋窝淋巴结清扫，为患者提供了新选择。

（二）乳腺癌腔镜手术的应用解剖基础

1. 乳腺腺体的分叶结构

乳腺由多个腺叶组成，每个腺叶通过导管系统连接到乳头，分布在胸大肌表面。腔镜手术通过乳腺组织的自然分叶结构进行分离和切除，有助于精准定位病灶，减少对正常乳腺组织的损伤。腺体的分叶性使手术在清除肿瘤的同时保留部分乳腺结构，兼顾了美容效果。

2. 乳腺后间隙的滑动性

乳腺与胸大肌之间存在乳腺后间隙，具有较好的滑动性，为腔镜手术提供了自然的操作空间。通过乳腺后间隙的分离，可以有效减少对胸大肌的损伤，在肿瘤切除后便于腔镜下进行重建和塑形，提高手术的美观性和乳房功能的保留。

3. 胸壁筋膜的支撑作用

乳腺前方有一层较为坚韧的浅筋膜，对乳腺腺体起到固定和支撑作用。浅筋膜的存在为腔镜下的分离操作提供了解剖依据，能在剥离腺体时保护其完整性。术中通过筋膜层的分离路径，便于进行腔镜操作，减少术后乳腺形态的改变和粘连形成。

4. 腋窝淋巴结的分区

乳腺癌腔镜手术中通常涉及腋窝淋巴结的清扫，腋窝区域被解剖学分为不同分区，包括Ⅰ区（胸大肌下缘）、Ⅱ区（胸小肌后方）和Ⅲ区（胸小肌内侧）。腔镜手术通过这些分区的精准清扫，既能有效清除潜在的癌细胞扩散区域，又能减少术后上肢水肿等并发症，提升淋巴清扫的彻底性和安全性。

（三）全腔镜乳腺癌手术适应证选择

1. 手术适应证

（1）穿刺活检明确诊断为乳腺癌：准确的病理诊断是实施乳腺癌腔镜手术的重要前提。通过穿刺活检，能明确病变为乳腺癌，为后续的手术治疗提供依据。这种明确诊断有助于医师制订精准的手术方案，确保手术针对乳腺癌组织进行有效处理，避免不必要的手术操作对患者造成的伤害。

（2）肿块＜3cm，或经新辅助化学治疗后肿块＜3cm，距腺体表面最近处＞2mm，与胸壁无固定，无明显酒窝征，无新近出现的乳头内陷或偏斜；已行切除活检者，切口＜5cm，有明确的彩超或其他客观记录显示原肿块＜3cm，未曾出现过皮肤和乳头受累者；通常情况下，只要肿瘤未侵及皮肤和胸大肌筋膜，对肿瘤大小位置无严格的限制。

（3）肿块位于中央区的情况：当肿块位于中央区时，只要未侵及乳头乳晕复合体，未出现明显的乳头歪斜，也可作为乳腺癌腔镜手术的适应证。这是因为在这种情况下，腔镜手术可以在保护乳头乳晕功能和外观的前提下，有效切除肿瘤，降低手术对乳房整体外观和功能的影响。

（4）美观与心理需求：患者有较高的美观需求，并且心理上能接受假体重建是适应证之一。腔镜手术本身具有美观优势，结合假体重建可以在治疗疾病的同时满足患者对乳房外观的期望，提高患者术后的生活质量和心理满意度。

（5）乳房无明显下垂，体积大小式中。

2. 手术禁忌证

（1）肿瘤大小与侵犯情况：当肿瘤的直径超过5cm，并且已经侵犯到皮肤或胸肌时，腔镜手术存在很大风险。较大的肿瘤尺寸增加了手术切除的难度，而肿瘤侵犯皮肤或胸肌表明其与周围组织的关系复杂，腔镜手术可能无法完全切除病变组织，容易导致肿瘤残留，增加手术风险。

（2）酒窝征情况：若肿块表面存在明显的酒窝征，这提示肿瘤与周围组织粘连或浸润较深，腔镜操作的视野和操作空间有限，难以准确分辨和处理肿瘤与周围组织的关系，无法保证手术的安全性和彻底性。

（3）乳头异常情况：若乳头内陷或偏斜是由癌肿本身所引起，说明癌肿已经对乳头乳晕复合体产生了影响。在这种情况下，腔镜手术难以彻底清除病变组织，可能会导致肿瘤细胞残留，影响手术治疗效果，增加局部复发的风险。

（4）新辅助化学治疗后肿块与腺体表面距离情况：经新辅助化学治疗后，若肿块距腺体表面最近处仍小于2mm，腔镜手术的操作空间变得狭小，视野受限。这可能导致手术器械难以准确操作，容易误伤到周围正常组织，增加手术失误的概率，影响手术的顺利进行和患者的恢复。

（5）术中肿块组织切缘冰冻切片示有癌组织者。

（6）已有远处转移者及其他原因适于行腔镜手术。

3. 相对手术禁忌证

考虑到术后的外观效果，明显下垂的乳房即使符合上述腔镜手术条件也不适合进行全腔镜手术。因为术后过多的皮肤可能会出现堆积、松弛等情况，对乳房外观造成不良影响，无法达到患者对美观的预期，也可能影响患者的心理状态。这种情况下需要综合考虑其他手术方式或对乳房下垂问题进行额外处理后再决定是否进行腔镜手术。

二、全腔镜乳腺癌改良根治手术的方法步骤

（一）手术体位及麻醉

患者仰卧，气管插管全身麻醉，患侧上肢外展90°，手术床要求能控制侧偏角度，患侧垫高15°～30°有足够强度的头架固定上肢。术前标记肿块位置、乳房腺体边界、胸大肌外缘及腋窝边界（图5-1）。由于进行腔镜手术的病例均为较早期病例，其手术范围主要以乳房皮下腺体切除和腋窝淋巴结切除为主，而乳房边缘和胸大肌表面的筋膜和脂肪组织可适当保留。由于手术范围较大，术中应进行溶脂吸脂操作及充气建立操作空间，麻醉以气管插管全身麻醉为宜。

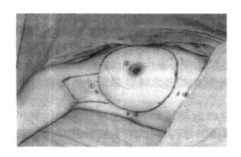

图 5-1　术前标记乳房边缘、肿块位置及腋窝范围，并标记切口位置

（二）手术入路和器械选择

1. 手术入路选择的原则

手术入路选择的原则包括方便手术操作、切口尽量隐蔽又可充分利用。基于以上原则，手术切口位置分别选在：①腋窝。②乳晕外上缘。③乳头水平线上距乳房外侧缘1cm处。④腋前线上距乳房外下缘1cm处。切口大小分别为1cm左右。进行腺体切除时采用切口①、③、④，行腋窝清扫时则可采用切口②、③、④。每两个Trocar间距均在5cm以上，从而有效避免腔镜下操作时观察镜和操作器械间的相互影响。

Trocar入口注意要离开手术切除范围边缘1cm以上，目的是有足够的间隙在腺体边缘进行操作。腋窝切口、腋后线切口较为隐蔽，乳晕外上缘切口愈合后瘢痕不明显，而乳房外下缘小切口术后可作引流口用。因此以上切口既符合隐蔽的原则，又能充分发挥其实用性，而不增加手术创伤。Trocar入口切开约1cm，切口过大时在充气过程中会从Trocar周围漏气，影响手术操作空间，切口过小会在进Trocar过程中损伤皮肤切缘。

2. 手术器械可与常规腹腔镜器械通用

观察镜采用10mm或5mm的30°镜有利于增大手术视野，方便手术操作；采用螺纹Trocar有利于固定，避免Trocar随着手术操作上下移动，采用光面Trocar或切口稍大Trocar无法固定时可采用缝线缩小切口并固定。手术中的分离切割、止血，主要用电凝钩操作，处理较大血管时也可使用超声刀。吸脂时采用带侧孔的有手柄的金属吸头或刮宫吸头。

（三）溶脂与吸脂

1. 溶脂液配制

灭菌蒸馏水250mL ＋ 注射用生理盐水250mL ＋ 2%利多卡因20mL ＋ 0.1%肾上腺素1mL，配成521mL的溶脂液。根据乳房大小不同溶脂液用量一般在500～1500mL。溶脂吸脂常用于整形美容中的抽脂术，其中利多卡因的安全用量可达35～77mg/kg体重。以上浓度的溶脂液1500mL中利多卡因对于50kg体重的患者其用量仅为24mg/kg，因此在乳腺腔镜手术前溶脂吸脂过程中，利多卡因的用量是安全的。

2. 溶脂吸脂方法

采用较粗长针头（可选用硬膜外导管针）在乳房皮下、乳房后间隙及腋窝均匀注入溶脂液，但不需要浸至腺体层内。当针头注入腺体层时静脉注射阻力增大，而在脂肪层内静脉注射时阻力较小。溶脂范围需要超过乳房边界1～2cm，在腋窝注射溶脂液时需要在皮下及较深脂肪层内均匀浸润，包括喙锁筋膜深面、背阔肌前缘、腋静脉下方的脂肪间隙。溶脂液注射10～20min后再开始吸脂，间隔10min以上的时间可使溶脂液充分扩散。溶脂液的低渗作用、利多卡因的脂溶性渗透作用及肾上腺素的缩血管作用使脂肪细胞肿胀，组织间隙增大，细小血管收缩可减少溶脂液吸收，同时可减少吸脂过程中出血。吸脂时采用带侧孔的金属吸头接中心负压吸引，吸引压力为0.04～0.08MPa。吸力不足时可直接采用电动负压吸引器。在乳房皮下间隙吸脂时吸头侧孔避免朝向皮肤，以保护皮下血管网；在腋窝内吸脂时为防止损伤重要结构，应避免吸引头侧孔朝向腋静脉、胸背及胸长神经。吸脂过程中可结合腋静脉的体表投影及背阔肌的解剖位置，确定吸引头进入的长度和深度。

（四）手术操作程序

1. 腔镜下腋窝淋巴结清扫术

根据改良根治手术肿瘤整块切除的原则，应先行肿瘤和腺体的切除后，进行腋窝淋巴结清扫。但肿瘤转移的途径之一是通过区域淋巴结向远处转移的，先清扫腋窝淋巴结理论上能先阻断淋巴转移途径，更符合肿瘤外科的无瘤原则。同时先清扫腋窝时，胸大肌、胸小肌外缘与皮肤间的纤维组织可起到有效的牵拉作用，方便腋窝第2组淋巴结的显露和清扫。此外腋窝清扫后也可方便胸大肌外上缘腺体的游离。

腋窝淋巴结的清扫手术入路以乳房外下切口为观察孔，乳晕外上缘切口和乳头水平的乳房外侧边缘切口为操作孔。置入 Trocar 后充入 CO_2，充气压力维持在 8～10mmHg（1.07～1.33kPa）。在腔镜的监视下首先切断乳房外侧皮下间隙内的乳房悬（Cooper）韧带，扩大手术视野，并方便腔镜和操作器械进入腋窝。主要步骤如下。

（1）扩大腋窝腔隙，切断腋窝皮肤与胸大肌外缘或深层组织相连的纤维条索，扩大腋窝间隙，方便手术操作。

（2）显露腋静脉，沿胸大肌外缘游离腋窝内的结缔组织，沿胸小肌外缘切开喙锁筋膜；沿胸前外侧神经血管游离其周围的脂肪、淋巴组织，直至腋静脉。

（3）显露胸背神经血管，沿腋静脉下缘游离腋窝内的脂肪、淋巴组织，在距腋静脉 1～2cm 处采用电凝或超声刀切断胸外侧动静脉。

（4）清扫腋窝外侧的淋巴脂肪组织，从腋窝外侧壁开始，沿背阔肌前缘由外向内清扫胸背神经血管外侧及其周围的淋巴脂肪组织。

（5）显露胸长神经，沿侧胸壁与背阔肌内侧缘向深层纵向游离脂肪淋巴组织，自腋静脉下缘至进入前锯肌处全程显露胸长神经。

（6）清扫胸小肌后方和内侧的淋巴脂肪组织，腔镜斜面朝向内侧，沿腋静脉下缘向胸小肌后及内侧方向游离并切除Ⅱ水平淋巴脂肪组织。

（7）清扫胸长和胸背神经之间的淋巴组织，自腋静脉下缘开始，沿背阔肌前缘在胸长神经和胸背神经之间游离淋巴脂肪组织直至乳房外上缘，从而完成腋窝清扫。

腋窝清扫过程中最主要的操作步骤或限速步骤是显露腋静脉。溶脂、吸脂较为彻底时，在切断皮肤与深层相连的纤维条索后可直接观察到腋静脉。如果腋窝内脂肪残留较多时可再次吸脂。充分溶脂吸脂可简化手术操作。处理较粗血管时，先游离足够的长度并在远离腋静脉 1～2cm 处用电凝或超声刀切断，以防断端出血回缩后增加处理难度。在手术中未发现腋窝有明显肿大淋巴结或肿大淋巴结较少时，清扫到Ⅰ、Ⅱ组已足够。只有术中发现肿大淋巴结较多且在Ⅱ组及其远端还有肿大或可疑转移的淋巴结时，才需要进行Ⅲ组淋巴结清扫。腋窝内肋间臂神经的保留有利于改善术后患肢功能，操作熟练者可完成腔镜下保留肋间臂神经的腋窝淋巴结清扫。肋间臂神经横跨在腋窝中，比较容易辨认。肋间臂神经的保留可能减轻术后腋窝及上臂内侧皮肤的麻木感，但保留肋间臂神经可能会影响清扫手术视野，增加手术难度，延长手术时间。在腔镜下腋窝淋巴结清扫术与常规手术的步骤有类似之处，但在腔镜下操作时辨认重要的解剖标志尤为重要。因为镜下操作无法用手的触觉感知协助判断，也缺乏常规开刀术野中的立体方位。另外，镜下操作时还需要结合体表的标记，以防误伤皮肤或其他重要结构。

2. 腔镜下皮下腺体切除术

腋窝淋巴结清扫完成后，关闭乳晕外上缘切口，在乳房外上缘外侧约 1cm 处沿腺横纹切开皮肤约 1cm，乳房外下缘切口仍作为观察孔，乳头水平乳房外缘处及腋窝切口作为操作孔。上肢屈曲固定于头架上。在腔镜监视下先处理乳房外下象限皮下间隙，切断Cooper 韧带，扩大操作空间，顺次处理乳房外上、内下及内上象限。切断乳房皮下间隙内大部分与皮肤相连的 Cooper 韧带后，从乳房外下缘开始由外向内切断腺体边缘附着的纤维组织，进入乳房后间隙。结合体表标记沿乳房边缘游离腺体，腺体边缘游离约二分之一后先切断乳头后方的大乳管再继续游离腺体边缘。注意术中需要常规送乳头后方组织冰冻病理，以明确无浸润性癌残留，然后按照由内下向外上的操作顺序切断腺体边缘与周围相连的纤维组织后，最后切断腺体内上边缘与胸大肌外上缘相连的纤维组织。

3 术后引流及包扎

延长腋窝切口至 3 ～ 5cm，经腋窝切口取出切除的腺体及清扫的腋窝组织。如腺体较大而腋窝切口相对较小时，可通过切口放入组织剪将切除的腺体剪成 2 ～ 3 部分后分次取出，但要避免剪开肿瘤病灶。标示出腺体中肿瘤病灶的位置，将腋窝组织分离找出淋巴结后与切除腺体组织一并送病理检查。大量温热蒸馏水冲洗手术野，洗出术腔游离的脂肪或组织颗粒，检查有无活动性出血直至流出液完全清澈，必要时镜下止血。直视下检查腋窝，避免腋窝内游离组织的残留。需要放置假体者经腋窝切口游离胸大肌后间隙，经腋窝植入适合大小的假体，可吸收缝线缝合关闭胸大肌外缘假体入口。经乳房外下 Trocar 入口置引流管至腋窝处并固定。术毕于乳房四周及腋窝置棉垫适度加压包扎3 ～ 5 天，以防止术后出血。假体上缘轻度加压包扎以防止假体向上移位。

4. 术后处理

术后腋窝留置引流管 5 ～ 7 天，引流液变为淡黄色，引流量减少到 10mL/d 以下时拔除引流管。术后预防性应用广谱抗生素 2 天。术后遵循指南进行辅助化学治疗，ER+/PR+ 者常规采用内分泌治疗。腋窝淋巴结无转移或转移在 3 个以下者不进行放射治疗，腋窝淋巴结转移在 4 个以上者行锁骨上及胸骨旁放射治疗，乳房区域不做常规放射治疗。

（五）全腔镜乳腺癌改良根治术中的操作要点

1. 溶脂吸脂

溶脂吸脂是乳腺腔镜的基本技术，也是关键技术。充分的溶脂吸脂能建立足够的操作空间，保证乳腺腔镜手术的顺利进行。溶脂吸脂不充分可能会增加手术难度，延长手术时间。但如皮下脂肪完全吸净或皮下脂肪太薄会影响皮肤及乳头乳晕的血供，导致术后乳头乳晕坏死。因此在保证充分吸脂建立操作空间的同时，还应注意在真皮下适当保留薄层脂肪，这样既建立了足够的操作空间，又可保留皮下血管网。皮下间隙吸脂时注意吸引头侧孔朝向腺体或背向皮肤，可以防止皮下层吸脂过度。在乳房后间隙吸脂时，同样要注意防止过度损伤胸大肌筋膜，尤其是胸大肌外缘及乳房下缘。此处吸脂时吸引头侧孔要朝向腺体，避免朝向胸大肌。充气后进镜观察，如因吸脂不充分影响操作空间，可在镜下明确需要再次吸脂的部位后退出腔镜再次吸脂。

腋窝吸脂过程中重点吸脂部位包括胸大肌外缘、胸长神经周围和背阔肌前缘。但吸脂范围不能超过腋静脉上方，吸引器吸头要避免朝向腋静脉、胸大肌外缘、背阔肌、胸长神经及胸背神经。如吸脂过程中有较多出血，可先行压迫止血。但只要溶脂液注射均匀，溶脂时间在 10min 以上，吸脂时用力适当，避免粗暴用力吸刮，一般不会引起明显出血。较小的血管分支损伤及其引起的少量出血难以避免，但一般不需要特别处理。

2. 腔镜下电凝钩操作技术

腔镜手术中超声刀主要用于止血、切断较粗的血管或组织时避免误伤周围重要结构，电凝钩既可用于切开、止血，也可用于钝性分离，大部分操作仅需要电凝钩就可顺利完成。而对于熟练的操作者，全腔镜乳腺癌改良根治术的全部操作均可采用电凝钩完成。操作要点是充分利用腔镜的放大作用，对于可能出血的部位精细操作，对较粗的血管游离足够长度（1cm 以上），先钳夹后凝固再电凝切断（游离→钳夹→凝固→切断）。游离血管时注意采用电凝钩尖端进行精细操作，充分游离血管使其"骨骼化"后再行凝闭，可提高凝闭时的效率。游离足够的长度尤其是处理腋静脉属支时，可防止热传导引起静脉损伤。先夹闭后凝固可减少血流带走电凝时产生的热量，缩短凝闭时间。容易出血的部位包括乳房内上腺体边缘、胸前外侧神经血管周围及处理胸外侧血管周围。需要特别处理的较粗血管包括内乳血管的穿支、胸外侧血管及胸前外侧神经伴行血管分支等。腔镜下全程电凝钩操作技术的应用可加快手术进程，降低手术成本，对于无超声刀设备的医院也可开展乳腺癌的腔镜手术。

3. 术中注意保留胸肌筋膜

随着辅助治疗理念与技术的进步，乳腺癌手术的范围趋于缩小，在保证手术疗效的前提下，手术范围缩小可使重要的组织结构和相应的功能得以保留，从而改善术后功能和外观。胸大肌筋膜对于胸大肌功能的正常发挥，防止术后肌肉组织与周围组织的粘连有重要作用，同时也是防止肿瘤组织或细胞向深层浸润生长的天然屏障。在胸大肌筋膜未受肿瘤明显浸润的前提下，在乳腺癌改良根治术中保留胸大肌筋膜是安全的，而且有利于减少术后引流量，缩短引流时间，减少术后并发症。胸大肌内下缘的筋膜及其前方少量脂肪组织的保留有助于开放行改良根治术者维持术后胸前皮肤的平整，减少术后胸壁积液的机会；而对于全腔镜乳腺癌改良根治术乳房下缘及内下胸大肌筋膜的保留，有助于增加胸大肌后间隙下缘的强度，在切断胸大肌下方起点时此筋膜有助于保持胸大肌后间隙的完整性。腔镜手术操作中尤其注意保留乳房内下缘胸大肌前方的筋膜。进入乳房后间隙游离腺体后方时，注意紧贴腺体后方操作，可以完整保留胸大肌筋膜。胸大肌外侧及前锯肌表面的筋膜对于维持胸大肌后间隙外侧缘的强度，以及对于需要放置假体者防止胸大肌后间隙内的假体向侧方移位有重要作用。胸大肌外上缘表面筋膜也需要特别保留。保留胸大肌外上缘腺体附着处的筋膜，假体经此处放置后，通过缝合此处的筋膜可关闭假体入口，隔断胸大肌后间隙与腋窝和乳房后间隙的通道，保持假体所在胸大肌后间隙的相对封闭，维持假体重建乳房的正常位置。但如果肿瘤位置距后间隙较近时，相应部位的胸肌筋膜应彻底切除，必要时送冷冻切片检查。因此在保留胸大肌筋膜时也要考虑其安全性，掌握好适应证，确保肿瘤未侵及胸大肌筋膜。

4. 腋静脉附近操作时避免切开腋静脉鞘

乳腺癌腋窝清扫手术中传统的清扫程序需要切开腋静脉鞘，以彻底清除腋血管浅面、下方及整个腋腔中的脂肪淋巴组织。尤其是当腋静脉周围有肿大融合甚至浸及腋静脉鞘的淋巴结时，切开腋静脉鞘可以增加淋巴结清扫的彻底性。但当腋窝淋巴结未侵及腋静脉鞘时，通过精细的解剖技术，可以在不切开腋静脉鞘的前提下完成腋窝淋巴结的清扫。同时乳腺癌作为一种全身性疾病，局部手术无论有多彻底，从广义上理解均为"姑息性手术"。因为手术范围不可能无限扩大，彻底的根治手术也不可能清除进入血管或淋巴中的癌细胞，而这些癌细胞才是导致乳腺癌复发转移的根本原因。因此，局部手术范围的盲目扩大并不能提高乳腺癌生存率，而适当范围的局部手术辅以术前术后的综合治疗才是乳腺癌治疗的理想选择。目前对于乳腺癌腋窝淋巴结转移所形成的共识是：对于腋窝淋巴结清扫的目的主要用于疾病分期，其分期意义大于根治意义。可见过大的淋巴结清扫范围不但无益于乳腺癌疗效提高，还可能会增加术后并发症的发生率，延长住院时间，甚至耽误术后化学治疗的正常进行，不利于患者的术后恢复。

腋静脉属于中型静脉，其内的静脉瓣膜对维持静脉血的向心性流动、促进上肢回流有促进作用。腋静脉鞘切开后其管径变粗，腋静脉瓣无法对合，失去单向活瓣的作用，出现腋静脉内血流淤滞，可能导致术后上肢水肿。因此无论在开放手术还是在腔镜手术中，在清扫腋窝淋巴结过程中要尽可能保留腋静脉鞘的完整。适合腔镜手术的乳腺癌患者主要为Ⅰ期、Ⅱ期和少数Ⅲ期患者，腋窝淋巴结多无肿大融合，清扫过程中多数无须切开腋静脉鞘。腔镜手术中手术视野被放大4倍以上，在游离腋静脉浅面及下方的脂肪组织时可借助腔镜的放大作用进行精细操作。辨认腋静脉后采用分离钳或小弯钳适度牵拉拟游离的脂肪结缔组织或淋巴管，电凝钩操作部位离开腋静脉约5mm以上，可以在完整清除腋窝淋巴结的同时在腋静脉周围保留薄层的纤维组织，避免切开腋静脉鞘，防止损伤腋静脉。

（六）乳腺癌腔镜手术特有的并发症

全腔镜乳腺癌改良根治术后主要的并发症包括皮下积液、皮瓣坏死及乳头缺血后部分坏死等，少有乳头完全坏死发生。前二者与传统改良根治术无异，后者是腔镜皮下腺体切除术后特有并发症，只要术中注意保护皮下血管网，其发生率不高。其原因是乳头血供主要分两部分：一是来源于周围皮肤内和皮下的血管网，二是来源于腺体内的穿支血管。皮下腺体切除后乳头只能靠皮肤和皮下的血管网供血，在吸脂过程中皮下血管网可能会部分损伤，从而导致乳头血供受到影响。因此在吸脂时必须注意保留皮下的薄层脂肪，以保护皮下血管网。在乳头、乳晕下切断乳头后大乳管时避免电凝钩长时间不间断操作，以保护乳晕区皮下的血管网，防止术后乳头缺血性坏死。其次，对于乳房下垂明显者术后如不放置假体，多余的皮肤皱襞也可能影响乳头血供，从而导致乳头、乳晕坏死。因此，除了术中操作注意事项外，适应证选择不当也能成为并发症发生的原因。

腔镜技术在乳腺外科的应用已有 10 多年的历史，但最初的应用限于"有腔"时的假体取出，此后经过不断的探索，腔镜腋窝清扫技术、腔镜乳房皮下腺体切除、胸腔镜下内乳淋巴链切除术也得到应用和发展。尤其是腋窝淋巴结清扫技术应用较多，其中溶脂、吸脂技术是乳腺腔镜手术的关键技术。全腔镜下乳腺癌改良根治术是一种新的手术方式，与传统的改良根治术相比保留了患侧乳房的全部皮肤，其安全性与疗效已得到证实，可为手术乳腺癌提供一种新的选择，是介于传统改良根治术和保乳手术之间的折中术式。但只有合理选择腔镜手术的适应证才能最大限度地发挥腔镜手术的应用价值，提高患者满意度。腔镜技术的应用改变了乳腺外科的面貌，使较早期乳腺癌的改良根治避免了巨大的丑陋切口，而只在较隐蔽部位留下不影响美观的小切口，辅以假体植入一期乳房重建对于中等以下大小的乳房效果良好，在根治癌灶的同时，最大限度地改善了乳房的外观。

第二节　腔镜辅助小切口乳腺癌改良根治术

一、概述

（一）腔镜辅助手术的产生背景

1. 癌症与外科手术

21 世纪癌症是威胁人类生命的重大因素，外科手术是癌症主要治疗手段。人们期望肿瘤外科微创手术在治疗同时减少创伤、稳定内环境、保存器官和免疫功能以促进修复，但对其治疗效果和患者与肿瘤相互作用存在担忧。

2. 腔镜技术进展与争议

近年腔镜和微创技术有实质性进展，用于癌症分期、减症和治疗，但对实质性器官肿瘤治疗有争论。文献回顾显示其在胃肠癌、淋巴瘤分期有价值，腔镜结肠癌切除可行且安全，直肠癌和胃癌暂无随机试验结果，特定指征下微创方法安全可行。

3. 乳腺癌治疗与腔镜应用

乳腺癌危害大，临床治疗变化多，保留乳房手术是部分患者标准术式，但仍有患者需要乳房切除，腔镜手术改变乳腺癌传统手术方式，有微创和美容效果因而备受关注。

（二）腔镜辅助手术的概念

2006 年，山下氏（Yamashita）在阐述腔镜电视辅助乳腺手术时这样解释腔镜辅助手术的概念："所有手术过程在腔镜配合医师直视下进行的手术操作都称腔镜辅助手术"。其实，腔镜辅助手术已经出现在几乎所有外科手术领域。腔镜又常与"微创""小切口"等现代外科的创新性词组联系在一起，也是现代外科进展的具体体现。如腔镜辅助小切口甲状腺手术（minimally invasive video assisted thyroidectomy, MIVAT）、电视胸腔镜辅助小切口手术（video-assisted minithoracotomy, VAMT）、腹腔镜辅助肝切除等。腔镜辅助乳腺手术（video-assisted breast syrgery, VABS）也是现代外科的一个进展之一。

（三）腔镜辅助手术的优点

1. 腔镜辅助手术特点

腔镜辅助手术的操作空间通过牵拉法建立，无须 CO_2 充气，可有效避免腔镜手术中因 CO_2 充气导致的高碳酸血症问题。该手术遵循与常规开放手术相似的操作模式，易于掌握，且几乎所有的开放手术均可在腔镜辅助下开展。此外，相比开放手术，腔镜辅助手术有着显著的微创优势和良好的美容效果。

2. 治疗效果与应用范围拓展

综合多器官病变外科治疗文献，腔镜辅助手术能达到与开放手术相当的治疗效果。腔镜电视辅助小切口使操作简单、无死角，扩大了腔镜应用范围。另外，该技术保留微创优点，腔镜放大便于观察细微解剖层次，还结合小切口术者手感优势，克服了纯腔镜依赖视觉辨认解剖层次的缺点。

3. 对患者的益处

小切口不切断大肌肉束，减少损伤，也减少皮下神经破坏，可降低术后疼痛。此外还有对心肺功能损伤小、活动早、并发症少、康复快、住院时间短的优点。虽比完全腔镜手术切口大，但创伤未明显增加，还降低了手术难度、风险和费用，效益价格比高，适合初开展腔镜手术单位或控制费用情形，且中转开放手术更容易实施。

4. 临床价值与手术指标

腔镜辅助手术融合了单纯腔镜和开放手术优势，不是完全腔镜手术初级版本，是重要技术和有益补充。合理应用可在降低风险基础上实现理想微创效果，有广泛的临床应用价值，也可作掌握完全腔镜技术的过渡式式。术中失血量比开放手术少，手术压力与开放手术相同，手术和术后并发症少且不严重。

（四）腔镜辅助手术的入路和器械设备

1. 腔镜辅助乳腺癌改良根治术的腋窝切口

腋窝切口是腔镜辅助乳腺癌改良根治术最常用的入路。它便于在腔镜下或直视下进行皮下全乳房切除和腋窝淋巴结活检。腋窝切口的长度和数量并不统一，通常一个小的单一入路可允许多位外科医师操作。根据术中经验，切口短的为 2.5cm，长的可达 8cm。若肿瘤位于内侧象限或乳房体积较大，常需要额外增加乳晕旁切口以利于皮下分离。此外，根据肿瘤位置，必要时可能在乳房下皱襞再做切口。

2. 腔镜辅助手术的器械设备

一般腔镜辅助手术多采用腹腔镜器械。多数外科医师选择 10mm 的 0° 镜作为观察系统。5mm 的 30° 镜也有应用，其优势在于能增大手术视野，为手术操作提供便利。为了能更好地通过如腋窝、乳晕这些隐蔽小切口对远隔部位开展腔镜手术，人们还发明了多种特殊器械，如球囊扩展器和特殊拉钩等，这些特殊器械进一步提升了腔镜辅助手术在特定条件下的可操作性。

（五）腔镜辅助手术在乳腺癌治疗中的应用

1. 乳腺肿块切除

腔镜辅助手术可以用于乳腺癌早期的肿块切除。在全身麻醉下，采用小切口或穿刺点通过腔镜器械进行肿瘤切除。腔镜可以实时显示肿块的详细解剖位置和边缘，确保切除范围准确，有助于提高手术切缘清晰度，降低复发风险。此外，微创手术带来的较小切口和快速恢复时间，使术后患者的外观和生活质量得到改善。

2. 乳腺癌术前精准定位

在进行乳腺癌手术前，腔镜辅助手术能通过影像引导进行精准的肿块定位，尤其是对于一些非触及肿瘤或深部肿瘤，腔镜可以提供更好的视野，降低盲目切除的风险，提高切除的准确性。

3. 腋窝淋巴结清扫

在乳腺癌的治疗过程中，腋窝淋巴结清扫是判断癌症是否转移的重要步骤。腔镜技术在腋窝淋巴结清扫中的应用，通过小切口即可进行腋窝淋巴结的切除，避免了传统手术中大切口带来的创伤和长期恢复时间。腔镜辅助手术能在保持手术效果的同时减少患者的术后痛苦，缩短住院时间。

4. 乳腺癌辅助治疗

对于某些乳腺癌患者，腔镜技术不仅可以用于手术切除，也可以辅助进行治疗，如局部放射治疗或局部冷冻治疗等。腔镜可以提供精确的操作视野，帮助医师更准确地进行肿瘤局部治疗。

5. 复发癌的局部治疗

对于乳腺癌术后复发的患者，腔镜辅助手术可以通过微创方式对复发灶进行局部切除或治疗，减少对正常乳腺组织的损伤，同时避免大范围手术带来的创伤和并发症。

二、腔镜辅助小切口乳腺癌改良根治术

（一）手术适应证与禁忌证

1. 适应证

（1）明确的病理诊断：无论是穿刺活检还是开放活检，只要明确诊断为乳腺癌，这是考虑腔镜手术的首要条件。活检结果为手术方案的制订提供了关键依据，确保手术针对的是真正的乳腺癌病变，从而使后续的手术操作有的放矢。

（2）乳头和乳晕复合体的保留条件：术前超声或 X 线检查证实乳头、乳晕部无癌浸润征象。通常情况下，只要病理证实未侵及乳头乳晕复合体，对肿瘤大小和位置无严格的限制。

（3）非浸润性癌的情况：非浸润性癌，包括导管原位癌、小叶原位癌、湿疹样癌（Paget 病）或多中心病灶，也在适应证范围内。这些类型的癌症在合适的腔镜手术操作下，

可以有效切除病变组织，同时减少对乳房整体结构的破坏。

2. 禁忌证

（1）腋窝淋巴结转移明显的进展期乳腺癌：在腋窝淋巴结转移明显的进展期乳腺癌情况下，癌细胞已经广泛扩散至腋窝淋巴结，腔镜手术很难保证将所有癌细胞彻底清除。这可能导致术后肿瘤复发，影响患者的预后，因此这类患者不适合腔镜手术。

（2）肿瘤直径＞5cm且侵及皮肤或胸肌：当肿瘤直径＞5cm且侵及皮肤或胸肌时，腔镜手术的操作难度极大。肿瘤的过大体积和对周围组织的侵犯使腔镜器械难以完全切除肿瘤，容易出现肿瘤残留的情况，进而影响患者的治疗效果和生存质量。

（3）肿块表面皮肤异常情况：若肿块表面有明显皮肤水肿、结节或新辅助化学治疗后皮肤仍不正常，这会给腔镜手术带来诸多问题。皮肤的异常改变会干扰手术视野，增加操作的复杂性和难度，同时也会加大手术风险，而且不利于术后患者的恢复，所以这种情况不适合腔镜手术。

（4）远处转移情况：若发现患者已有远处转移，意味着癌症已经扩散到身体其他部位，此时单纯的腔镜手术无法从根本上解决问题。需要综合考虑放射治疗、化学治疗、靶向治疗等其他治疗方案，从整体上控制病情的发展。

3. 相对手术禁忌证

对于明显下垂且不考虑乳房重建的乳房，如果术后过多皮肤会对外观产生不良影响，即便符合腔镜手术的其他条件，也不宜实施腔镜手术。因为这种情况下，术后乳房外观可能会因皮肤松弛、下垂等问题而严重受损，影响患者的生活质量和心理状态，无法达到手术治疗兼顾美观的目的。

（二）术前准备、麻醉与体位

1. 手术前准备

腔镜辅助小切口乳腺癌改良根治术的术前准备与常规乳腺癌手术相似。患者需要进行常规的体格检查，包括乳腺超声、X 线、MRI 等影像学检查，以评估肿瘤大小和位置。术前还需要进行血常规、肝肾功能、凝血功能等检查，确保患者没有合并严重疾病，能耐受手术。同时，患者术前禁食 6h，禁水 4h，保持清洁无菌状态。

2. 麻醉

该手术采用静脉复合全身麻醉，常规进行气管插管。全身麻醉可确保患者在手术过程中保持无痛、深度麻醉状态，避免术中因疼痛引起的应激反应和不适。麻醉时根据患者的体重、年龄等情况调整药物剂量。麻醉深度要适中，以便于术中肢体的良好配合和手术操作的顺利进行，确保术后恢复顺利。

3. 体位

患者通常取平卧位，术侧上肢外展 90°～ 120°，以确保腋窝区域充分暴露，方便进行腋窝清扫操作。上肢外展的角度根据手术需要进行适度调整，确保腋窝淋巴结的显露。患侧上肢可包裹无菌巾并置于无菌区，以便根据手术操作需要灵活调整。术侧肩背部可适度垫高，或手术床轻微倾斜约 30°，使腔镜操作视野更清晰，利于手术顺利进行。

（三）手术程序

1. 确定肿瘤位置，皮肤划线

根据触诊和影像学来确定肿瘤部位并在乳房皮肤表面做标记，包括肿瘤的大致边缘、改良根治术切除范围。

取以肿瘤为中心的横梭形切口（图 5-2）。如术前超声或 X 线检查证实肿瘤位于乳腺组织内无皮下浸润时，切口距肿瘤边缘 1cm 即可；如肿瘤位于腺体表面，可能已侵犯皮下组织时，切口应距肿瘤边缘 2cm；如肿瘤位于乳房内侧，则附加腋窝下皱襞皮纹切口；肿瘤位于乳房中央区或距离乳晕＜2cm 则切除乳头乳晕复合体。

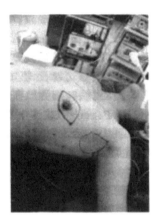

图 5-2　取以肿瘤为中心的横梭形切口

2. 腔镜辅助手术操作流程

（1）皮瓣分离：切开皮肤后，先用电刀分离皮瓣，厚约 0.5cm，难以直视下手术时则用腔镜辅助操作。拉钩外牵法建立操作空间，用电刀或超声刀等分离至预定范围，同根治术。至近乳房边缘时稍增厚。

"皮下隧道法"技术进行腔镜皮下分离是一个很好的方法。这种方法用腔镜或无刃Trocar 建立多个皮下隧道，此时血管和韧带等就被集中在隧道间的隔片，在腔镜指示下用电刀、超声刀或双极电剪切开。此方法简单快捷，出血少。在腔镜的光源指示下直视操作，便于掌握皮下分离厚度，使其均匀一致。熟练操作可以在 10min 完成皮瓣分离。

（2）腔镜乳房后间隙分离：腔镜乳房后间隙分离常采用从一侧牵拉反转腺体法，先将近切口处乳房后间隙连同胸肌筋膜用电刀分离，阴道拉钩或其他深部拉钩牵拉上提建立操作空间，再用大止血钳牵拉加反转力显露远隔部位腺体并逐步用电刀或超声刀切断，距切口最远处腺体，特别注意胸骨旁第 2 肋软骨、第 3 肋软骨间隙，甚至第 4 肋软骨间隙的内乳血管的穿支，最好使用超声刀凝切。虽然电刀分离比超声刀速度快，但是，超声刀止血效果更可靠。

国外有报道使用牵引设备显著改善了视野，有助于从胸肌筋膜分离乳房后面。另外，还可以使用球囊分离。组织分离和止血应用超声刀、拉开结扎或双极电凝进行。

（3）标本移出：切除的乳房标本通过腋窝或乳晕切口直接取出，有时伤口需要扩大以便取出。因为要保证在无瘤原则下顺利完整地取出标本，最小的切口应达到 5cm。也可应用无菌标本袋协助标本取出，预防不必要的癌细胞和皮肤之间的接触。

（4）腋窝淋巴结清扫：前哨淋巴结活检阳性者需要进行腋窝淋巴结清扫。如果乳房切除切口选择在腋窝，那么就可以就此切口完成整个腋窝Ⅰ、Ⅱ组淋巴结清扫。如果乳房切除切口选择在乳房表面，由于小切口的限制，可先将乳腺组织和胸肌筋膜整块切除移出术野，给腋窝淋巴结清扫提供充分的空间。对于肿瘤位于乳房外侧象限和中央区的患者来说，此时腔镜和手术器械可直接进入腋窝，解剖、分离、结扎等均无困难。如肿瘤位置在乳房内侧，尤其是内下象限，乳房切口距离腋窝较远时，可在腋窝下方附加小切口，协助分离解剖腋窝，置入 Trocar，完成整个腋窝Ⅰ和Ⅱ水平的淋巴清扫。术后该小切口可用于放置引流管。

腋静脉和锁骨下静脉的分支及其周围的淋巴管均可以用超声刀切断，较大的血管应距离腋静脉 5mm，先用超声刀将血管凝闭一段，然后再离断，避免出血。

另一种方法是将吸脂法腔镜腋窝淋巴结清扫术与腔镜辅助小切口乳腺切除术结合，先完成腔镜腋窝淋巴结清扫术再行乳房切除，也可达到常规乳腺癌改良根治术的要求。

（5）放置引流管：常规大量生理盐水和蒸馏水冲洗创面和腋窝，腋下放置引流管，术后行持续低负压吸引。

（6）切口缝合：用单丝或可吸收薇乔线皮下内翻缝合，连续皮内缝合皮肤，加压或不加压包扎。如果同期进行假体乳房重建则手术后美容效果更好。

3. 术中的肿瘤安全性保证

术中取距离肿瘤最近两侧梭形皮肤切缘和保留乳头后方乳腺组织送冷冻切片检查，确保无癌残留，并在切除标本乳头下方的腺体处缝线标记，术后行病理检查。如果术中乳头后方组织可见癌组织，需要切除乳头乳晕复合体；如果梭形皮缘有癌残留则需要扩大 0.5cm 向外切除，再冷冻病理检查。不过，此种情况从 2004 年开展此种手术至今未曾出现。因术中冷冻切片和术后病理检查可确保皮肤切缘和乳头乳晕复合体下的腺体组织无癌残留，术后不需要附加放射治疗。

（四）术后主要并发症及处理

1. 切口皮缘坏死

腔镜辅助乳腺手术初期容易出现切口皮缘坏死，因医师不适应腔镜视觉转换，小切口直视操作时拉钩外牵用力过大致皮缘损伤。手术切除皮肤时缩小 2mm，术后皮缘挫伤稍作修理即可缝合。也可使用伤口保护器，经 2.5cm 腋窝切口行乳房肿瘤切除和保留皮肤的乳房切除术（SSM）效果好。腔镜手术伤口保护报道少、器具不专一且说明简略。常用保护圈由高弹性合金覆盖聚酰胺聚亚胺酯制成，两环由硅橡胶膜相连，分开时成圆柱状空间，常用于腹腔镜结直肠癌手术预防切口感染和 Trocar 孔转移。

2. 乳头表皮坏死

乳头表皮坏死是保留乳头乳晕复合体改良根治术后并发症，在保留乳头皮下乳房切除术切除全部乳腺组织后，乳头血供依赖改变且因手术创伤出现血供不足，可致表皮坏死，全部乳头坏死情况少见。学者改进手术方法，切口设计避免涉及乳晕，手术分离至乳晕区避免皮瓣过薄和血管损伤。使用超声刀避免一次夹切大块组织和长时间通电，乳头后方乳腺导管组织先用血管钳分束再超声刀切断，局部温度高时用注射器喷冷生理盐水降温，减轻热损伤，使此类并发症减少。

3. 术后出血和血肿

术后出血和血肿的发生主要与手术过程中止血不彻底及患者自身凝血功能差有关。这种情况多数不需要再次进行手术处理，通过一些保守的治疗方法，如加压包扎、应用止血药及穿刺抽液等，通常就可以得到有效解决。加压包扎能对出血部位施加一定的压力，减少血液的渗出；止血药可以帮助改善凝血功能，促进止血；穿刺抽液则是针对已经形成血肿的情况，将积聚的血液抽出，减轻局部压力，促进恢复。

4. 皮下积液

皮下积液的出现主要与引流不彻底及引流管放置位置不佳有关。当积液较少且局限在一定范围内时，可以采用穿刺抽液和加压包扎的方法进行处理。穿刺抽液能将积液抽出，减少积液量，而加压包扎则可以防止积液再次积聚。然而，如果积液较多，并且分布范围较大，那么仅靠穿刺抽液和加压包扎可能无法有效解决问题，此时应重新放置引流管，以确保积液能被彻底引出，促进伤口的正常愈合。

（五）术后辅助治疗

1. 辅助化学治疗

对于肿瘤较大、淋巴结阳性或 HER2 阳性的乳腺癌患者，术后辅助化学治疗是关键治疗手段。常用的化学治疗方案包括蒽环类联合紫杉类药物，疗程通常为 4 ～ 6 周期，具体方案根据患者的肿瘤特征和身体状况决定。化学治疗可帮助清除微小转移灶，降低远处复发风险，适用于三阴性乳腺癌和高风险患者。

2. 内分泌治疗

对于雌激素受体（ER）阳性和（或）孕激素（PR）阳性的乳腺癌患者，术后内分泌治疗是重要的辅助手段。内分泌治疗常用药物包括他莫昔芬（适用于绝经前）和芳香化酶抑制剂（适用于绝经后）。治疗时间一般为 5 ～ 10 年，具体方案根据患者的激素受体状态和复发风险决定，有助于减少激素敏感性肿瘤的复发。

3. 靶向治疗

对于人表皮生长因子受体 -2（HER2）阳性的乳腺癌患者，术后靶向治疗是重要的辅助治疗手段，常用的药物是曲妥珠单抗和帕妥珠单抗。抗 HER2 治疗一般在术后 1 个月内开始，疗程一年，可以显著降低 HER2 阳性患者的复发风险，通常与化学治疗同步进行 6 ～ 8 周期。

4. 双重辅助治疗

在一些高复发风险的病例中，可能需要结合多种辅助治疗手段。例如，对于 HER2 阳性且激素受体阳性的患者，化学治疗、靶向治疗和内分泌治疗的联合使用被认为能提供更好的复发预防效果。根据患者的具体情况，由多学科团队制订个体化治疗方案，以综合控制局部和系统性复发风险。

（六）手术效果评价

1. 微创效果显著

腔镜辅助小切口手术通过微小切口完成乳腺癌改良根治术，减少了传统大切口带来的组织创伤。手术后疼痛感减轻，伤口愈合更快，缩短了住院时间。对于希望获得美观效果的患者而言，小切口更符合美容需求，术后瘢痕小且隐蔽，提升了患者的术后满意度。

2. 肿瘤切除彻底性高

尽管使用小切口，该术式在腔镜辅助下提供了清晰的手术视野，有助于对肿瘤进行彻底切除。腔镜系统的高清放大效果让外科医师能更精确地分辨肿瘤和正常组织，保证了手术的完整性。通过精确的切除，能有效减少肿瘤残留，降低局部复发率。

3. 淋巴结清扫效果良好

腔镜辅助手术在腋窝淋巴结清扫方面具有较好的效果。内镜的放大视野便于精准定位淋巴结，减少了对周围血管和神经的损伤。术中可以进行多站淋巴的完整清扫，能有效控制癌细胞的转移风险，达到与传统手术相同的清扫质量，且术后并发症（如上肢水肿）的发生率较低。

4. 术后恢复快，生活质量高

腔镜辅助小切口手术创伤小、恢复快，术后疼痛轻微，患者能在较短时间内恢复日常活动。术后住院时间较短，术后护理更简单，减少了对患者生活的影响。尤其对于年轻患者，快速恢复和微创效果让她们能尽早回归正常生活，术后生活质量显著提升。

5. 局部和系统性复发风险低

由于该术式切除彻底，淋巴结清扫完整，再配合术后辅助治疗，局部复发和系统性转移的风险显著降低。手术后，通过多学科团队综合评估，结合化学治疗、放射治疗和内分泌治疗等措施，能有效控制复发，提升了乳腺癌患者的长期生存率，提供了较好的预后效果。

第三节　腔镜乳腺癌保乳手术

一、概述

20 世纪 90 年代，基于 6 项乳腺癌保乳手术的前瞻性随机对照试验结果，美国国立卫生研究院对于早期浸润性乳腺癌的外科治疗进行了专题研讨并达成共识。共识建议大多数患有 I、II 期乳腺癌的女性患者采取保留乳房的外科手术治疗。而随着腔镜技术的发展，腔镜乳腺癌保乳术开始应用于临床。

（一）腔镜乳腺癌保乳术的原理

腔镜乳腺癌保乳术是在腔镜技术的辅助下，通过小切口完成乳腺肿瘤的切除和腋窝淋巴结的清扫。手术过程中，通常将手术切口选择在腋窝，切口长度 3～5cm，位置隐蔽且不在乳房表面留下瘢痕，以此作为手术入路。单孔腔镜保乳术利用腔镜器械对病变的乳腺组织进行切除，在高清摄像头的辅助下，手术视野得以精细化，从而有效减少手术创伤，使患者术后恢复更快。

（二）建立操作空间

乳房是实质性器官，不存在天然的腔隙，因此腔隙的建立是进行手术操作的前提。2008 年提出的溶脂法成为前期腔镜乳腺癌手术的主要建腔方法。其优势在于操作简单，初学者容易掌握。近 10 年来，腔镜乳腺癌外科治疗技术不断发展、成熟，非溶脂法的经腋窝切口单孔腔镜乳腺癌外科手术由于其相对溶脂法更好的肿瘤学的安全性，逐渐发展为建腔的主要选择。

（三）腔镜下手术的精准性

腔镜技术通过在患者体内置入腔镜器械，将手术区域可视化放大，从而实现更精确的操作。在腔镜下，术者可以清晰地看到手术区域的血管、神经等重要结构，减少对周围组织的损伤。同时，腔镜手术可使用超声刀、电凝钩等器械，可以更精确地进行组织分离和止血。此外，腔镜保乳术还可以利用亚甲蓝等染料精准"锚定"切缘，让定位更精准，最大限度保留正常组织，同时把肿瘤及部分周围组织完整切除干净。有文献报告，配合术前导丝定位，在肿瘤未完全切除离体前，使用钛夹标记肿瘤外侧缘，以便更精准地判断离体后肿瘤切缘。

二、手术

（一）适应证及禁忌证

中国医师协会微无创分会乳腺专家委员会发布《乳腺疾病腔镜手术专家共识及操作指南（2021）》明确腔镜乳腺癌保乳手术的适应证和禁忌证。

1. 适应证

（1）TNM 分期Ⅰ、Ⅱ期浸润性导管癌。

（2）通过 MRI 等影像学检查结果证实为单侧病灶。

（3）病灶距乳头位置＞ 3cm。

（4）有充足的腺体容量，确保术后能够维持一定乳房外形。

（5）未合并严重的内科疾病。

2. 禁忌证

（1）转移性乳腺癌或腋窝可疑淋巴结转移或淋巴结融合。

（2）弥漫簇状钙化灶或多中心病变。

（3）不能耐受 CO_2 充气。

（4）妊娠或哺乳期妇女。

（5）无法完成术后放射治疗。

（二）手术入路的共识

关于腔镜乳腺癌手术入路，国内主流观点认为，经腋窝切口行单孔腔镜乳腺癌手术路径具有更多优势。除腋下切口隐蔽和美容学效果更佳外，腔镜对腋窝局部视野的清晰显露使操作更加精细，便于保护重要血管、神经及淋巴管，减少术后并发症和功能损伤。

（三）术前准备

腔镜保乳手术的术前检查与评估至关重要。术前应进行全面的影像学检查，包括乳腺超声、乳腺 X 线片（钼靶）、乳腺 MRI 等，以明确病变的性质、位置和范围。这些影像学检查结果有助于医师制订个性化的手术方案，确保手术的安全性和有效性。术前 MRI 能为保乳手术术式的制订提供参考，特别对于 DCIS 能显示其多灶性、多中心病灶情况。对于新辅助化学治疗后行保乳术的患者，MRI 相对于超声能较为准确地评估新辅助化学治疗的疗效。术前还应评估患者的全身状况，包括血常规、尿常规、心电图等检查，以确保患者能够耐受手术。此外，与患者及家属充分沟通，签署知情同意。

在进行体位选择时，通常采用仰卧位，将患侧肩背部垫高 15°，必要时向健侧倾斜，以方便腔镜下手术操作。患肢外展 90°，或将上肢前伸，前臂屈曲 90° 固定在头架上，以免上肢外展位影响腔镜的观察。

（四）手术步骤

1. 麻醉与准备

手术前，患者会接受全身麻醉。术前通常需要进行乳腺影像学检查（如乳腺钼靶或超声），以明确肿瘤的位置、大小及其与周围组织的关系。术区消毒并铺上无菌巾，准备好相关器械。

2. 腔镜入路选择

腔镜手术的主要优势是通过小切口进行，因此切口的选择至关重要。一般情况下，会选择在乳晕周围或乳房的下缘开一个小切口。通过该切口插入腔镜和其他器械。

3. 腔镜探查与肿瘤定位

通过腔镜视野，外科医师可以准确地探查肿瘤的大小、位置及与周围组织的关系。必要时，腔镜下还可以进行标记或注射染料帮助定位肿瘤。

4. 肿瘤切除

在腔镜引导下，外科医师会小心切除乳腺肿瘤。切除的肿瘤组织会通过腔镜器械取出，确保肿瘤切缘干净，并尽量保留健康的乳腺组织，避免伤及乳腺的主要血供和神经。

5. 术中评估与标本取样

切除的组织会进行术中快速病理检查，以确保肿瘤被完全切除，并评估切缘是否存在癌细胞。术中可能还会进行淋巴结活检，特别是对于高风险的患者。

6. 乳房重建与塑形

如果保乳手术后乳房外形发生变化，可能需要进行乳房塑形或其他必要的重建手术。

一般情况下，腔镜手术创伤较小，患者的乳房外形保留较好。

7. 缝合与恢复

手术完成后，切口会进行缝合，术后进行必要的止血和消炎处理。患者会被送往恢复室观察，等待麻醉效果消退

（五）术中及术后并发症

由于腔镜操作需要建立气腔以提供操作空间，在乳腺手术中可能出现皮下气肿扩散范围较大、气体吸收缓慢等情况，进而导致患者出现术中高碳酸血症、术后疼痛及呼吸困难等，需要麻醉医师密切监控并采取相应措施。此外，尽管腔镜手术的切口较小，但切口位于腋窝处，可能由于皮肤皱褶导致换药消毒不彻底，进而引发愈合不良等问题。对于并发症的管理及其对患者预后的影响，尚存一定争议。

三、腔镜乳腺癌保乳术的争议

（一）肿瘤学安全性

1. 肿瘤切除范围

腔镜手术通过间接视野进行操作，对于肿瘤边缘的判断可能不如传统开放手术直接。在开放手术中，术者可以直接触摸肿块，凭借手感更精准地确定肿瘤边界，从而确保足够的切除范围。而腔镜下主要依靠术前影像学检查结果（如乳腺超声、钼靶、磁共振等）来确定肿瘤位置和边界，有学者主张通过染料标记切除范围，但这一过程可能存在一定误差。而且，一些微小的肿瘤卫星灶可能较难通过影像学检查及腔镜下操作发现，存在切除不完全的风险，可能会影响患者的局部复发。

关于切缘阴性的定义，不同研究存在差异。2014 年，美国肿瘤外科协会建议乳腺癌保乳手术的切缘阴性标准应遵循"no ink on tumor"原则，即只要保证切缘无肿瘤累及即可。邦德雷德（Bundred）等认为仅确保墨染切缘处无肿瘤不充分，并建议乳腺癌保乳手术切缘阴性的目标应当达到无肿瘤切缘＞1 mm。但不同中心不同医师在临床实践中，对于切缘阴性的定义并不统一。

此外，患者行新辅助治疗后，其切除范围和切缘阴性的确定仍存争议。目前，对于新辅助治疗后的保乳手术，尚未明确统一的最佳切除范围和切缘阴性标准。新辅助治疗后肿瘤是否病理完全缓解也会影响切除范围和切缘阴性的判定。如果患者达到病理完全缓解，是否可以缩小切除范围仍需要行进一步的临床研究证实。

2. 溶脂过程的潜在风险

乳腺组织中皮下脂肪丰富，腺体内有大量韧带连接皮肤和腺体，使得乳腺组织结构高度致密，缺乏手术操作空间，需要选择合适的建腔方法。《乳腺癌腔镜治疗专家共识与操作指导意见（2019）》提出建立操作空间可选择溶脂法或非溶脂法。溶脂法行腔镜乳腺癌手术是指通过注射膨胀液溶解脂肪，并使用吸引器进行脂肪抽吸，然而此过程可能增加癌细胞播散的风险，该方法一直存在争议。而非溶脂法因能够避免这一风险。

3. 淋巴结清扫

在腔镜乳腺癌保乳术中行腋窝淋巴结清扫时，由于操作空间有限且通过器械操作，清扫靠近重要血管、神经的淋巴结时难度较大。与开放手术相比，可能存在清扫淋巴结数量不足或遗漏转移淋巴结的情况。虽然腔镜技术不断发展，但在淋巴结清扫的彻底性方面仍受到质疑，而腋窝淋巴结清扫不彻底会影响患者分期的准确性和后续治疗决策的制订，并且可能增加局部复发和远处转移的风险。

综上，腔镜乳腺癌保乳手术的肿瘤学安全性有待探讨，但现有研究结果显示，腔镜乳腺癌保乳手术与传统开放手术的预后相当。木浦（Mok）等回顾性分析 1998 ～ 2018 年间 PubMed/Medline 数据库发表的腔镜乳腺癌保乳术相关系列病例研究及队列研究，结果发现，腔镜乳腺癌保乳术组与传统开放保乳术组局部复发率在中位随访 74（52 ～ 111）个月期间差异无统计学意义（P ＞ 0.05）。腔镜辅助下乳腺癌保乳术结合表柔比星新辅助化学治疗治疗乳腺癌的研究中，腔镜组和传统组的 2 年复发率分别为 6.0% 和 6.5%，2 年生存率分别为 94.0% 和 95.7%，差异均无统计学意义（P ＞ 0.05）。对 257 例 ≤ ⅡA 期乳腺癌患者（其中传统开放术组 125 例、腔镜乳腺癌保乳手术组 132 例）10 年随访发现，两组总体病死率、乳腺癌病死率和复发率相当。提示在严格遵循正确手术技术规范的前提下，腔镜乳腺癌保乳术可以达到不劣于开放保乳手术的预后，但需要完善手术技术的规范化、标准化。

（二）**手术技术与难度**

1. 手术操作复杂

腔镜乳腺癌保乳手术对术者的技术要求较高。术者需要经过专门的培训和技术积累，具备熟练的腔镜操作技能，包括在狭小的空间内准确地操作器械、进行组织分离和切除等。相比传统开放手术，腔镜手术的学习曲线较长。对于初学者来说，在腔镜下进行乳腺组织的精细操作挑战较大。若技术不熟练，可能导致手术时间延长，使患者术中风险增加。有研究结果显示，连续完成约 15 例腔镜辅助保乳术后，手术时长明显缩短。在腔镜乳腺癌保乳术的推广过程中，医师的技术水平和经验常成为重要瓶颈。为克服这一挑战，亟需加强不同地区医师间的学术交流与培训，以促进技术提升和经验共享，推动该手术的广泛应用。

2. 依赖器械与设备

腔镜手术高度依赖特殊的器械和设备，如腔镜系统、专用的切割器械等。一旦设备出现故障，如腔镜镜头模糊、能量器械故障等，可能会影响手术的顺利进行。这些器械和设备通常价格昂贵，增加了医疗成本。这不仅对医院的设备投入和维护提出了要求，也可能间接增加患者的医疗费用负担，从而引发关于医疗资源合理利用和患者经济承受能力的争议。在医疗资源较为匮乏的地区，如何在控制成本的同时推广腔镜技术，仍需要进一步探索和政策的支持。

第四节　乳腺癌腔镜腋窝前哨淋巴结活检术

一、概述

（一）乳腺癌腋窝前哨淋巴结活检术的手术背景

1. 乳腺癌根治术与腋窝淋巴结清扫的意义

现代乳腺癌外科治疗始于霍尔斯特德（Halsted）提出的根治切除术，腋窝淋巴结清扫是其中重要内容。腋窝淋巴结是远处转移前的过滤屏障，是重要预后指标，也是腋窝良好控制的手术基础。

2. 费舍尔（Fisher）理论与 NSABP-04 试验

20 世纪 70 年代初，Fisher 提出乳腺癌早期可经血液循环全身转移理论，并开展 NSABP-04 试验。该试验将临床腋窝淋巴结阴性的乳腺癌患者分 3 组：乳腺癌根治术组、全乳房切除加腋窝淋巴引流区放射治疗组、全乳房切除且观察腋窝情况组。

3. 试验结果对手术理念的影响

2002 年发表的 25 年随访结果显示，各组间远处转移、生存率无显著差别，证实在临床无淋巴结转移的乳腺癌中，淋巴结清除术不必要，即便之后出现腋窝淋巴结转移再手术也不影响长期生存，这是乳腺癌手术治疗理念的重大变化，是乳腺癌局部治疗观念改变的里程碑，动摇了 Halsted 根治性切除术的理论基础。

4. 腋窝淋巴结清扫范围的研究与新问题

腋窝淋巴结清扫的预后价值超治疗价值已被认同，围绕其清扫范围的研究发现，多数情况下清除第 1 组、第 2 组腋淋巴结可提供足够信息且局部控制满意。随着对乳腺癌认识和早期诊断技术发展，对广泛腋窝淋巴结清扫必要性重新评估，NSABP-04 试验结果对常规腋窝淋巴结清扫提出挑战。关键问题是如何准确判断患者有无腋窝淋巴结转移，使无转移患者避免清扫，因而乳腺癌前哨淋巴结探测和活检应运而生。

（二）前哨淋巴结活检术的发展简史

1. 20 世纪 70 年代概念提出

前哨淋巴结的概念最早由卡瓦尼亚斯（Cabanas）于 1977 年在研究阴茎癌时提出，指出肿瘤转移通常遵循淋巴流路径，最先转移的淋巴结可作为检测转移的关键节点。这一概念为后来乳腺癌中的前哨淋巴结活检提供了理论基础。

2. 1990 年代应用于乳腺癌

SLNB 在 1990 年代逐渐被引入乳腺癌领域。研究发现，通过对乳腺癌前哨淋巴结的活检，可以准确判断腋窝淋巴结的状态，避免了传统腋窝淋巴结清扫的广泛创伤，从而使手术创伤显著降低，为乳腺癌治疗带来了新的选择。

3. 示踪技术的改进

随着技术的发展，哨兵淋巴结活检（SLNB）的定位方法不断优化，蓝染和放射性示踪剂成为主流标记手段。通过向肿瘤附近注射示踪剂，能精确定位前哨淋巴结位置，使 SLNB 手术的准确性和安全性大幅提升，进一步提高了乳腺癌分期的精准性。

4. 成为乳腺癌治疗标准

经过多项大规模临床试验验证，前哨淋巴结活检（SLNB）逐步被确认为早期乳腺癌手术的标准程序。SLNB 的广泛应用使腋窝清扫率显著降低，为患者减少了淋巴水肿、上肢功能障碍等并发症，显著提高了术后生活质量，被纳入乳腺癌治疗指南。

5. 适用范围扩大

在成功应用于乳腺癌后，SLNB 逐渐扩展至黑色素瘤、头颈部癌症、胃癌等其他实体肿瘤。前哨淋巴结活检的发展不仅改变了乳腺癌的治疗模式，也为其他癌症的微创分期和治疗策略提供了重要参考，成为肿瘤微创手术领域的重要进展。

（三）前哨淋巴结活检手术的意义

1. 精准评估肿瘤转移

SLNB 能检测癌细胞是否已从原发肿瘤转移至淋巴系统，为判断乳腺癌是否存在区域性转移提供了重要依据。通过活检前哨淋巴结状态，医师可以更加准确地分期乳腺癌，评估疾病的进展程度，帮助制订个体化治疗方案，减少不必要的手术创伤。

2. 减少术后并发症

与传统的腋窝淋巴结清扫相比，SLNB 具有微创的优点，有效减少了淋巴水肿、神经损伤及肩关节活动受限等并发症。通过选择性活检前哨淋巴结，患者不必承受腋窝淋巴结广泛清扫的痛苦，显著改善了术后生活质量，符合微创化治疗的趋势。

3. 优化个体化治疗

SLNB 为乳腺癌患者提供了个体化治疗的基础。根据前哨淋巴结活检结果，医师能灵活制订治疗方案，对于无转移的患者避免过度治疗，对有转移的患者则可进行进一步清扫或辅助治疗。SLNB 的精准性减少了不必要的手术、放射治疗和化学治疗，提高了治疗效果。

4. 基于循证医学的可靠性

多项临床试验验证了 SLNB 的安全性和有效性，表明其在早期乳腺癌中与腋窝清扫具有相同的生存率。大量循证医学研究证实了 SLNB 的应用价值，使其成为乳腺癌诊治指南中的推荐标准。其高效性和低风险特性推动了微创手术的发展。

5. 提高患者心理和生理舒适度

SLNB 作为一种微创操作，降低了传统清扫手术带来的疼痛和心理压力。由于并发症少、恢复快，SLNB 使患者在术后体验更舒适，也减轻了术后护理压力，患者的整体满意度更高，为术后康复创造了良好条件。

（四）前哨淋巴结活检术存在的问题

1. 假阴性问题

（1）假阴性的定义与影响：前哨淋巴结活检假阴性，指在乳腺癌患者中，腋窝淋巴结实际上已发生转移，然而 SLN（前哨淋巴结）检测结果却呈阴性。这一问题是该技术在临床应用时面临的关键难题。它可能致使存在转移的淋巴结遗留在患者体内，进而对辅助治疗的实施产生不良影响，干扰治疗方案的准确性和有效性。

（2）假阴性的可能因素：多种因素可导致假阴性。一是跳跃性转移，即癌细胞跳过前哨淋巴结向其他淋巴结转移。手术或放射治疗会改变局部淋巴循环，干扰 SLN 正常引流与检测。多中心病灶使检测过程更复杂。病理学检查可能存在误差，影响对 SLN 转移状况的判断。检测到的可能并非真正的前哨淋巴结，还有病灶局部淋巴管穿过或越过淋巴结表面也会造成检测偏差。在技术应用早期，假阴性情况较为常见，随着技术熟练程度提高，其发生率会降低。

（3）降低假阴性率的措施：为降低假阴性率，需要从多方面入手。一方面要提高活检手术技术，这包括手术操作的精准度、对淋巴结的识别能力等。另一方面，要加强与病理科的沟通协作。在病理学检查过程中，要做到细致入微，采用多次连续切片的方法，并结合免疫组化和 RT-PCR 等先进技术，以此提高微转移的检出率，减少假阴性情况的发生。

（4）假阴性与临床应用现状：假阴性致使国内较多单位开展 SLN 探测、活检却少用于指导临床治疗，即便广泛开展 SLNB 的单位，阳性准确率也难达 100%。其产生与技术、肿瘤部位、活检方式和前哨淋巴结检出数量等有关。目前认为 SLNB 准确率达95% 可接受，外科医师应提高检出率、降低假阴性率。

2. 微转移问题

（1）微转移的定义与意义：淋巴结微转移灶指乳腺癌淋巴结 > 0.2mm 且 ≤ 2mm 的转移灶，是假阴性主要原因之一。2006 年圣安东尼奥乳腺癌年会中 SLN 微小转移是热点，荟萃分析显示 SLN 微转移和孤立肿瘤细胞群时腋窝其他淋巴结转移概率不同，SLN 微转移者腋窝淋巴结转移率高，但其预后价值有限。

（2）微转移检测难题与探索：术中冷冻切片病理检查不能检测 SLN 微转移，目前正探索多层切片免疫组化染色、PCR 检测等方案，也有专业化厂家检测尝试，但仍在探索阶段，难以用于大量临床患者。在无确切资料明确临床意义前，术后发现 SLN 微转移患者仍需要行腋窝淋巴结清除术。

（3）微转移的预后争议与处理建议：对于 SLN 微转移或淋巴结中的孤立性肿瘤细胞（ITC）患者是否行腋窝淋巴清扫术（ALND）存在争议。有观点认为 SLN 微转移是乳腺癌生存率预后指标，但也有研究显示其与 10 年无病生存率无关，还有研究表明淋巴结阴性、ITC 及微转移组生存率差异无统计学意义，其预后价值需要大型前瞻性临床验证。目前，美国临床肿瘤学会（ASCO）暂时推荐对 SLN 微转移者行腋淋巴结清扫，对 ITC 按腋窝淋巴结阴性者处理。此外，术前穿刺过多、SLNB 时局部按摩时间过长可能出现 SLN 微转移假阳性。

3. 研究差异与 SLNB 实施问题

各研究因方法、条件和考虑因素不同，文献报道的前哨淋巴结探测成功率、假阴性率、阴性预测值等有差别。准确获得假阴性率有困难，全部乳腺区引流一级淋巴结切除难以在所有研究对象中实现，但这对评估至关重要。假阴性风险是患者因前哨淋巴结活检阴性而放弃化学治疗或有利治疗。SLNB 广泛实施存在问题，其能否取代 ALND 需要进一步研究，更需要多学科医师充分交流合作。

（五）前哨淋巴结的检测

1. 检测方法

（1）染料法：此方法操作简便、直观实用且成本低，无须特殊设备，适用于基层医院。不过，它有盲目性，成功率受操作者技术和经验影响。国外常用专利蓝，其与蛋白结合力弱，注入皮下或乳腺组织后能迅速进入淋巴管，很少扩散到周围组织，成功率为65%～93%。国内因无进口淋巴蓝色染料，多使用亚甲蓝，二者在 SLND 的成功率、敏感度和假阴性率等指标无显著差异，亚甲蓝可有效替代专利蓝。也有学者用活性炭等示踪剂，成功率86.8%，但技术不成熟。

（2）放射性核素法：操作简单、定位准确、耗时短且组织损伤小，但检测设备昂贵。理想核素示踪剂应稳定，能从外周淋巴管网快速大量积聚于第一站淋巴结。美国常用 50～100nm 或 50～200nm 的 ^{99m}Tc-硫胶体，欧洲常用 4～200nm（95%＜80nm）的 ^{99m}Tc 人血清白蛋白微胶粒，目前尚无二者比较研究。该方法可术前在腋窝探测"热点"，术前计算机断层（ECT）扫描能发现内乳区 SLN，术中通过腋窝放射性核素计数确认 SLN 切除完全性，降低假阴性率，成功率为91%～98%，注射时间 2～24h。

（3）染料和放射性核素联合应用法：结合前两种方法的优点，检测成功率最高。既可以术前探测 SLN，又能在术中确认 SLN 切除完全性，假阴性率低。如科迪（Cody）等报道，染料法检测成功率81%，放射性核素法87%，联合应用法高达95%。

2. 注射部位

（1）肿瘤表面的皮内或皮下：乳腺皮内浅淋巴网与乳腺实质淋巴网在乳晕区有丰富吻合，故皮内或皮下注射更容易发现 SLN。

（2）乳晕下组织：乳晕下注射放射性核素示踪剂的 SLND 成功率较瘤体周围注射高。有人认为，乳晕下注射法适合各种不同部位的肿瘤，尤其对外上象限肿瘤，乳晕下注射 SLN 检出率更高。

（3）肿瘤周围：对不能触及的肿瘤，可在超声引导下将示踪剂注射到病变周围、表面皮内或乳晕下。

（4）肿瘤内或原发肿瘤切除后的残腔周围乳腺组织：对活检后的患者，应注射到残腔壁周围组织而不是残腔内，但活检可能因影响局部淋巴引流而降低检测成功率。

3. 注射剂量

示踪剂的注射剂量与示踪剂种类、颗粒大小、注射部位、肿瘤大小及注射与手术间隔时间等因素有关，肿瘤较大，注射剂量应适当增加，注射与手术间隔时间也应相应延长。有机染料注射量一般为 2.0～4.0mL。放射性核素的常用剂量在 0.05～10.00mCi 之间。注射时，一般需要将示踪剂均匀注射在肿瘤周围或乳晕下。示踪剂的注射容量众说纷纭，主张小容量注射者认为，小容量注射可避免因淋巴管内外压力失衡而影响淋巴液回流。有作者报道，皮下注射 0.2mCi 白蛋白胶体，SLND 成功率达99%。大容量注射的倡导者则认为，大容量注射可增加间质内压力，促进局部淋巴回流，若配合适当的局部按摩，可增加 SLND 成功率，Krag 等报道，注射容量从 3mL 增至 8mL 时，SLND 成功率明显提高，但此时容易使非 SLN 呈现"热点"，即增加假阳性。

4. 注射与手术间隔时间

注射与手术间隔时间与肿瘤位置、大小、示踪剂种类、注射部位、注射剂量和容量等因素有关。有机染料注射时间一般在术前 3～15min 效果最好。行肿瘤周围注射者，外上象限紧靠腋窝的肿瘤，术前 3min 注射；外上、外下、内上象限的肿瘤，术前 5min 注射，内下象限肿瘤术前 7min 注射，如果采用乳晕下注射，一般于术前 5min 左右。放射性核素时间间隔变化较大，注射后 2～24h 均可行 SLN 的检测。

（六）前哨淋巴结的病理学检查

1. 病理组织学检查

（1）术中冷冻切片：可为手术决策提供依据，采用多层切片免疫组化（IHC）检测可大幅提高准确率，且假阴性率仅为 5.5%。

（2）术后连续间隔切片：术后连续间隔切片虽有一定间隔宽度（250～500μm），可能漏诊微小转移，但相比之下仍能减少漏诊情况，可更准确判断 SLN 病理状态。

（3）免疫组织化学检查：免疫组化检测能明显提高微小转移检出率，对常规病理检查阴性的腋窝淋巴结，连续切片和免疫组化检查可发现约 20% 存在微小转移灶。

2. 细胞学检查

术中快速印片细胞学检查是一种简单、快捷的检测方法，准确性可达 92.1%，假阴性率为 10%，假阳性为 7.1%，准确性与术中冷冻相近。细胞印片提供的细胞数常偏少，不利于检测，采用刮片法可明显增加提供的细胞数。细胞学印片联合快速免疫组化染色，不仅可在 30min 内得出结果，既满足术中快速诊断之需求，又可提高准确性。

3. 分子生物学检查

目前采用方法为 RT-PCR，由于该法对微小转移的灵敏度高，故检出率高。若再与常规病理学检查或免疫组化染色联合应用，对微小转移的检出率可进一步提高，从而提高分期的准确性。

二、乳腺癌腔镜下前哨淋巴结活检术

腔镜下乳腺癌前哨淋巴结活检术是将现代微创外科技术与前哨淋巴结活检术的有机结合，通过腋下几个微小的切口利用腔镜将前哨淋巴结取出，避免腋下皮肤切口瘢痕，在美观的同时也可防止少数患者因瘢痕致上肢活动受限。因前哨淋巴结多位于肋间臂神经附近，常规前哨淋巴结活检过程中有时在显露过程中损伤肋间臂神经，而腔镜下通过局部溶脂后各解剖结构清晰，能最大限度保护包括肋间臂神经在内的腋窝各个重要结构。

（一）前哨淋巴结的解剖

1. 前哨淋巴管

乳腺癌细胞转移至前哨淋巴结的通道是前哨淋巴管（SLC）。对乳腺腋窝前哨淋巴结引流淋巴管研究，通过乳晕下注射 ^{99m}Tc 硫胶体（SC）观察，发现多数 SLC 起源于乳晕上方和外侧缘，横穿乳腺外上象限至腋淋巴结，乳腺大淋巴管从乳晕下区有 1～2 条止于腋淋巴结，91% 病例仅一根淋巴干，9% 有两条。乳腺外上象限切除活检时，可乳晕下注射染色剂显示 SLC 避免损伤，以便后续 SLN 活检和淋巴闪烁检查。开放性或腔镜下腋淋巴结清扫时，多数病例有一条淋巴引流管道止于前哨淋巴结，少部分有两根引流管道，或两根止于同一淋巴结。

2. 前哨淋巴结

前哨淋巴结多数为 1 枚，少数有 2～4 枚，在腋窝内位置不固定。多数 SLN 位于肋间臂神经附近，前哨淋巴管有时与肋间臂神经伴行，SLN 在肋间臂神经自胸壁穿出后约 2cm 范围。少部分 SLN 位于上臂与腋窝交界处脂肪组织内，分离皮瓣过厚可能遗漏。研究发现 SLN 在体表投影多在腋毛分布范围下端。有多个前哨淋巴结时可分深浅两组，距离不定，可达 4～5cm。活检时应仔细探查，结合 γ- 探测仪，不放过放射性热点，切除的淋巴结应体外检测确认。

（二）适应证

1. 早期乳腺癌患者

SLNB 主要适用于无腋窝淋巴结转移表现的早期乳腺癌患者（Ⅰ-Ⅱ期），通过活检前哨淋巴结状态来评估是否存在微小转移。对于局限性乳腺癌患者，SLNB 能有效避免传统淋巴结清扫，减少术后并发症的发生。

2. 腋窝临床阴性的患者

对于在影像学检查或临床触诊中未发现腋窝淋巴结肿大、转移的患者，SLNB 是一种有效的筛查手段。该手术帮助确定腋窝是否存在微小转移而无须进行腋窝清扫，特别适合早期乳腺癌腋窝无明显转移的病例。

3. 乳腺癌保乳手术患者

SLNB 适用于接受保乳手术的乳腺癌患者，通过腔镜下活检前哨淋巴结状态，判断是否存在腋窝转移。对于希望保留乳房、减少腋窝创伤的患者，SLNB 是一种理想的辅助诊断方式，有助于精准分期并制订个体化治疗方案。

4. 接受新辅助化学治疗的患者

对于经过新辅助化学治疗后腋窝转移风险降低的患者，SLNB 可以评估治疗效果并明确是否还存在淋巴结转移。该术式在新辅助化学治疗后的病例中具有重要意义，帮助进一步指导后续的治疗决策并减少不必要的腋窝清扫。

（三）禁忌证

1. 腋窝淋巴结转移或广泛肿大融合

若患者存在明确腋窝淋巴结转移或腋窝淋巴结肿大且广泛融合情况，淋巴窦容易出现机械性梗阻，这会改变淋巴流方向。于是，放射性胶体和（或）蓝色染料无法正常引导至前哨淋巴结，而是流入其他淋巴结，最终造成假阴性诊断，干扰对病情的精准判断，影响后续治疗方案的制订。

2．腋窝皮肤肿瘤浸润

当腋窝皮肤受到肿瘤浸润时，进行手术不仅可能促使肿瘤细胞扩散，还会对活检的准确性与安全性产生不良影响。手术操作过程中，难以保证肿瘤细胞不被带到其他部位，同时也会影响对淋巴结状态的准确评估。

3．腋窝手术史

腋窝有手术史的患者，其局部解剖结构往往发生了改变。这种改变增加了活检的难度，使手术操作的不确定性增加，而且可能导致结果不准确，影响对前哨淋巴结情况的判断。

4．腋窝放射治疗史

腋窝部位曾接受放射治疗者，放射治疗会引起局部组织纤维化、血管改变等情况。这些变化会干扰活检过程，如可能使染料或放射性物质的扩散路径异常，进而导致结果出现偏差，无法准确反映前哨淋巴结的真实状态。

（四）术前准备

1．皮肤准备

对手术区域的皮肤进行仔细处理，应将毛发剃除干净。在剃毛过程中，操作务必谨慎轻柔，避免对皮肤造成任何刮伤，因为皮肤损伤可能会增加术后感染的风险，影响手术效果和患者的恢复进程。

2．心理准备

向患者详细介绍前哨淋巴结是肿瘤淋巴引流的第一站淋巴结，理论上此淋巴结首先被累及后才出现其他淋巴结的转移，前哨淋巴结是否转移对肿瘤的分期与治疗方法的选择和预后的估计都有重要作用。使患者明白前哨淋巴结活检的重要性和必要性，并向患者介绍核素的一般知识。了解活检注入的核素的量少，经测试患者所接受的放射量仅约拍 X 线胸片的 1/400，术后多饮水可以加速体内残留的核素排出体外。

3．核素注入方法

有学者认为术前 2～4h 注射核素，但常导致手术安排不方便。也有学者认为术前 1 天送患者到核医学科行核素注射比较合适，可以同时进行前哨淋巴结闪烁成像。注射器抽取 ^{99m}Tc 硫胶体 1mL 分 4 点注射到肿瘤上方皮下或乳晕周围的皮下。对于肿瘤接近腋窝者，为了不让注射部位核素与腋窝前哨淋巴结的核素重叠，核素注射点应在乳晕周围。

（五）麻醉

1．气管插管全身麻醉

气管插管全身麻醉是乳腺癌腔镜下前哨淋巴结活检术的首选麻醉方式。这种麻醉方法通过静脉或吸入麻醉药物，迅速诱导患者进入深度麻醉状态，确保术中无意识、无痛觉和肌肉完全松弛。气管插管不仅维持了患者的气道通畅，还确保了术中有效的机械通气，防止由于腔镜操作或患者体位改变而导致的通气不良。通过气管插管供给氧气和麻醉药物，可精确控制麻醉深度，降低患者的觉醒风险，并有效避免术中意外发生，提高手术的安全性。

2. 仰卧位的选择

在腔镜下前哨淋巴结活检术中，患者通常采用仰卧位，以便手术者能获得良好的手术视野。仰卧位能有效暴露腋窝及乳腺区域，方便腔镜器械的操作和前哨淋巴结的精确定位。此外，仰卧位可使患者胸腔压力均匀分布，配合全身麻醉的肌肉松弛作用，有助于避免胸腔和腋窝区域肌肉张力引发的阻碍，确保内镜的顺利插入和操作空间的稳定性。

（六）体位

1. 患侧肩部垫高

在乳腺癌腔镜下前哨淋巴结活检术中，为了优化腋窝区域的显露，通常采用平卧位，并在患侧肩部适当垫高。此体位能提升手术视野的广度和清晰度，尤其对于腋窝区域的显露有重要作用，使手术操作更精确。垫高患侧肩部后，腋窝区域的解剖结构得以充分暴露，便于腔镜及手术器械的进出和操控。通过该体位的调整，手术者能更轻松地识别和分离前哨淋巴结，降低因视野受限而导致的操作难度和出血风险。

2. 患侧上肢抬高

在手术过程中，可根据术中情况灵活调整患侧上肢的位置。通常可将患侧上肢轻度抬高，并将其固定在头架或支架上，使腋窝和腋尖部的淋巴结结构进一步显露，便于手术操作的顺利进行。此种体位能扩大手术者的操作空间，有助于准确定位腋尖部淋巴结，降低切除难度，确保手术彻底性和安全性。灵活调整体位和上肢位置，不仅有利于淋巴结的完全清扫和病变组织的精准处理，还可减少不必要的组织牵拉及损伤，进而降低术后并发症的发生风险。

（七）操作程序

1. 吸脂法腔镜下前哨淋巴结活检术

（1）根据手术方式和不同肿瘤部位决定手术时机：①拟行全乳切除者，可首先行腔镜下前哨淋巴结活检术，然后行乳房切除，如肿瘤位于腋窝附近则行开放性前哨淋巴结活检。②拟行保留乳房手术者，如肿瘤位于外上象限以外其他象限者，可首先行腔镜下前哨淋巴结活检，然后行局部扩大切除术。如肿瘤位于外上象限，则可先行局部扩大切除，然后行腔镜下前哨淋巴结活检。③拟行皮下乳房切除者，可首先行腔镜下皮下乳腺切除，然后利用乳房切除后的空间向腋下分离寻找前哨淋巴结。

（2）按常规进行消毒铺巾，消毒范围同常规乳腺癌手术，包裹患肢前臂，便于术中变换体位。

（3）注射蓝色染料能显示前哨淋巴结能，便于术中寻找淋巴结，国外常用专利蓝，国内常用蓝色染料为亚甲蓝，与专利蓝有相似的效果。注射部位可分为乳晕下注射或肿瘤周围注射，二者均能较好显示前哨淋巴结。有学者认为在行保留乳房手术时最好行乳晕周围注射，这样手术区视野更清晰。一般注射蓝色染料在注射溶脂液前 5 ～ 15min 或术区消毒以前，注射后轻轻按摩，促进染料向淋巴管弥散。注射量以 2mL 较为合适。

（4）确定操作孔位置：一般于腋中线乳头平面下方、背阔肌前缘及乳房外上象限近胸大肌外侧缘，呈三角形。操作孔的位置与患者具体身体情况稍有差异，以有利于器械操作为主，方便腋窝任一位置进行操作。一般以中间的操作孔作为观察孔，放入镜头，其余操作孔与观察孔距离约 5cm。操作孔选择不当容易留下死角，致清扫不彻底。在手术中可根据术中要求，选择任一孔作为观察孔。

（5）前哨淋巴结探测仪定位：前哨淋巴结注射溶脂液前以 γ- 探测仪确定核素热点，定位为前哨淋巴结所在位置，作为以后吸脂重点部位。

（6）配制溶脂液：腋窝溶脂的效果对腋窝清扫有重要作用，溶脂效果好能显著提高清扫速度，溶脂不满意时腋窝脂肪较多常导致清扫时间延长，因此溶脂液配制也较为关键。溶脂液配制为 0.45% 氯化钠溶液约 400mL ＋ 1% 利多卡因 20mL ＋ 1% 肾上腺素 1mL。其中低渗溶液主要使脂肪组织膨胀；利多卡因不作为麻醉剂的功能，主要促使脂肪液化，便于吸脂，有学者术中尝试过不加利多卡因，发现溶脂效果明显低于加利多卡因者；肾上腺素起收缩血管局部止血功能。

（7）腋前区注射溶脂液：溶脂液配制完毕后，自定位好的操作孔向前哨淋巴结附近腋前区注入，注射前注意回抽注射器以防止注入血管内。注入量根据患者局部脂肪量的多少决定，注射后局部按摩 10 ～ 15min，促进溶脂液向周围弥散，充分达到溶脂效果。

（8）吸脂建立操作空间：溶脂后自操作孔处切开，首先以较细的吸脂头吸除腋下溶解液化的脂肪，中心负压吸引或电动吸引器均可。然后以中号刮宫头进行局部液化脂肪吸出，需要掌握一定力度。首先吸皮瓣附近脂肪，吸脂层次距离皮肤 0.5 ～ 1.0cm，皮瓣太薄刮挫皮肤易致术后皮瓣坏死，过厚难以显示前哨淋巴管导致寻找前哨淋巴结困难。吸脂过程注意动作轻柔，不要刮挫组织。吸脂范围以建立一定操作空间便于操作即可，不必将腋窝完全显露。

（9）置入 Trocar 0° 镜观察腋腔内结构：吸脂建立操作空间后置入 Trocar，可放置 2 个 5mm Trocar 和 1 个 10mm Trocar，大的 Trocar 便于将切除的淋巴结取出。注入 CO_2，气腔压力保持在 6 ～ 8mmHg（0.80 ～ 1.07kPa），压力过低操作空间小不便操作，压力过高容易致广泛皮下气肿。气腔建立后首先以 0° 镜观察腋窝内结构及吸脂情况，吸脂后腋腔在镜下纤维组织形似蜘蛛网。为便于观察以电凝器切断 Trocar 口附近腋腔纤维组织，定位各重要结构的解剖特征，如胸肌边缘、肋间臂神经等，便于寻找蓝染淋巴管及淋巴结。

（10）寻找蓝染淋巴管：观察定位腋窝重要解剖结构后，以 0° 镜重点观察胸肌边缘及肋间臂神经附近寻找蓝染淋巴管，寻找困难时必要时可切断影响视野的纤维条索，扩大操作空间，注意勿损伤肋间臂神经。

（11）沿蓝染淋巴管寻找淋巴结：寻找到蓝染淋巴管后，沿淋巴管走行以电凝器切开纤维脂肪组织，向腋窝分离并逐渐显露蓝染前哨淋巴结。以电凝器或超声刀切除该淋巴结，取出后以探测仪检验是否为核素热点淋巴结。然后寻找是否有其他蓝染淋巴管或淋巴结。切除所有观察到的蓝染淋巴结后以探测仪进行重新检验，观察是否有核素热点存在。

（12）如无法找到蓝染淋巴管或淋巴结，可以根据探测仪进一步确定放射性热点位置，逐步解剖该部位寻找到相应淋巴结，取出后以探测仪验证。

（13）经仔细探查无蓝染淋巴结及探测仪检验无放射性热点后，将切除前哨淋巴结送检术中冷冻病理检查，确定无前哨淋巴结后仔细检查有无活动性出血，并以生理盐水冲洗腋腔，并放置橡胶引流管充分引流。

（14）如病理学检测前哨淋巴结有癌转移，则在此基础上逐步扩大操作空间，行腋淋巴结清扫术

（15）腔镜下前哨淋巴结活检术后腋下无明显瘢痕，有较好的美容效果，且对上肢活动无影响。

2. 气囊扩张法

（1）常规消毒铺巾。

（2）确定操作孔。

（3）注射蓝色染料。

（4）探测仪确定前哨淋巴结位置。

（5）将观察孔切开可容纳示指大小，以血管钳向前哨淋巴结部位做钝性分离，然后以示指伸入扩大并确定操作间隙位置。注意分离间隙勿过深，以距离皮肤约 1cm 较为合适，否则气囊扩张空间位置较深，皮瓣过厚难以寻找前哨淋巴结。

（6）置入专用扩张气囊，气囊以腔镜气腹机注入 CO_2 或注射器注入空气，逐渐增大压力，扩张操作空间，注入气体约 400mL 较为合适，注意勿压力过大致气囊破裂。采用气腹机注入气体时可气囊杆置入 10mm 30° 镜观察气囊扩张情况。

（7）操作空间建立后其余两个操作孔置入 Trocar，根据术中情况适当扩大操作空间，气囊扩张操作空间方法简便，可减少术后脂肪液化及术后局部皮肤水肿，但腋腔内脂肪较多，如果前哨淋巴结阳性行腋窝清扫时较为困难。

（8）以下操作步骤同吸脂法。

（八）术后常见并发症

1. 感染

在腋腔手术后，倘若皮瓣与腋窝组织未能紧密粘贴，就会形成外科传统意义上的无效腔，这种情况下极易引发感染，且感染一旦发生，往往经久不愈。因此，为了有效预防感染的出现，放置引流管是一项极为必要的预防举措，它能及时引出可能积聚的渗出物，降低感染风险。

2. 腋腔积液

相较于常规手术，前哨淋巴结活检术后腋腔积液的发生概率相对较低。然而，由于在手术过程中可能会注射溶脂液，这有可能导致脂肪发生液化现象，进而出现局部积液的情况。不过，通过在术后于腋腔放置引流管，能有效避免积液的积聚，保障术后恢复的顺利进行。

3. 术区皮肤水肿

因为在手术过程中会在皮下注射低渗盐水，所以术后术区周围，包括乳房外上象限、

腋下及肩背部等部位的皮肤，会出现程度各异的局部水肿现象。不过，这种水肿通常是能自行吸收的，一般不需要采取特殊的处理措施，只需要密切观察其恢复情况即可。

4. 皮瓣坏死

在腔镜手术中，腋下皮瓣坏死的发生率相对较低。但如果在吸脂操作时，皮瓣被处理得过于单薄，或皮肤出现刮挫情况时，就需要注意为皮瓣保留一定的厚度，大约为0.5～1.0cm。因为吸脂过度很容易导致皮瓣出现缺血状况，进而引发局部坏死的不良后果，影响术后恢复。

（九）手术评价

1. 手术优势

乳腔镜前哨淋巴结手术有显著优势。它能清晰暴露腋窝解剖结构，利于寻找前哨淋巴结，使手术医师定位和操作更精准，提高手术成功率和准确性。该微创技术对患者身体创伤小，相比传统手术减少对周围组织损伤，有助于患者快速恢复，减少术后长时间身体不适和功能受限问题。此手术还能兼顾功能与美观，在切除病变组织时尽量减少对外观影响，实现治疗与美观平衡，受到医患广泛欢迎。

2. 手术挑战

与腹腔镜手术不同，乳腺癌腔镜下前哨淋巴结活检术操作空间小，腋窝是实质组织区域需要人工造腔，和腹腔空间差异大，医师需要花更多时间精力熟悉腔镜下特殊解剖特点。手术中 CO_2 气体空间维持是关键问题，腋窝区域的气体空间不如其他腔镜手术稳定，会影响视野清晰度和操作准确性，增加复杂性和风险，需要特殊应对措施。此外操作空间狭窄，限制手术器械活动范围，要求医师有更高超技巧和更丰富经验，在有限空间内精细操作对手眼协调能力和耐心是巨大考验。

3. 手术意义与展望

乳腔镜腋窝淋巴结活检术提升了外科治疗技术含量，带来了技术革新，使乳腺癌手术朝更精准、微创方向发展，为患者提供了更优质治疗选择。随着该技术成熟、推广和应用，会改变部分乳腺癌手术方法，促使传统外科理念深刻变革，影响乳腺癌治疗领域发展方向，激励研究和创新，为患者带来福祉。手术医师熟悉手术各环节和特点，才能预防并发症，保障手术安全和效果。

第五节　乳腔镜腋窝淋巴结清扫术

一、概述

（一）手术发展史

1. 腋窝淋巴结清扫术的传统方法

腋窝淋巴结清扫术最早作为乳腺癌的标准治疗之一，用于评估腋窝淋巴结是否受到癌症侵袭。传统方法通常通过较大切口暴露腋窝区域，清除大部分腋窝淋巴结。然而，这种手术方式常伴随较高的并发症风险，如上肢水肿、感觉丧失、活动受限及手术切口感染等问题。

2. 乳腺癌腋窝前哨淋巴结活检术的引入

在 20 世纪 90 年代，随着乳腺癌治疗理念的进步，腋窝前哨淋巴结活检术（SLNB）成为乳腺癌手术治疗的新方向。SLNB 通过标记最先接收癌细胞的前哨淋巴结，精确评估腋窝是否有转移，而不需要进行全面的腋窝淋巴结清扫。这一方法显著减少了手术创伤及术后并发症，成为乳腺癌腋窝淋巴结评估的标准。

3. 腔镜技术的引入与乳腔镜腋窝清扫术的初步尝试

随着微创技术的发展，腔镜在其他外科手术中的应用也逐渐扩展。在 20 世纪 90 年代末，腔镜技术开始尝试用于乳腺癌的腋窝淋巴结清扫。这种技术通过在腋窝区域开设较小的切口，通过腔镜进行微创操作，减少了传统手术中的创伤。

最初，乳腔镜腋窝淋巴结清扫术的应用主要集中在治疗一些腋窝病变较小的乳腺癌患者。通过腔镜，外科医师能更精准地定位腋窝淋巴结，使用微创手段进行清扫，减少了术后并发症的发生，尤其是在水肿和上肢运动功能受限方面。

4. 腔镜腋窝清扫术的改进与发展

进入 21 世纪后，随着技术的进步和手术器械的不断改进，乳腔镜腋窝淋巴结清扫术逐渐得到广泛应用。尤其是腋窝前哨淋巴结活检术与腔镜技术的结合，进一步推动了该手术的精确性和安全性。

现代腔镜腋窝清扫术不仅强调微创，还结合了影像学技术（如超声引导和术中影像技术）来辅助定位腋窝淋巴结，从而提高手术的准确性与效果。此外，随着技术和经验的积累，腔镜腋窝淋巴结清扫术逐渐适用于更多患者，特别是对于腋窝无明显肿块或腋窝转移的患者。

5. 乳腔镜腋窝清扫术的优势与挑战

乳腔镜腋窝淋巴结清扫术的主要优势包括：减少手术创伤、缩短术后恢复时间、降低并发症发生率，尤其是在水肿、神经损伤及上肢活动障碍方面。然而，乳腔镜腋窝清扫术的技术要求较高，需要丰富的经验和熟练的操作技巧。此外，对于腋窝转移较多或存在其他复杂情况的患者，传统手术可能仍然是更合适的选择。

6. 未来发展

乳腔镜腋窝淋巴结清扫术的未来发展可能会与机器人辅助手术、3D 可视化技术等新兴技术相结合，进一步提高手术的精确性和安全性。随着微创技术的不断创新，乳腺癌治疗趋向个体化和精准化，乳腔镜腋窝清扫术在乳腺癌的治疗中将扮演越来越重要的角色。

（二）手术优点

1. 减小手术创伤

乳腔镜腋窝淋巴结清扫术通过较小的切口进行手术，显著减少了对患者腋窝区域的创伤。与传统手术需要较大的切口不同，腔镜手术仅需要通过 1 ～ 2 个小切口来操作，避免了大范围的腋窝肌肉和皮肤损伤，从而使患者术后恢复更迅速，疼痛感更轻。

2. 术后恢复时间短

由于手术创伤较小，患者术后恢复时间相对较短。传统手术往往需要较长时间的住院和恢复，而乳腔镜手术能显著缩短住院时长。术后疼痛和肿胀的发生率较低，大多数患者可以较早开始活动，并较早出院。总体上，乳腔镜腋窝清扫术使患者的术后生活质量更高。

3. 精确的手术操作

乳腔镜技术提供了更清晰的视觉效果，使外科医师能更精确地操作，尤其是在腋窝区域进行淋巴结清扫时。通过高清晰度的摄像系统，医师能更直观地识别并清除受累淋巴结，提高手术的准确性和疗效。

二、乳腔镜腋窝淋巴结清除术临床评估

1. 精确清扫，确保彻底性

乳腔镜提供了高清放大的视野，使腋窝区域的淋巴结分布和解剖结构清晰可见。手术者能精准定位和切除淋巴结，确保清扫的彻底性。此手术方式特别适合腋窝淋巴结受累的乳腺癌患者，能有效降低局部复发风险，为患者提供良好的预后效果。

2. 减少术后并发症

乳腔镜腋窝淋巴结清除术降低了术后淋巴水肿、肩关节活动受限等并发症的发生率。由于手术创伤小，腋窝区域组织牵拉和损伤更少，术后腋窝功能保留较好。相比传统清扫手术，乳腔镜清除术更符合微创手术的理念，减少了患者术后的不适和护理需求。

3. 美容效果佳，提升患者满意度

乳腔镜手术的切口位于腋窝隐蔽处，瘢痕不明显，具有良好的美容效果。对于注重外观的患者（尤其是年轻女性），微创切口减少了手术带来的外观影响，增加了患者的术后满意度，改善了其心理健康状况，使患者在治疗过程中保持自信。

4. 适用范围广

乳腔镜腋窝淋巴结清除术适用于早期乳腺癌患者及部分腋窝转移较少的患者。对于需要腋窝淋巴结清扫但不希望经历大切口手术的患者，乳腔镜提供了有效的治疗选择，兼顾了治疗效果和美观需求，为更多患者提供了个性化的手术方案。

三、乳腔镜腋窝淋巴结清扫术的应用解剖

1. 神经

（1）肋间臂神经：由第2肋间神经外侧皮支的后支和第1、第3肋间神经的外侧皮支（有时还包括臂内侧皮神经）组成。肋间臂神经于前侧胸壁交界处，即胸长神经前2～3cm处穿过肋间肌和前锯肌，向外侧行走于腋静脉下方的脂肪组织中，横穿过腋窝，于背阔肌前方穿臂深筋膜进入上臂内侧，分布至上臂内侧及背侧皮肤，向下可达鹰嘴附近。肋间臂神经是MALND术中最先碰到的主要结构，其位置表浅。当腋窝充气、置

入腔镜后，稍加分离蜘蛛网状结构，在腋窝中部即可"遭遇"横跨于腋窝腔、类似"横梁"的 1～3 根较粗的肋间臂神经，切忌以为无用的结构而剪断。常规腋窝淋巴结清扫术中常将其切除，导致患者患侧上臂内侧感觉障碍，如麻木、疼痛、烧灼感或痛温觉迟钝等。受累范围 15cm×6cm～5cm×4cm，感觉异常发生率达 47.5%，疼痛发生率为 26.5%，部分患者的感觉障碍难以恢复。保留肋间臂神经能使患臂内侧感觉障碍，如麻木、疼痛、烧灼感或痛温觉迟钝等的发生率大幅度减低。

（2）胸长神经：起自臂丛神经根部的 C_5、C_6、C_7 节段脊神经，位置深且隐蔽，从腋顶深处钻出，沿胸侧壁下行分布到前锯肌。手术时应提起胸廓外下方与腋窝底部交界最深处的脂肪组织，使胸长神经似电线样被拉紧后，剔除周围的脂肪和淋巴组织。

（3）胸内侧神经：起自臂丛内侧束，行于腋动脉和静脉之间，再穿过胸小肌，从胸小肌的中上部穿出到达胸大肌。由于胸大肌、胸小肌之间没有其他致密性纤维条索，腔镜下该神经显示良好，不容易受损，可避免发生胸大肌瘫痪萎缩，保持胸前局部外形和功能。

（4）胸背神经：起自锁骨下部的臂丛神经后束，达腋静脉下方时位于肩胛下血管的内侧，随后向外下行走，以锐角斜跨于胸背血管上方，和胸背动脉伴行，支配背阔肌。它们"躺"在腋窝后壁，后方为肩胛下肌和背阔肌。

2. 血管

（1）腋静脉：越过肋间臂神经，从气腔中央直指腋窝顶部推进腔镜，在肋间臂神经的前下方即为腋静脉中部。当脂肪抽吸特别充分时，腋静脉清晰可见；若腋静脉周围脂肪抽吸不够彻底，应根据腋静脉解剖学走行，小心分离其表面的脂肪、纤维组织和腋血管鞘，即可显露颜色呈蓝色的腋静脉，其上方为腋动脉、有搏动，其上后方为白色的臂丛。腋静脉清楚暴露后，用电剪带电夹住剪断向下的小分支，保留粗大的分支为肩胛下血管；胸外侧静脉应予保留。

（2）肩胛下血管：腋窝部腋静脉中段略向底部、再向下方走行的片状条索为肩胛下血管，其主干长 2～3cm，发出转向外后的旋肩胛动脉及向下延伸的胸背血管。

（3）胸外侧动脉和腋静脉胸小肌后段：胸外侧动脉发自腋动脉，沿胸小肌外缘向下行走至前侧胸壁，常有 1～3 条分支，并分出许多细小血管支配乳房和胸肌，在手术解剖分离过程中容易出血，应特别小心，否则会影响视野。常规开放性腋窝淋巴结清扫术是将其全部切断。它们直径较粗易于保留，其细小支可以用电剪带电剪断，以防出血影响视野。随后可向内侧清扫胸小肌后方腋静脉下方的脂肪和淋巴组织（即第Ⅱ水平淋巴结）。

3. 上臂淋巴回流

腋窝淋巴结切除术后，上肢淋巴出现长期水肿恢复的可能性很小。产生的主要原因可能是术中切断了上臂的淋巴回流径路。上臂的淋巴通过一细小淋巴管，在腋静脉靠上臂处与腋静脉平行并汇入腋静脉。在乳腔镜微创切除腋窝淋巴结同时，为进一步防止上肢淋巴水肿的发生，应特别注意避开腋静脉外侧靠上臂的局部区域，不强求此处的分离，以保留上臂引流至腋静脉的淋巴管。如果此处有淋巴结转移，腋窝必定出现广泛转移淋巴结融合，手术方式应另当别论。

综上所述，乳腔镜腋窝淋巴结切除术特殊的手术视野，保留了原本十分隐蔽的腋窝解剖结构和肋间臂神经、胸内侧神经、胸外侧血管、胸上腹静脉和上臂淋巴回流，充分体现了乳腔镜腋窝淋巴结切除术的微创和功能效果，这是常规开放性腋窝淋巴结切除术所不容易做到的。

掌握乳腔镜腋窝淋巴结清扫手术的应用解剖，可加快手术速度，减少手术失误，降低并发症的发生率。乳腔镜腋窝淋巴结清扫术的开展提高了外科治疗乳腺癌的手术技术水平，必将带来某些传统外科理念的变革。

四、乳腔镜腋窝淋巴结清扫手术技术

1. 适应证

（1）无腋窝手术史：腋窝手术史可致局部解剖结构改变，出现组织粘连、血管及神经走行变异，大幅增加手术难度，影响手术效果及淋巴结相关操作准确性，故无腋窝手术史为本手术关键适应证。

（2）无腋窝放射治疗史：腋窝放射治疗能引发局部组织纤维化、血管硬化、淋巴管闭塞等病理变化，致解剖层次不清，增加手术损伤重要血管、神经风险，给淋巴结识别与处理带来困难，因此无放射治疗史是必要条件。

（3）腋窝淋巴结分期≤N2：经临床、超声及X线检查确定的腋窝淋巴结分期在≤N2范围内时，病变程度相对较轻，利于本手术准确诊断与治疗；超过N2则病变复杂，可能超出手术有效处理范围。

（4）肿大淋巴结与腋血管、神经无粘连：若二者紧密粘连，手术分离淋巴结容易损伤血管、神经，引发严重出血、神经功能障碍等并发症，影响患者术后恢复与生活质量，所以无明显粘连是重要适应证条件。

2. 禁忌证

（1）腋下广泛淋巴结转移且融合：腋下广泛淋巴结转移并融合时，淋巴结与周围组织关系复杂，手术难以在不损伤重要结构的情况下完整切除或活检淋巴结。而且广泛转移表明病情严重，该手术方式难以有效治疗。

（2）肿大淋巴结侵犯皮肤：意味着病变突破淋巴结包膜，向周围组织浸润。这会增大手术切除范围和难度，同时可能导致术后皮肤愈合不良、局部复发风险上升，所以此类患者不宜进行本手术。

（3）既往腋窝手术或放射治疗史：既往腋窝手术、放射治疗会破坏腋窝正常解剖结构和组织功能，使手术风险增加，并发症发生率升高，属于禁忌证。

3. 术前准备

（1）常规检查：这包括全面的体格检查、实验室检查（如血常规、生化指标、凝血功能等）、影像学检查（如心电图、胸部X线检查等），这些检查能全面评估患者的身体状况，为手术安全提供基础保障，及时发现潜在的健康问题并采取相应措施。

（2）伴随疾病处理：对于伴有可能影响手术的心、肺疾病，以及高血压、糖尿病、

严重贫血和凝血功能障碍等疾病的患者，必须在伴随疾病得到有效控制或改善后实施手术。例如，高血压患者若血压控制不佳，手术过程中可能出现血压波动过大，增加心脑血管意外的风险；糖尿病患者血糖过高会影响伤口愈合，增加感染概率。因此，对这些伴随疾病的妥善处理是保障手术成功和患者安全的关键环节。

（3）皮肤准备：术前 1 天进行皮肤清洁并剔除腋毛。皮肤清洁能减少皮肤表面的细菌数量，降低术后感染的可能性。剔除腋毛则是为了便于手术区域的消毒和操作，避免腋毛携带细菌污染手术切口，同时也有利于术中视野的清晰，减少因腋毛干扰而导致的操作失误。

（4）术前谈话与签字：术前谈话并签署手术知情同意书是必不可少的环节。医师需要向患者及其家属详细解释手术的目的、方法、可能出现的风险和并发症、预期效果等内容，确保患者及其家属充分理解手术相关信息。签署手术知情同意书则是在法律层面保障患者的知情权和选择权，同时也明确了医患双方在手术过程中的责任和义务。

4. 麻醉方式

麻醉方式同常规手术一样，采用气管内插管全身麻醉。这种麻醉方式能保证患者在手术过程中处于无意识、无痛觉的状态，同时保持呼吸道通畅，为手术操作提供稳定的条件。气管内插管可以有效避免因手术操作刺激或患者体位变化等因素导致的呼吸道梗阻、反流、误吸等，确保患者的呼吸安全，保障手术顺利进行。

5. 体位

患者取仰卧位，术侧肩部垫高，必要时可进一步使手术床向对侧倾斜，以此来方便腔镜下手术操作。这种体位设置有助于更好地暴露腋窝区域，为腔镜器械的进入和操作创造有利的空间角度。上肢消毒后用无菌巾包裹，这样可以在保持手术区域无菌的同时，根据术中实际情况灵活变换体位，满足手术不同阶段的操作需求，如在淋巴结清扫或活检过程中，可能需要调整上肢位置以获得更好的视野和操作角度。

6. 手术过程

（1）吸脂膨胀液的配制：腋窝溶脂的效果对腋窝淋巴结清扫有重要作用，溶脂效果好能显著提高清扫速度，溶脂不满意时腋窝脂肪较多常导致清扫时间延长，因此溶脂液配制也较为关键。溶脂液配制为 0.9% 氯化钠溶液约 250mL ＋蒸馏水 250mL ＋ 2% 利多卡因 20mL ＋ 1% 肾上腺素 1mL。其中低渗溶液主要使脂肪组织膨胀。利多卡因不作为麻醉剂，主要促使脂肪液化，便于吸脂。有研究发现，术中尝试过不加利多卡因，发现溶脂效果明显低于加利多卡因者。肾上腺素是为了收缩血管、局部止血。

（2）溶脂：溶脂液配制完毕后自定位好的操作孔进行腋窝皮下注射膨胀液。注射范围内侧达胸大肌外缘，外侧到背阔肌前缘，上界为腋顶部腋窝外皱襞，下界到背阔肌与前锯肌夹角处。先注入皮下脂肪层，再向腋窝深部、胸大肌后方脂肪层内注射。注射前注意回抽注射器以防止注入血管内。注入量根据患者局部脂肪量的多少决定，共注射 300 ～ 500mL。注射后可进行局部按摩，促进溶脂液向周围弥散，充分达到溶脂效果，10 ～ 15min 后抽吸。

（3）操作孔的选择：一般腋中线乳头平面下方、背阔肌前缘及乳房外上象限近胸大肌外侧缘，呈三角形。操作孔的位置与患者身体情况稍有差异，以便于腋窝任一位置进行操作。一般以中间操作孔作为观察孔放入镜头，其余操作孔与观察孔距离约 5cm。操作孔选择不当容易留下死角，致清扫不彻底。在术中可根据要求，选择任一孔作为观察孔。

（4）吸脂：溶脂后自操作孔处切开，首先以较细的吸脂头吸除腋下溶解液化的脂肪，中心负压吸引或电动吸引器均可。然后，以中号刮宫头进行局部液化脂肪吸出，需要掌握一定力度。首先吸皮瓣附近脂肪，吸脂层次距离皮肤 0.5～1.0cm，皮瓣太薄刮挫皮肤容易致术后皮瓣坏死。再以较粗型号吸脂头抽吸腋窝深部脂肪，沿胸壁进入胸大肌后方，可以吸引胸大肌、胸小肌之间脂肪，进入腋顶部吸引胸小肌后脂肪。沿背阔肌内侧向上到腋顶部，可以吸引背阔肌与前锯肌之间及胸长神经和胸背神经周围的脂肪。吸脂过程注意动作轻柔，不要刮挫组织。吸脂完成后在腔镜下检查手术野，如发现吸脂不够充分，可重复吸脂直至形成满意的操作空间。

（5）置入 Trocar：吸脂结束后，置入 Trocar 并固定。首先置入 10mm 30°腔镜镜头观察吸脂情况，以电凝器切断 Trocar 口附近腋腔纤维组织，扩大操作空间。

（6）腋静脉的显露：吸脂后在镜下腋腔纤维组织形似蜘蛛网，切断纤维组织间隔后扩大操作空间。辨认胸大肌边缘，于胸大肌后方分离寻找腋静脉，大多数腋淋巴结伴行在腋静脉周围或胸背血管周围，腋静脉的显露是手术顺利进行的关键。

（7）清扫脂肪组织及淋巴结：以电凝器或超声刀沿腋静脉清扫其周围及下方脂肪组织及淋巴结。由于腋窝大部分脂肪组织已吸除，剩余脂肪组织较疏松，清扫较为方便。

（8）胸背血管、神经的显露：清扫腋静脉周围脂肪组织后，继续向下分离，寻找并显露胸背血管及神经，沿胸背血管向下显露至胸背神经附着于背阔肌处。清除胸背神经外侧脂肪组织及淋巴组织，注意勿损伤深部的旋肩胛血管。

（9）清扫胸背神经、胸长神经间淋巴组织：自腋静脉下方沿胸壁寻找胸长神经，向下分离全程显露胸长神经。以电凝器或超声刀自腋静脉下方将胸背神经、胸长神经之间的脂肪、淋巴组织逐步切除。该步骤操作过程中注意勿损伤横跨的肋间臂神经，如果转移淋巴结较多影响操作或淋巴结与神经粘连较紧密，可予以切除。部分自胸背血管至胸壁的分支如影响操作可予以切断。至此已将腋窝第一站淋巴结基本清扫完毕。

（10）显露腋静脉第二段：分离胸小肌与侧胸壁，显露胸小肌后方脂肪组织。沿腋静脉向内侧分离，清除胸小肌后方及腋静脉下方淋巴、脂肪组织，清扫第二站腋窝淋巴结。如疑有第二站淋巴结转移，则继续进行第三站淋巴结清扫。

（11）第三站淋巴结清扫：显露胸小肌内侧缘后，以分离钳将胸小肌内侧脂肪组织向外牵拉，以超声刀分离、切除。分离时注意勿损伤头静脉。腋静脉第二段由于位置深、空间小，操作较为困难。如果该部位血管损伤出血后处理困难，因此如果有较多或明显肿大的第三站淋巴结转移可能难以通过腔镜彻底清扫，必要时术中转为开放手术清除。

（12）胸肌间淋巴组织清扫：以电凝器或超声刀分离胸大肌、胸小肌，注意保护胸前神经外侧支，沿胸大肌由外向内进行分离，清除胸肌间淋巴、脂肪组织。保留胸肩缝血管和胸前神经内侧支。

（13）处理腋窝淋巴组织：腋窝淋巴组织处理完毕后再处理乳房。如果不适合保留乳房者，可做包含肿瘤在内的小梭形切口切除乳房，然后取出腋窝淋巴组织，冲洗手术创面，放置引流。如果行保乳手术，根据肿块部位，外上象限者可经切口取出腋窝淋巴组织。如切口位于其他象限者，可适当延长 Trocar 口取出腋窝淋巴、脂肪组织。

（14）标本处理和送检：腔镜手术完毕后，吸脂液用双层纱布过滤，寻找淋巴结；将清扫的腋窝淋巴结从纤维、脂肪组织中分离出来，计数并全部送病理检查。

五、术后并发症及处理

1. 皮下气肿

在手术过程中，若腋腔充气压力超出正常范围，过大的压力会使腋窝周围的组织间隙内进入气体，从而导致皮下气肿的形成。通常情况下，将腋腔充气压力维持在 6～8mmHg，能有效避免皮下气肿的出现。一旦发生皮下气肿，在术后可以通过挤压肿胀的皮肤，使积聚在皮下的气体排入腋腔，随后利用负压吸引装置将气体排出体外。如果气体量较少，人体自身的生理机制可使气体自行吸收，不会对患者造成严重影响。

2. 腋静脉损伤

在腔镜下进行腋腔解剖操作时，如果医师对腋腔的解剖结构缺乏足够清晰的认识，就可能在手术中出现误判。这种误判可能会将腋静脉错误地当作普通的分支血管进行处理，进而导致腋静脉受到损伤。鉴于此，进行腔镜腋淋巴结清扫的医师需要具备丰富的经验，最好是高年资的乳腺外科医师。这些医师还需要经过长时间的学习和培训，熟练掌握腋腔镜操作技术，以最大程度地降低腋静脉损伤的风险。

3. 胸长神经、胸背神经损伤

胸长神经和胸背神经损伤的主要原因与腋静脉损伤相似，都是由于手术操作不够熟练及对局部解剖结构的熟悉程度不足所引起的。在手术过程中，医师若不能准确识别这些神经，操作时就可能会对其造成损伤，进而影响患者术后的上肢功能和恢复情况。因此，扎实的解剖知识和娴熟的操作技能对于避免此类损伤至关重要。

4. 腋腔积液

与常规手术相比，本手术出现腋腔积液的情况相对较少。然而，为了进一步降低腋腔积液的发生风险，在术后通常会在腋腔放置引流装置。通过引流管将可能产生的积液及时引出，保持腋腔的正常生理状态，有利于患者术后的恢复，减少因积液引发的感染等并发症。

六、术式评价

1. 手术优势

乳腔镜下腋窝淋巴结清扫术有独特手术视野，可清晰暴露腋窝解剖结构，能有效降低常规清扫术并发症发生率，且在技术成熟后达成微创、功能和美观三重效果，深受医患喜爱。与传统腋窝淋巴结清扫术相比，该术式无须在腋下额外做长切口，仅需要多个切口即可完成，在改良根治术乳房切除时切口无须过长，否则影响美容效果。

2. 手术难点

乳腔镜下腋窝淋巴结清扫术与传统腹腔镜手术不同，操作空间小、解剖层次复杂，腋窝血管、神经、脂肪和淋巴组织丰富，增加了手术难度。同时，该手术对技术要求高且需要特殊器械，腋窝是实质组织需要人工造腔，CO_2 气体空间难以稳定会影响手术，加之解剖复杂、组织多、操作空间狭窄导致操作困难，且术前准备工作多、手术时间长于开放手术。

3. 手术意义

乳腔镜腋窝淋巴结清扫术提高了乳腺癌外科治疗的技术含量。随着该技术的成熟和推广，不仅会改变部分手术方法，还将推动传统外科理念变革，为乳腺癌治疗带来新的发展方向。手术医师熟悉手术各环节和特点是提高手术速度、避免并发症的关键。

第六节　乳腺癌腔镜内乳淋巴结切除术

一、乳腺癌内乳淋巴结转移诊断及外科治疗现状

（一）乳腺癌内乳淋巴结转移重要性认识的进展

1. 内乳淋巴结转移规律研究

沈镇宙等报告 1091 例扩大根治术结果显示国内临床 Ⅰ、Ⅱ、Ⅲ 期乳腺癌内乳淋巴结转移率分别为 2.59%、12.53% 和 26.74%。乳腺癌位于外侧、中央和内侧，总转移率分别为 12.92%、22.47% 和 21.95%，乳腺外侧Ⅲ期乳腺癌内乳淋巴结转移率达 23.26%，与国外报道相近。

2. 内乳淋巴结转移对预后影响研究

对 737 例未行放射治疗、化学治疗患者 30 年随访发现，内乳和腋窝淋巴结均阴性者预后好于单一阳性者，二者都转移者预后最差，内乳活检有助于分期。对 6000 例文献分析表明，内乳淋巴结转移预后价值同腋窝淋巴结转移，双区域转移预后差，10 年总生存率仅 37%。早期乳腺癌内乳淋巴结转移可能是复发原因，如 357 例中有 3.6% 出现同侧内乳淋巴结复发。

3. 内乳淋巴结转移的治疗意义研究

沈镇宙等长期随访研究，Ⅰ 期患者内乳区转移率低，与同期典型根治术生存率无显著差别，Ⅱ、Ⅲ期患者扩大根治术生存率显著高于典型根治术者。但也有人认为内乳淋巴结切除术对长期预后无明显影响，内乳区放射治疗效果也有争议。这是因为资料是长期随访结果，乳腺癌扩大根治术时代综合治疗效果有限，局部治疗难以解决远处转移和复发问题。常规内乳区放射治疗可能因心肺并发症降低治疗意义，适形调强放射治疗虽可能减少心肺并发症，但技术和设备要求高，远期效果有待观察。

（二）乳腺癌内乳淋巴结转移检测方法的进展

1. 检测挑战与间接检查方法的局限

在乳腺癌扩大根治术弃用后，内乳淋巴结转移的检测成为难题。尽管超声、CT 扫描、磁共振等影像学方法可用于间接检查，且有可能发现内乳淋巴结，但对于较小的淋巴结，这些方法的检出率较低。而且，它们无法确定所发现的淋巴结是否发生转移，所以目前这些检查尚未成为常规检查手段用于内乳淋巴结转移的检测。

2. 核素淋巴显像的情况与问题

随着腋窝前哨淋巴结检测技术的发展，当使用核素作为示踪剂进行淋巴显像时，约 25% 的患者会同时出现内乳区显影，还有 7.3%～9.0% 的患者仅内乳区显影。然而，仅通过这种显影无法确定内乳淋巴结是否转移。进一步活检证实内乳淋巴结转移率在 13%～26.8%。多中心临床研究显示，淋巴显像结果受年龄、肿瘤部位、注射方法、肿瘤大小等多种因素影响。由于内乳淋巴结转移规律尚未明确，其检测方法及价值仍处于探索阶段。

3. 内乳淋巴结活检的现状

内乳淋巴结活检是确定乳腺癌内乳淋巴结转移的唯一方法。国外常用扩大根治术对核素示踪内乳区显影患者切除相邻肋软骨活检，但内乳显影淋巴结是否为前哨淋巴结尚不明确。经肋间隙行内乳区淋巴结切除术，术前注射亚甲蓝，术后用 γ- 探测仪检测，切开探查肋间并切取淋巴结。内乳区前哨淋巴结在第 1～第 4 肋间，若在肋间常规手术切除简便，在肋骨后方结合腔镜技术可简化操作。

二、腔镜内乳淋巴结切除术的发展概况

1. 发展背景

由于放射治疗在乳腺癌内乳淋巴结处理方面存在争议，外科医师需要积极探索更优方案。微创、有效且并发症少的手术方法便成为目标，在此背景下，将腔镜手术技术应用于内乳淋巴管切除术，为乳腺癌外科治疗带来了新的突破方向。

2. 国外发展情况

20 世纪 90 年代，俄国学者率先在尸体上进行腔镜下内乳淋巴结切除术实验，1995 年用于临床。同一时期，胸腔镜获取内乳动脉用于冠状动脉搭桥手术也获成功。日本学者 1996 年实施腔镜内乳淋巴结切除术，2000 年报告结果并开展前瞻性研究。2002 年，内游金（Nechushkin）报告 190 例切除术情况，阿伟萨（Avisar）报道动物实验结果，之后该技术用于患者内乳前哨淋巴结活检。

3. 国内发展情况

在国内，重庆第三军医大学西南医院乳腺疾病中心报道了腔镜内乳淋巴结清扫术在 38 例（33～60 岁女性，右侧 32 例、左侧 6 例）乳腺癌患者中的临床应用结果。2011 年，中山大学肿瘤医院龙浩也报道了该术式相关情况。

三、乳腺癌腔镜内乳淋巴结切除术

（一）手术适应证和禁忌证

1. 适应证

（1）临床评估有内乳淋巴结转移可能的患者：对于影像学检查（如超声、MRI 或 PET-CT扫描）显示有内乳淋巴结可疑病灶的患者，可通过腔镜切除术进一步明确转移情况。此手术帮助确定淋巴结转移的实际状态，提供精确的分期信息，以便制订更有效的治疗方案。

（2）腋窝淋巴结阴性但高度怀疑转移的病例：在腋窝淋巴结无转移的早期乳腺癌患者中，若肿瘤位于乳房内侧四分象或影像学检查提示内乳区可能受累，腔镜内乳淋巴结切除术可用于评估是否存在内乳淋巴结转移，确保分期和治疗策略的全面性与准确性。

（3）接受保乳手术且需要评估内乳淋巴结的患者：在乳腺癌保乳手术中，腔镜下的内乳淋巴结切除有助于评估乳腺癌的局部扩散情况。通过对内乳淋巴结的状态进行评估，可以有效避免过度或不足的治疗，为患者制订更个体化的辅助治疗计划。

（4）存在胸骨旁淋巴结肿大或疑似病变的患者：对于已发现胸骨旁淋巴结肿大且怀疑转移的患者，腔镜切除术可实现淋巴结的精准活检，从而明确其病理状态。乳腺癌腔镜内乳淋巴结切除术为临床上较难评估的胸骨旁区域提供了微创解决方案，降低传统开放手术的创伤风险。

（5）对局部晚期乳腺癌的分期需求：局部晚期乳腺癌患者通常需要对淋巴系统进行全面评估，腔镜内乳淋巴结切除术在明确肿瘤扩散途径和分期上具有重要价值。该手术为后续放射治疗和化学治疗方案的设计提供了重要依据，确保治疗覆盖所有潜在受累区域，帮助提升患者的预后。

2. 禁忌证

（1）局部肿瘤明显侵犯腋窝或胸壁：若乳腺癌已经侵犯至腋窝软组织或胸壁结构，腔镜手术可能难以彻底清除肿瘤组织，无法达到良好的切除效果。此外，腔镜技术在处理深部或紧贴重要血管、神经的区域时存在局限性，可能导致不完全清除甚至增加手术风险。因此，局部肿瘤广泛侵袭的患者并不适合腔镜内乳淋巴结切除术，建议采用传统开放手术方式以确保清扫效果。

（2）严重的凝血功能障碍：凝血功能异常或出血倾向的患者在腔镜手术中因腔镜手术创面小，控制出血困难，出血风险更高。即使是在小范围内的淋巴结清扫，一旦出现出血，腔镜下止血较为困难，可能导致严重并发症。这类患者在手术中出血难以控制且出血后果严重，因此，通常会作为腔镜手术的禁忌人群，应在术前对凝血功能进行详细评估，确保手术安全。

（3）无法耐受麻醉的全身情况较差患者：腔镜手术对患者的心肺功能有较高的要求，适合全身麻醉操作。对于患有严重心脏病、肺功能不全或其他无法耐受全身麻醉的患者，腔镜手术可能带来较高的麻醉风险，不宜实施。此外，年龄较大或全身健康状况较差的患者也不适合此类手术，以免因麻醉或手术过程出现不可控的并发症，建议评估后选择更安全的替代治疗方案。

（二）术前准备

术前应重点了解患者的心肺功能状况，必要时行肺功能检查，以对患者能否耐受单侧肺通气做出准确的判断。包括详细询问既往史，了解患者既往有无罹患肺部疾病和胸部外伤手术史，如是否有过肺结核、胸膜炎、肺炎、胸腔积液、肋骨骨折和血气胸等情况，以判断患者有无胸膜粘连。此外，乳腺癌常规开放手术的术前准备也是不可或缺的，包括胸部 X 线检查、腹部彩超，必要时行全身骨扫描或 PET-CT 扫描，了解有无全身远处转移。

（三）麻醉与体位

腔镜内乳淋巴结清扫术应采用双腔气管插管全身麻醉，插管深度要合适，双腔管侧孔分别对准两侧主支气管开口。插管后应常规检查双侧肺呼吸音，如有呼吸音低，必要时可在纤维支气管镜下插管或调整插管位置。手术时，在夹闭患侧通气道后应严密监测血氧分压和氧饱和度。如单肺通气时血气值偏低，也可经患侧气道侧孔给氧，以维持血气值在正常范围。如患侧肺萎陷不佳，可开放患侧气道侧孔，通过气道吸引、挤压患侧肺或患侧胸腔充气排出肺内残余气体，使肺萎陷。

（四）手术方法

手术时先根治切除乳房和腋窝，冲洗术区后经原根治切口或另戳孔置入穿刺鞘。体位采取对侧斜卧位 15°～30°，患肢弯曲向前上举固定于头架上，以便增大肋间隙，便于操作。手术器械包括腔镜、分离钳、电凝器或超声刀、施夹器、穿刺鞘等，腔镜以斜视镜为好，视野较大，便于调整观察位置。需要注意电凝器止血效果不及超声刀，尤其是对肋间血管分支止血欠佳，另外对组织损伤重，在紧邻大血管处操作风险较大。

穿刺鞘的置入位置一般选在腋中线近腋前线 3～7 肋间，以血管钳分离肋间隙后置入穿刺鞘，主操作孔与辅操作孔相邻，观察孔位于一端。穿刺孔不能太靠腋后线，否则，容易被心脏遮挡视野，尤其是左侧手术时穿刺孔更应靠腋前线。手术步骤是：先探查胸腔及肺有无异常，然后找到内乳血管；在靠其根部近无名静脉处剪开胸膜，分离内乳血管根部后予以缝扎或上血管夹后离断；再于第 4 肋间隙分离离断内乳血管，沿内乳血管两侧各 0.5～1.0cm 剪开胸膜，自胸壁分离内乳血管及其周围淋巴脂肪组织，内乳血管肋间分支应可靠止血。分离完毕后经穿刺鞘取出组织送病检，仔细检查有无出血，冲洗吸净胸腔后放闭式引流管，开放双腔插管；鼓肺后缝闭穿刺孔，手术完毕后接闭式引流瓶；拔除气管插管前再次鼓肺使肺完全膨胀，对出血少、止血可靠者也可不放闭式引流管。

（五）术后处理要点

乳腺癌腔镜内乳淋巴结清扫术后处理与传统开胸手术类似，主要应注意预防肺部并发症的发生，要鼓励患者多做深呼吸，协助患者咳痰和排痰，防止出现肺部感染和肺不张。要经常观察胸腔闭式引流管的情况，了解引流管是否通畅，并准确记录引流量。如引流液少，可在术后 24～48h 夹管后拔除，拔管后注意观察呼吸音和有无胸腔积液。

第六章 肝疾病微创手术

第一节 肝脓肿微创治疗

一、概述

肝脓肿指肝内发生的脓性感染，通常由细菌、寄生虫或真菌引起，患者常表现为发热、右上腹痛、黄疸等症状。肝脓肿的传统治疗方法包括抗生素治疗和外科手术引流，但随着微创技术的发展，微创治疗已成为一种重要的治疗方式。微创治疗不仅有效避免了传统手术的创伤，还可以减少术后并发症的发生和住院时间，提高患者的生活质量。

二、手术适应证和禁忌证

（一）适应证

1. 局限性肝脓肿

对于局限性肝脓肿，尤其是直径较小的单个脓肿，微创治疗，如经皮穿刺引流（PCD），是首选治疗方法。通过超声或 CT 扫描引导，可以精准地找到脓肿的位置，进行穿刺并引流脓液。这类患者的脓肿通常较为浅表，且不涉及重要器官或大血管，因此经皮引流术安全性高，创伤小，恢复快。经皮穿刺不仅能有效清除脓液，还能配合抗生素治疗消除感染，达到良好的治疗效果。适应于肝脓肿位于肝的外周，且脓肿腔内无显著粘连或脓液硬化的患者。

2. 多发性肝脓肿

如果多发性肝脓肿患者的每个脓肿较小且位置较为靠近肝表面，微创治疗也是可行的。对于多发性肝脓肿，经皮穿刺引流同样适用于多个脓肿的治疗。治疗过程中可以通过多次穿刺引流，逐个清除脓肿腔内的脓液。与传统手术相比，微创治疗避免了大范围地切开，有助于降低患者的手术风险及减少并发症的发生，尤其适合那些存在多发性脓肿并且不适合大范围手术切除的患者。需要注意的是，若多发性脓肿涉及较深位置或脓肿较大时，可能需要采用腹腔镜引流术。

3. 合并糖尿病和免疫抑制患者

免疫功能低下的患者，尤其是糖尿病患者，通常较容易发生肝脓肿。对于这些患者，微创治疗提供了一个较低风险的治疗选择。糖尿病患者往往存在较为严重的感染问题，手术创伤较大时可能导致严重并发症（如伤口感染、伤口愈合不良等）。因此，微创治疗不仅能有效控制感染，减少创伤，还能避免传统手术可能引发的免疫系统过度反应。

经皮穿刺引流术对于这些患者而言，操作简便，恢复较快，是治疗肝脓肿的安全且有效的选择。

（二）禁忌证

1. 脓肿位置深且靠近大血管或重要器官

对于位于肝深部、特别是接近大血管、胆管或其他重要器官的肝脓肿，经皮穿刺引流可能增加手术风险。深部脓肿往往难以精准引导，穿刺操作可能会误伤血管或造成内脏损伤，进而引发严重并发症，如大出血或胆漏。因此，深部肝脓肿或涉及重要解剖结构的患者，应避免采用微创治疗，而应选择开放手术或其他更安全的治疗方式。

2. 肝脓肿脓腔硬化或脓液浓稠

对于脓液已经硬化或浓稠的肝脓肿，微创治疗效果有限。这类患者的脓肿腔内脓液无法通过常规穿刺引流完全清除，且脓腔内可能出现纤维组织或脓块，导致穿刺难度增大，无法有效引流。因此，在脓腔硬化或脓液浓稠的情况下，微创治疗的成功率较低，需要根据情况决定是否采取手术干预或其他治疗方案。

3. 凝血功能障碍

具有严重凝血功能障碍的患者（如血小板计数低于 50×10^9/L、凝血酶原时间＞25s 等）不适合进行微创治疗。由于肝脓肿穿刺治疗涉及血管穿刺和脓液引流，在凝血功能异常的情况下，患者容易出现术中出血或术后血肿，增加手术风险。为了避免出血并发症，凝血功能不良的患者应当在血液学稳定后，或考虑其他治疗方案,如手术切除等。

三、治疗原则

1. 早期诊断与及时治疗

肝脓肿的微创治疗应尽早进行，特别是在早期发现的情况下，治疗效果较好。早期通过影像学检查（如 B 超、CT 扫描或 MRI）明确脓肿的位置、大小及脓腔性质，对于实施微创治疗至关重要。及时引流可以减少脓肿的进一步扩展和并发症，尤其是在急性化脓性肝炎、脓毒症等情况下，迅速地干预可以有效降低死亡率。因此，早期诊断和尽早治疗是成功微创治疗的关键。

2. 精确引流与定期监测

微创治疗的核心在于精确的引流，确保肝脓肿内的脓液可以完全排出，防止再次积聚。通过 B 超或 CT 扫描引导下的经皮穿刺引流是最常用的方法之一。在治疗过程中，需要定期监测患者的血液和影像学检查，评估脓肿的变化情况以及引流效果。若脓液未能完全排出，可能需要调整引流管位置或进行二次引流，确保治疗效果。

3. 综合治疗与抗感染治疗

微创引流虽然可以有效排除脓液，但抗感染治疗仍是肝脓肿治疗中的重要环节。患者应根据脓肿的病原进行合理的抗生素治疗，广谱抗生素可用于初期治疗，待病原明确后根据药物敏感试验结果调整治疗方案。综合抗感染治疗与微创引流相结合，有助于降低细菌耐药性，提高治疗效果，防止脓肿复发或感染扩散。

四、超声引导下经皮肝穿刺脓肿抽吸及置管引流

（一）适应证

1. 适用于直径 3～5cm 的中等大小脓肿

对于直径在 3～5cm 的中等大小肝脓肿，超声引导下穿刺抽吸是一种有效的治疗方式。此种大小的脓肿通常不容易自行吸收，但又不需要较长时间的置管引流。通过超声引导，医师可以精确定位脓腔进行穿刺抽吸，并通过定期抽取脓液或药物冲洗来控制感染，促进脓腔缩小。该方法创伤小、恢复快，适合不宜接受较大手术的患者，能有效缓解症状、降低并发症风险。

2. 适用于直径大于 5cm 的较大脓肿需置管引流

对于直径大于 5cm 的较大脓肿，单次抽吸往往难以完全清除脓液，且容易出现脓肿复发，因此建议行置管引流。置管引流通过持续排出脓液，减少脓腔内的病原菌数量，能加快愈合进程。超声引导下的置管引流能实时监测脓腔大小及引流效果，特别适合较大脓肿患者，同时还能减少感染扩散和术后并发症的发生，提高治疗效果和患者舒适度。

3. 经过多次抽吸冲洗治疗无效者

当患者经过多次穿刺抽吸和药物冲洗后仍无法完全治愈，脓腔不缩小或持续感染时，超声引导下的置管引流是适宜选择。通过置管进行持续引流，能进一步减少脓腔内容物并改善局部感染环境。此外，置管可用于持续灌注抗生素，增强局部抗感染效果。这种方法对顽固性、慢性肝脓肿患者尤其有效，可以避免反复穿刺对患者带来的不适和潜在风险。

（二）禁忌证

1. 严重出血倾向者

凝血功能异常或有严重出血倾向的患者不适合穿刺引流。穿刺引流可能导致不可控的出血，尤其是血供丰富且难以快速止血的肝，因此在出血风险较高的患者中禁忌该操作，以避免生命危险。

2. 大量腹水者

对于有大量腹水的患者，穿刺引流操作可能引起腹水渗漏，加重感染扩散，增加腹腔感染风险，从而影响治疗效果。此类患者通常不适宜进行穿刺引流，以免病情加重。

3. 无安全进针路径者

若脓肿位置特殊，缺乏安全的进针路径，穿刺可能会损伤肝、脾或肠等重要器官，造成严重并发症。在无安全路径的情况下，不应贸然进行穿刺引流。

4. 脓肿无明显液化者

在脓腔内容物未液化的情况下，穿刺引流难以取得良好效果。此时，脓液较为黏稠，难以引流，穿刺操作效果不佳，因此应等液化充分后再考虑穿刺治疗。

（三）器材及患者准备

1. 器材准备

（1）超声诊断仪：应选用高分辨率实时超声诊断仪，其探头可选择普通扇阵或线

阵探头。可根据实际情况决定是否应用穿刺适配器，当然，使用专用穿刺探头能更好地满足操作需求，为后续穿刺操作提供更精准的引导和更清晰的图像显示。

（2）细针：准备 20G 或 22G 的细针，这种细针在肝脓肿治疗中有着重要用途，可用于诊断性抽吸，获取脓液样本进行检查，也可用于脓腔造影，以清晰观察脓腔形态，同时还能用于向脓腔内注入药物。

（3）粗针：配备 14～18G 的粗针，在实际操作中，应依据脓肿的具体部位、大小来选用不同外径的穿刺针进行穿刺抽吸或置管操作，以确保操作的有效性和安全性。

（4）导丝：导丝直径为 0.9mm 或 1.2mm，其前端质地柔软，这种设计可在穿刺过程中有效避免对组织造成损伤，主要用于引导导管置入，确保导管准确放置在目标位置。

（5）导管：导管直径为 8～16F，采用前端带侧孔的直形或猪尾导管，这种设计有利于脓液的引流，提高引流效果。

2. 患者术前准备

（1）血液及肝功能检查：患者术前应进行血常规、凝血功能、肝功能检查。血常规可了解患者的血细胞情况，凝血功能检查有助于评估手术中出血风险，肝功能检查能反映肝功能状态，为手术安全性提供依据。

（2）心电图检查：通过心电图可以发现患者是否存在心脏方面的潜在问题，如心律失常等，确保患者能耐受手术过程。

（3）禁食准备：患者应禁食 8～12h，这是为了防止在手术过程中因麻醉或操作刺激导致患者呕吐，从而避免呕吐物误吸引起窒息等严重并发症。

（4）签署知情同意书：患者或家属应签署知情同意书，这是医疗程序中的重要环节，医师应向患者详细解释手术的目的、过程、可能的风险和收益，保障患者的知情权，使患者在充分了解的情况下做出同意手术的决定。

（四）操作方法

1. 抽吸法

患者多采用仰卧位或左侧卧位，进行常规消毒、铺巾，局部麻醉。拟定穿刺路径后，在超声引导下将穿刺针刺入脓腔内，拔出针芯，先抽吸部分脓液，进行细菌培养及药物敏感试验等检查，然后抽尽脓液，以生理盐水和甲硝唑反复冲洗脓腔，直至冲洗液清亮，最后于脓腔内保留适量抗生素。3 天后超声复查，必要时可重复上述治疗。

2. 置管法

（1）导管针法：皮肤消毒、铺巾、局部麻醉后，切开皮肤 0.3～0.5cm，超声引导下，以带针芯的 8～16F 导管针穿刺进入脓腔后，固定针芯，继续推送导管，然后拔出针芯。缝线固定导管，并接引流袋。

（2）精辟穿刺（Seldinger）法：皮肤准备同前，先用 14G 穿刺针沿超声引导的方向刺入脓腔，拔出针芯见脓液流出或抽到脓液后，经穿刺针将导丝置入脓腔，然后拔出穿刺针，顺引导丝插入扩张导管，取出扩张导管后，将引流管顺引导丝置入脓腔。缝线固定导管并接引流袋。

（3）引流管管理：置管期间，嘱患者保护好引流管，切勿意外拔出。每天以生理盐水冲洗引流管 2～3 次，保持引流管通畅，同时可将黏稠脓液、坏死组织等及时冲出。冲洗液体量视脓腔大小而定，冲洗过程中应缓慢静脉注射，同时记录出入量。可根据药物敏感试验结果向脓腔内注入抗生素。

（4）拔管时机：拔管时间可由以下四个方面决定：①白细胞计数恢复正常；②患者体温恢复正常 3 天以上；③引流液清亮，引流量在 10mL/d 以内；④复查超声见脓腔直径小于 2cm 或已经消失。

（五）并发症

超声引导下经皮经肝脓肿穿刺抽吸及置管引流的并发症较少，主要有出血、局部血肿形成、菌血症、脓液渗漏、气胸及脓胸等。为避免上述并发症的发生，在穿刺时需要正确选择穿刺路径，避开肝内的重要血管与胆管；取脓肿前方有正常肝组织的部位进行穿刺；当脓肿位于右肝近膈顶处时，宜用细针穿刺，穿刺点位置应尽量靠足侧，必须避开肺叶的强回声区。

（六）注意事项

1. 抗感染与穿刺时机

穿刺前要结合全身抗感染及抗阿米巴治疗，先使用广谱抗生素，再依据药物敏感试验结果调整。穿刺抽吸宜在脓肿早期液化时开展，若脓腔增大、脓液黏稠且形成分隔时会影响疗效，故把握时机对治疗成功至关重要。

2. 穿刺操作要点

穿刺抽吸负压不能过高，否则容易致脓肿壁小血管破裂出血。置管引流要尽量经部分正常肝组织抵达脓腔，可减少腹腔感染等并发症，降低脓液外溢风险，保障操作安全性。

3. 复杂脓肿处理

多发脓肿可穿刺引流，多个互不相通脓腔或多房脓肿应对每个脓腔分别置管或穿刺。较大脓腔可置双引流管，必要时持续灌注冲洗，注意进出液量平衡且注入速度要慢，提高引流效果。

4. 冲洗与引流不畅处理及后续措施

脓腔冲洗若遇脓液黏稠堵塞，勿盲目多注液，防止脓腔压力过大、脓液溢出。可注入糜蛋白酶或透明质酸酶，12～24h 后再抽吸，引流管不通畅可考虑更换，在 B 超监视下操作。置管引流疗效不佳者，应及时手术切开引流。

（七）临床意义

1. 对阿米巴性肝脓肿的临床意义

阿米巴性肝脓肿通常通过药物治疗为主，但对于脓肿较大、药物治疗效果不佳或症状严重的患者，微创穿刺引流具有重要临床意义。微创穿刺能迅速排出脓液，减轻脓肿引起的压迫和疼痛，同时与抗阿米巴药物结合使用，能有效缩短治疗周期并降低复发率。微创治疗特别适合药物疗效不显著的患者，有助于更快控制感染并缓解症状。

2. 对细菌性肝脓肿的临床意义

细菌性肝脓肿的治疗通常包括抗生素和引流操作。对于较大或多发性脓肿，抗生素治疗往往难以完全控制感染。微创穿刺引流可有效清除脓液，减少感染源，增强抗生素的治疗效果。此方法创伤小、恢复快，对细菌性肝脓肿患者，特别是药物难以控制的顽固感染病例，提供了安全且有效的治疗选择，能显著提高治愈率并降低复发风险。

3. 影响穿刺治疗效果的因素分析

穿刺治疗效果受多种因素影响，包括脓肿的大小、位置、是否液化及患者的全身状况。脓肿较大或液化完全的患者穿刺引流效果较佳，而脓肿未液化、位置深或复杂的病例，治疗效果往往欠佳。此外，患者的凝血功能、感染严重程度也会影响穿刺安全性和疗效，因此在选择穿刺治疗时应综合评估这些因素，以确保手术安全并取得最佳疗效。

第二节　腹腔镜肝囊肿开窗引流术

一、概述

腹腔镜肝囊肿开窗引流术是一种微创手术，用于治疗较大、症状明显或反复感染的肝囊肿。该术式通过腹腔镜技术，在肝囊肿的表面开窗，以使囊液引流到腹腔，从而缓解囊肿引起的压迫症状，如腹胀、上腹部不适等。腹腔镜肝囊肿开窗引流术相较于传统开腹手术创伤更小、恢复更快，且术后疼痛轻微。

二、手术适应证与禁忌证

（一）手术适应证

1. 位于肝表浅且有症状的单发或多发肝囊肿，直径在 5cm 以上者

当肝囊肿位于肝表浅、直径大于 5cm 且引起症状时，腹腔镜开窗引流术是一种有效的选择。较大的表浅囊肿容易压迫周围器官，引发腹胀、右上腹疼痛等不适。开窗术通过部分切除囊壁，使囊液引流至腹腔，从而减轻症状并降低复发风险，是较大表浅囊肿患者的适宜治疗方式。

2. 症状明显的多发性肝囊肿

对于多发性肝囊肿患者，若囊肿数量多且症状明显，选择腹腔镜开窗术可处理体积较大的囊肿，以缓解症状。多发性肝囊肿通常难以完全切除，针对其中较大的囊肿进行开窗引流有助于减轻腹胀、疼痛等不适，并改善患者的生活质量。

3. 肝囊肿合并较大的肾囊肿者

若患者同时存在肝囊肿和较大的肾囊肿，且均引发症状，腹腔镜开窗术可在一次手术中同时处理两个囊肿。这种联合手术降低了多次手术的风险和减少了恢复时间，同时缓解肝囊肿、肾囊肿的症状，效果显著，适合合并性囊肿患者。

（二）手术禁忌证

1. 囊肿位于肝实质深部、肝后部膈面或贴近肝门重要结构

当囊肿位于肝深部、肝后部膈面或靠近肝门部的关键结构，腹腔镜手术的操作难度大且风险高。由于这种位置的囊肿难以在腹腔镜下准确定位，手术过程中可能损伤重要血管或胆管，造成严重并发症。此类患者不适合开窗引流术，应选择其他更安全的治疗方法。

2. 多发性肝囊肿伴有肝功能不全、肾功能不全

患者如伴随肝功能不全、肾功能不全，腹腔镜手术可能加重其功能损害。肝功能不全、肾功能不全的患者术后恢复能力较差，腹腔镜操作可能会加剧对肝和肾的负担，增加并发症风险。对于此类患者，通常选择保守治疗或其他微创方式，以降低术后肝和肾的负担。

3. 怀疑囊腺瘤、囊腺癌或肝包囊虫病

若肝囊肿被怀疑为囊腺瘤、囊腺癌或寄生虫感染如肝棘球蚴病，腹腔镜开窗引流术不适宜。这类病变可能需要更彻底的肿瘤切除或特异性治疗，如寄生虫病的药物处理，开窗引流无法达到治疗目的，甚至可能引起扩散，因而不推荐。

三、术前准备

1. 影像学检查明确囊肿情况

术前除了进行常规检查外，影像学检查是关键。通过 B 超、CT 扫描或 MRI 来确定囊肿位置、数目和大小等信息。这是因为准确了解囊肿在体内的分布情况，对于手术方案的制订至关重要。例如，知道囊肿是单发还是多发，大小是否便于手术操作等。同时还要关注肾、脾是否存在囊肿，仔细观察囊肿包膜是否光滑、囊内壁有无突起物及有无分隔。这些细节可以帮助医师判断囊肿的性质，是单纯囊肿还是可能存在更复杂的病变，如囊腺瘤或囊腺癌等。

2. 肿瘤标志物检测辅助判断

肿瘤标志物检测在术前准备中占有重要地位。特别是 CA199 这个标志物，如果检测结果升高，提示可能存在囊腺瘤或囊腺癌的情况。在这种情况下，手术可能不是最佳选择。因为囊腺瘤和囊腺癌的手术方式、风险及预后与单纯囊肿有很大不同，需要进一步评估和谨慎决策，避免因误诊而进行不恰当的手术，给患者带来不必要的风险。

3. 特殊情况排查肝包囊虫病

对于有牧区居住史的患者，若 CT 扫描、MRI 显示囊肿有肝棘球蚴病信号或是单个较大且有分隔的囊肿，必须进行肝包囊虫皮试。这是由于肝棘球蚴病是一种特殊的寄生虫病，在牧区较为常见。其治疗方式与普通囊肿差异很大，手术过程中如果不提前发现并采取特殊防护措施，可能导致包虫扩散，引发严重的变态反应和其他并发症，所以肝包囊虫皮试是排除这种疾病的重要手段。

四、手术技巧

气腹与置镜处理同腹腔镜胆囊切除术，观察肝及囊肿的情况，剑突下置入 10mm 穿刺套管作为主操作孔，5mm 穿刺套管（辅助孔）则根据囊肿位置，将其置于右肋缘下或左肋缘下，应尽量选择靠近需要开窗的囊肿，便于操作。选在囊肿最薄处用穿刺针穿刺抽吸囊液，如果囊液呈清亮无色，则可继续行开窗术；如果囊液含有胆汁，表明囊肿可能与胆管相通，应放弃开窗术或行开腹手术切除囊肿；如果囊液浑浊，提示可能继发感染，开窗后应置引流管。在穿刺处用电钩或剪刀开一小孔，吸净囊液，然后于囊壁皱缩处将囊肿顶部提起，用电钩或剪刀尽可能多地切除囊壁，使囊腔充分敞开，囊壁出血点电凝止血，大的活动性出血可用钛夹或缝扎止血。开窗后仔细查看囊腔内部情况，若有增生物应取组织送快速冰冻病理检查，如为恶性则中转开腹行囊肿或部分肝切除。为减少剩余囊壁囊液分泌和囊肿复发，用无水乙醇灌洗囊腔，使囊壁上皮细胞失活。肝膈面的囊肿因囊内结构不容易暴露，不要将器械在非直视下伸入囊内操作，以免发生难以控制的出血或胆漏。多囊肝囊肿打通隔膜时应小心，因打通隔膜的治疗意义并不大，而且容易导致出血、胆漏等状况发生。较大的囊肿开窗后囊内可填塞大网膜，可用可吸收夹或钛夹将囊肿壁的边缘与网膜组织钳夹固定，其旁放置引流管以观察有无胆漏及出血。

五、术后处理

1. 一般观察与肝硬化患者处理

对于肝硬化患者，术后 7 天内应积极开展护肝措施。这是因为肝硬化患者肝功能本就受损，手术可能进一步加重肝负担，积极护肝有助于促进肝功能恢复，减少术后并发症的发生。

2. 引流管观察与腹水处理

放置引流管的患者，应密切观察引流液的量和性质。若引流液呈腹水状，不可进行负压吸引，否则会导致腹腔渗液大量丢失，引发电解质失衡和低蛋白血症。此时，在加强护肝治疗的同时，可予以利尿治疗，同时避免使用肾毒性药物。

3. 胆漏与感染情况处理

若患者出现胆漏，应进行负压吸引，直至流出液中无胆汁后，方可拔除引流管。若合并感染，术后应持续吸引，在术后 7 ~ 10 天行 B 超检查，只有当囊腔闭合且无脓性分泌物时，才能拔除引流管，以此确保术后恢复顺利，防止感染扩散等不良情况。

六、术后并发症

1. 囊肿复发

术后数月囊肿复发，主要因素是开窗过小，残余囊壁过多，若未用无水乙醇灌洗，窗口被粘连封闭，囊壁不断分泌囊液，便会导致复发。

2. 出血

术中发现囊壁有血性渗出，应设法观察囊腔内有无活动性出血。若有少量渗血，可用去甲肾上腺素盐水注入腔内，使囊壁血管收缩；若有活动性出血，应在腹腔镜下缝合止血；如果出血较多，腹腔镜下无法止血，应果断中转开腹。此类患者应在残腔内放置一引流管，以便术后观察有无继续出血。一般术中止血彻底，术后较少发生大出血。

3. 顽固性腹水

多发生在先天性多囊肝开窗引流术后。多个囊肿开窗后囊壁内皮细胞分泌增加，分泌量大于腹腔吸收量，形成腹水。腹水产生后，血浆蛋白丢失，导致低蛋白血症促使腹水进一步增多，导致顽固性腹水。发现有少量腹水时尽早输注人血白蛋白，提高胶体渗透压，同时给予利尿剂。

第三节　腹腔镜肝左外叶切除术

一、手术适应证与禁忌证

（一）适应证

1. 病变位于 Couinaud Ⅱ、Ⅲ 段的患者

病变位于奎若分段法（Couinaud）Ⅱ、Ⅲ段的患者是腹腔镜肝切除术的最佳适应证。这一区域位置表浅，解剖关系清晰，便于操作，适合进行腹腔镜肝切除。肝左外叶解剖性切除可较为完整地切除病变区域，且创伤小，恢复快，被认为是腹腔镜肝切除的"金标准"，适合较为标准化的治疗方案。

2. 病变大小不影响第一、第二肝门解剖结构

病变大小应在不影响第一、第二肝门的情况下进行。一般而言，良性病变的大小不应超过 15cm，恶性肿瘤不超过 10cm，病变过大可能影响操作空间和暴露度，增加手术难度，且术中创面较大，容易导致渗血和并发症。因此，适当的病变大小有助于手术的安全性和效果。

3. 患者肝功能良好，肝功能（Child-Pugh）分级在 B 级以上

患者应具备良好的肝功能，Child-Pugh 分级在 B 级以上，且其他器官无严重器质性病变。术后剩余的肝组织应能满足生理需求，以确保安全性和术后恢复。这些条件有助于降低术后肝功能不全的风险，并确保手术后的康复效果，适合肝功能相对较好的患者。

4. 无肝胆疾病手术史

无肝胆手术史的患者更适合进行腹腔镜左外叶切除术。既往手术可能造成肝胆区粘连，增加手术难度和出血风险，而无手术史的患者腹腔镜操作相对更加顺利，创伤小且并发症少，因此对于无肝胆手术史的患者是较为理想的选择。

（二）禁忌证

1. 病变已侵犯下腔静脉或肝静脉根部

如果病变已侵及下腔静脉或肝静脉根部，由于腹腔镜手术中显露该区域较为困难，

控制出血更棘手，因此腹腔镜肝切除术不适合此类患者。这些位置的病变操作复杂，出血风险高，开腹手术更适合用于确保手术的安全性和有效性。

2. 肝癌伴肝内转移、门静脉癌栓或肝门淋巴结转移

当肝癌合并肝内转移、门静脉癌栓或肝门淋巴结转移，或肿瘤边界不清时，腹腔镜手术的操作难度增加，无法达到完整切除的效果。此类病情适合更广泛的暴露和分离，确保彻底切除癌灶，腹腔镜手术并不适宜。

3. 严重腹内粘连、肝硬化或门静脉高压

有上腹部手术史且腹内粘连严重的患者，或合并严重肝硬化、门静脉高压的患者不适合腹腔镜切除术。粘连可能影响手术视野，增加操作难度和并发症风险，严重肝硬化和门静脉高压患者则容易出现术中大出血，因此应避免此类手术。

4. 肝功能（Child-Pugh）分级为 C 级，或其他器官功能不全

对于肝功能分级为（Child-Pugh）C 级或有其他重要器官功能不全的患者，腹腔镜手术风险较高。该类患者肝功能储备不足，可能难以耐受手术带来的负荷，术后恢复困难且风险高，适合选择保守治疗或其他更安全的治疗方式。

二、术前准备

1. 影像学检查（如 MRI、CT 扫描、B 超等）

由于腹腔镜仅能探视肝表面，无法了解肝实质内情况，因此术前影像学检查尤其重要。术前影像要求能全面反映肝病变部位、大小、数目、边界及包膜、肝内转移、门静脉癌栓、肝门淋巴结及与肝大血管的关系等，以评估腹腔镜肝切除的可能性及指导手术入路。术前增强 CT 扫描和 MRI 三维重建有利于了解病变的主供血管和肝内其他结构的关系。

2. 肺功能检查

腹腔镜肝切除术时间长，气腹对全身血流动力学影响大。术中容易出现酸中毒。因此对既往有肺部疾病、吸烟及 50 岁以上患者应常规行肺功能检查。

3. 肝功能检测、肝储备功能评估

肝功能检测及肝储备功能评估对于手术意义重大。患者术前肝功能理想状态是维持在 Child-Pugh 分级 A 级，以此保障手术安全。同时，要做好术前准备工作，如备血、插胃管、留置导尿管等操作，确保手术顺利开展。

4. 特殊的腹腔镜器械和药物

（1）30°腹腔镜：是关键器械，它能弥补 0°腹腔镜在肝检查时的视野盲区，如肝的上方、后方和侧方区域，为手术操作提供更全面的视野，有助于精准地观察肝及周围组织情况，是腹腔镜肝手术顺利进行的重要保障。

（2）常用器械列举：无损伤钳、三叶或五叶牵开器是手术中的常用器械。这些器械在操作过程中能避免对组织造成不必要的损伤，并且能有效地牵开组织，为手术创造良好的操作空间，方便医师进行精准的手术操作。

（3）多种器械和材料备用：超声刀、连发钛夹钳等多种器械为手术提供了多种选

择。腔镜直线切割吻合器、可吸收夹等用于组织切割和固定。纤维蛋白凝胶、YAG 激光等也作为备选工具。同时，需要合适的持针器和单丝高强度缝合线，便于体内打结。结实且有封闭装置的标本袋也是必备的。

（4）中转开腹准备和血栓预防措施：术中必须备好开腹器械，确保中转开腹时能在 3min 内完成入腹步骤。另外，为防止下肢深静脉血栓形成，术中要常规使用下肢弹力绷带，这有助于保障患者的手术安全和术后恢复。

三、手术技巧

全身麻醉成功后，术者站在患者的左侧，一助站在患者右侧，二助站在患者左侧、术者右手边。术者位置根据利于手术的基本原则，可左右调整。脐周围 1 ～ 2cm 处做一小切口，建立 CO_2 气腹，腹内压设置在 15mmHg 以下。镜孔选脐下，肥胖患者可选脐上偏左，这样操作可使镜头手术野达到膈顶。其余各孔位于剑突下，肋下左右锁骨中线上及腋前线上。一般取 3 ～ 5 孔即可。布孔的原则如下：术野尽可能大，主操作孔在不干扰操作的情况下尽可能靠近病灶，辅助孔不干扰操作。肋缘下穿刺孔尽量连成直线，有助于在中转开腹时，切口成直线。继而用 30°内视镜头探查肝及邻近器官，包括肿瘤部位、大小、数目、肝表面有无转移灶、肝门淋巴结是否肿大、肿瘤是否与周围器官粘连及肝硬化的程度等。术中操作步骤如下。

（1）术中先观察病变部位及有无肿瘤转移，结合术前影像学资料，用术中镜下超声观察并判断脉管的走向。

（2）切断肝周围韧带，游离肝左叶膜：先用电刀或超声刀切断肝镰状韧带，这样有助于切断肝圆韧带、左冠状韧带及部分右冠状韧带，其中肝圆韧带和左三角韧带应用钛夹夹闭，以防出血造成麻烦。切断肝胃韧带，解剖分离肝静脉沟。在肝静脉沟中有时有变异的左肝动脉，手术时应注意。左肝静脉韧带分离时，助手用吸引器挑起左外叶，镜头术野从肝下进入，从第二肝门分离直至第一肝门。与开腹手术有所不同，腹腔镜下可垂直于肝面观察肝门解剖结构并做精细的分离。

（3）解剖第一肝门，控制入肝血流：在肝门板平面切断肝圆韧带后，结合术中超声明确其内门静脉矢状部走行，解剖分离出需要切除的Ⅱ段、Ⅲ段的脉管，分离清楚后直接用钛夹夹闭后离断，只有在脉管结构较多时使用腔镜直线切割吻合器离断。血管钳夹或结扎后，不需要阻断总的肝门血流。

（4）解剖第二肝门，控制出肝血流：于接近第二肝门处，腹腔镜下均可解剖分离出肝左静脉的分支，用钛夹夹闭。这一步骤非常重要，必须在切肝之前完成。一般用钛夹夹闭后切断肝。若肝静脉分支直径过粗，应用腔镜直线切割吻合器离断比较可靠。腔镜直线切割吻合器的应用要轻柔和准确，避免造成血管的撕裂出血。

（5）肝实质的离断：肝表面用电刀切开 1cm 厚即可，出血较少。对于深层含有较多细小脉管的肝组织，用超声刀切开效果可靠。肝左外叶切除的入路与开腹不同，选在肝圆韧带处，边分离，边深入，实质内脉管处理确切，使术中出血及术后胆漏减少。肝内血管分离清楚后直接用钛夹夹闭较可靠，盲夹效果不佳。

（6）最后用腔镜直线切割吻合器切断或用钛夹夹闭后切断肝左静脉的分支。注意仔细观察肝组织以排除出血、胆漏的可能，若有出血和胆漏发生应及时处理。对肝创面进行电灼止血，对显露出的脉管，则视其粗细予以钳夹或电灼处理。肝断面喷洒医用生物蛋白胶或覆盖止血纱布以预防术后出血和胆漏。常规放置腹腔引流管 1 根，由腹部右侧穿刺孔引出并固定。

（7）切除标本并装入标本袋，经扩大腹部 1 个穿刺切口后取出。对于恶性肿瘤，为防沾染种植，不可破碎肿块，切口应扩大至 3 ~ 5cm，约相当于标本最小直径的 1/2，即可完整取出标本。

为确保手术的安全性，术中出现以下情形时，应及时中转开腹或更改术式。

（1）腹腔内粘连广泛、致密，腹腔镜下分离困难，渗血多。

（2）肝硬化程度严重，伴较重门静脉高压，估计术后残肝功能难以代偿或预后不良者。

（3）肿瘤较大，影响第一肝门或第二肝门暴露和解剖者。

（4）术中出血量达 800mL 为中转开腹的警戒线，若出血量达 1000mL 仍不能完成手术者应立即中转开腹。

（5）肝静脉损伤，为防形成 CO_2 气栓，应尽快排出腹腔内气体减压，中转开腹。

（6）难以控制的突发性出血，肝内大血管出血或肿瘤破裂出血。

（7）肝癌合并肝内转移、门静脉癌栓、肝门淋巴结转移或肿瘤边界不清。

四、术后处理

1. 呼吸与氧分压管理

术后应保证患者有足够的通气量，持续吸氧。这是因为手术可能影响呼吸功能，充足的氧气供应可防止高碳酸血症和低氧血症的发生。提高肝血液的氧分压，有助于肝细胞的正常代谢，维持肝功能稳定，促进术后恢复。

2. 体征与并发症监测

密切观察患者血压、脉搏、尿量、腹部体征及腹腔引流情况。血压和脉搏能反映患者循环状态，尿量体现肾灌注和全身血容量。腹部体征及腹腔引流液的变化可帮助及早发现出血、胆漏等并发症，以便及时处理，保障患者安全。

3. 护肝治疗与监测

实施包括极化液、支链氨基酸、白蛋白等在内的护肝治疗。极化液可促进糖代谢，支链氨基酸有助于肝修复，白蛋白可维持胶体渗透压。同时，及时监测肝功能和凝血功能，根据结果调整治疗方案，维持肝正常生理功能。

4. 支持治疗与输血

进行支持治疗，纠正水、电解质及酸碱平衡紊乱。这是因为手术可能导致这些平衡失调，影响患者内环境稳定。必要时适量输血，维持患者血容量和携氧能力，保证身体各器官正常灌注和功能。

五、并发症及防治

1. 胆漏

在肝切除手术过程中，若小胆管被切断却未得到妥善处理，或胆管被血凝块阻塞，在术后便极易引发胆漏这一并发症。当出现少量胆漏时，通过保持持续的负压吸引，使胆汁能顺利排出，胆漏情况通常可自行痊愈。然而，若胆漏量较大，则需要进行开腹手术来处理。为有效预防胆漏，在病灶切除完成后，必须对肝创面进行细致检查。对于可疑存在胆漏的部位，可以采用水冲洗或用小纱布轻轻压迫后观察的方法。若发现有胆漏情况，应当及时进行缝扎处理，并放置引流管，确保胆汁能正常引流，避免胆漏引发更严重的问题。

2. CO_2 气栓

由于肝静脉与下腔静脉直接相连，在腹腔镜肝手术时，存在形成 CO_2 气栓的风险。一旦发生 CO_2 气栓，气体可随着血液循环进入心脏等重要器官，进而导致栓塞，严重情况下会对患者的生命造成威胁。尽管目前针对这一问题已经研究出多种预防方法，但实际应用效果并不理想。根据医师经验，在切除肝之前，于肝外对肝静脉进行结扎是一种可行的预防措施。不过，需要注意，这种操作具有较高的危险性，因为肝静脉的解剖结构复杂，操作不当可能会引发严重的出血等问题，因此在实施过程中必须格外谨慎。

3. 肿瘤破裂

肿瘤破裂多因肝切除线未选择好或肿瘤较大，在切肝过程中切破肿瘤，或手术器械戳破肿瘤。肝肿瘤破裂容易造成肿瘤腹腔内播散，一旦发生，应尽量将肿瘤组织吸尽，并用蒸馏水和抗癌药物反复冲洗腹腔。若肝血管瘤破裂导致出血凶猛，腹腔镜下不能有效止血或视野已受影响，应立即中转开腹。

第四节 腹腔镜右肝肿瘤切除术

一、概述

腹腔镜右肝肿瘤切除术是一种利用腹腔镜技术进行的肝右侧肿瘤切除手术。它主要用于治疗位于右肝的肝癌、肝转移瘤、肝良性肿瘤等病变。与传统的开腹手术相比，腹腔镜手术具有显著的优势，如创伤小、恢复快、住院时间短、术后并发症少等，能减少患者的术后疼痛和并发症，提高生活质量。

二、手术的适应证和禁忌证

（一）适应证

1. 病变位于右肝的库纳德（Couinaud）Ⅴ段、Ⅵ段、Ⅶ段、Ⅷ段

当肿瘤位于右肝的 Couinaud Ⅴ段、Ⅵ段、Ⅶ段或Ⅷ段，这些部位相对表浅且解剖位置清晰，适合腹腔镜右肝切除术。右肝范围内的肿瘤切除在腹腔镜下操作可获得良好

的视野和切除效果，是较为理想的手术适应证。该手术方式创伤小、恢复快，适合局限于右肝的患者。

2. 病变大小在不影响第一、第二肝门解剖结构的范围内

对于右肝的良性肿瘤，病变大小不宜超过 15cm；对于恶性肿瘤，不宜超过 10cm。若肿瘤过大，可能会影响肝门的正常解剖结构，导致操作空间受限，增加手术难度和风险。此外，较大肿瘤会增大切除创面，容易出现渗血，因此控制肿瘤大小可确保手术的安全性和效果。

3. 患者肝功能 Child-Pugh 分级在 B 级以上

患者应具备良好的肝功能，Child-Pugh 分级在 B 级以上，以确保术后肝功能代偿能力足够，且其他重要器官无严重器质性疾病。剩余肝组织能满足患者的生理需求，避免术后肝功能不全的风险。满足此条件的患者适合进行腹腔镜右肝肿瘤切除术，有助于安全、顺利地完成手术并促进术后恢复。

（二）禁忌证

1. 病变已侵犯下腔静脉或肝静脉根部

当肿瘤已侵犯下腔静脉或肝静脉根部，腹腔镜手术的显露非常困难，且难以有效控制出血。这类病变位于重要血管附近，增加了手术中的出血风险，可能导致不可控的严重并发症。因此，此类情况被视为腹腔镜肝切除的禁忌证，应选择更适合的手术方式。

2. 肝癌伴肝内转移、门静脉癌栓或肝门淋巴结转移

若肝癌合并肝内转移、门静脉癌栓、肝门淋巴结转移或肿瘤边界不清晰，腹腔镜手术难以达到根治效果。此类病变通常需要更广泛的切除范围以确保完整切除，腹腔镜手术无法满足彻底清除的需求，因此不适合采用腹腔镜右肝肿瘤切除术。

3. 严重腹内粘连、肝硬化或门静脉高压

曾有上腹部手术史并伴有严重腹内粘连的患者，或合并严重肝硬化、门静脉高压者，腹腔镜操作难度较大，且有较高的出血风险。这类情况增加了手术视野受限和术中并发症的风险，故为相对禁忌证。对于这类患者，通常建议选择开腹手术以保障安全性。

4. 肝功能 Child-Pugh 分级为 C 级或重要器官功能不全

肝功能 Child-Pugh 分级为 C 级的患者，或有其他重要器官（如心、肺、肾）功能不全者，腹腔镜手术风险较高，可能引发术后肝功能不全或其他并发症。此类患者术后恢复能力较差，难以承受手术带来的生理负担，因此不宜进行腹腔镜右肝肿瘤切除术，以免导致严重后果。

三、术前准备

（一）患者术前准备

1. 病情评估检查

进行常规检查、B 超、CT 扫描及 MRI，明确肿瘤大小、数目、位置、边界、包膜，及其和周围器官、血管、胆管的关系，有无转移病灶，评估腹腔镜肝肿瘤切除可能性。

实验室检查中肝功能检查尤为关键，有条件可做肝功能储备试验，为评估术后病情和肝可切除大小提供依据。同时进行凝血、肾功能、胸部 X 线检查、心电图检查，判断患者对手术和麻醉的耐受能力。

2. 肝功能较差患者处理

对于术前肝功能差、肝硬化严重者，给予适当的肝功能保护和全身支持治疗，改善全身状况后再手术，以此降低手术风险，提高手术安全性，减少术后并发症的发生。

3. 术前常规准备事项

术前常规胃肠减压、清洁灌肠、备血，必要时补充红细胞、血浆或血小板。同时适当补液并应用抗生素预防感染，保障手术顺利进行，避免术中及术后感染，维持患者身体的水、电解质平衡和正常生理功能。

（二）手术器械准备

1. 超声刀

超声刀为腹腔镜肝切除必备手术器械，随着新的腹腔镜下肝组织离断器械的不断出现，也可采用其他的器械，如百克剪等。超声刀以其特有的功能，离断肝组织时具有快速止血、对周围组织损伤小、烟雾少、结痂小等特点，适合用于腹腔镜下肝切除术。腹腔镜肝切除术的开展很大程度上依赖于腹腔镜下手术器械的出现及不断改进创新。

2. 连发钛夹钳

肝为血供丰富器官，且肝肿瘤周边血液供应更加丰富，出血为腹腔镜下肝切除术最大的难点。使用连发钛夹钳能术中快速夹闭出血的血管及各种胆管，同时不用反复更换钛夹，方便术者。

3. 取物袋

在腹腔镜下完成肿瘤切除操作后，肿瘤取出环节至关重要且要求严格。若处理不当，极易导致肿瘤细胞发生远处种植转移，严重影响患者预后。而取物袋的合理应用能有效避免这一问题。在取出肿瘤的过程中，将肿瘤装入取物袋内，可防止肿瘤与周围组织、器官接触，从而最大程度降低肿瘤细胞在腹腔内或切口处种植转移的风险，保障手术的治疗效果。

4. 氩气刀

氩气刀在腹腔镜肝手术中有着重要的止血作用。在手术操作过程中，肝创面常会出现小的渗血情况，此时氩气刀便能发挥其独特优势。通过氩气刀对渗血部位进行处理，能利用氩气的特性形成稳定的凝血环境，有效凝固出血点，达到理想的止血效果，而且对周围组织的损伤较小，有助于保持手术视野清晰，保障手术顺利进行。

5. 生物蛋白胶、生物夹等

生物蛋白胶和生物夹在腹腔镜肝手术中有着不可或缺的作用。生物蛋白胶可应用于肝断面的止血处理，它能在肝断面形成一层保护性的胶状膜，促进血液凝固，减少出血。生物夹则主要用于靠近肝门或重要血管、胆管的结扎操作。与金属钛夹相比，生物夹具有更好的生物相容性，在使用电刀切割时，能减少对周围管道的损伤，降低手术并发症的发生风险，保障重要结构的完整性。

6. 腔镜直线切割吻合器

对于靠近肝边缘的肿瘤，腔镜直线切割吻合器是一种非常有效的手术器械。在手术过程中，借助腔镜直线切割吻合器，可以直接对肿瘤进行楔形切除。这种操作方式能在切除肿瘤的同时，保证肝边缘组织的整齐切割和良好的吻合效果，减少对周围正常肝组织的损伤，缩短手术时间，提高手术效率，并且有助于患者术后的恢复。

四、手术技巧

（一）麻醉和体位

采用气管内插管静脉复合麻醉。患者取头高足低 30° 仰卧位，也可以根据需要调整体位，以最容易暴露操作的视野为主；同时也可调节左右体位幅度，一般取右高左倾位，要结合不同部位肿瘤进行调整，以适合手术的视野暴露。术者及助手位于患者左侧进行操作，另一助手位于术者对侧，手术护士位于患者右侧。

（二）手术步骤

1. 穿刺孔位置选择

采用 3～5 孔法操作。取脐下缘切一个 1～2cm 小切口，刺入气腹针建立 CO_2 气腹，气腹压控制在 12～14mmHg，并于脐下切口置入 10mm Trocar，插入 30 角内视镜镜头。常规直视下取剑突下及两侧肋下缘分别作切口后置入 10mm、10mm 和 5mm Trocar 管；同时也可结合不同部位的肿瘤适当调整置管孔的位置，以方便手术操作及视野暴露。布孔的原则如下：手术野尽可能大，主操作孔在不干扰操作的情况下尽可能靠近病灶，辅助孔不干扰操作。肋缘下穿刺各孔尽量连成直线，有助于在中转开腹时，切口成直线。布孔的关键是选择好适合超声刀和腔镜直线切割吻合器操作的穿刺点，使其操作方向与拟定的肝切线方向尽量一致。

2. 腹腔探查

置孔后置入 30° 角内视镜头观察肝及邻近器官，包括肿瘤部位、大小、数目、肝表面有无转移灶、肝门淋巴结是否肿大、肿瘤是否与周围器官粘连及肝硬化的程度等。必要时再用术中镜下超声进一步探查肿瘤的位置、大小、边界及其血供，协助判断肿瘤切除的可能性和选择可行的手术方案。

3. 肿瘤切除

肝边缘的小病灶局部切除，手术技术要求不高，不应解剖第一肝门和第二肝门的脉管结构。探查腹腔后，明确肿瘤所在位置、肿瘤大小，看清肿瘤边缘，不能完全明确者可以借助术中超声进行肿瘤边缘定位，同时了解肿瘤周围是否有重要的血管、胆管，以免切割过程中损伤到相应的管道。根据肿瘤所在位置的不同，切断肝相应韧带，部分游离肝后，距病变 1～2cm 处，用电刀切开肝包膜，一些研究显示这个距离是合理的。进一步用超声刀切割离断深部肝实质，对于小的出血点，可以直接电凝止血。当遇到大血管、胆管时，必须使用钛夹夹闭，随时冲洗、吸引，以保持术野干净、清晰。对于较大范围的局部切除，由于肝断面较大，又不能和规则型肝切除一样处理入肝血流和出肝血流，为减少出血，可利用术前影像学资料，尤其是病变部位血管影像重建，判断肿瘤局部的主供血管。通过术中超声在术前影像学资料判断的位置寻找主供血管，切开肝实质，处理主供血管，随后切断其余肝实质。切下病灶后，要对肝创面用氢气刀、高频电刀或电凝棒进行彻底止血，喷洒医用生物蛋白胶或覆盖止血纱布。是否放置引流管，视肝断面的大小及止血情况决定，一般情况可以在术毕放置一根细乳胶管，术后一天无引流液后可以再行拔除，相对较为安全。切除标本装入标本袋，经扩大腹部 1 个穿刺切口 3 ～ 5cm（一般取脐下穿刺孔）后取出，女性已婚患者尚可从阴道后穹隆切开取出。

4. 仔细止血

若需要放置引流管者一并放置，再次检查腹腔内有无出血或引流不彻底，如无则可解除气腹，妥善固定各引流管。切口经皮内缝合，以创可贴敷盖。

腹腔镜肝切除术有其自身的一定局限性，开腹下肝切除术遇到各种情况可以直视下直接处理，而腹腔镜肝切除术由于借助于器械完成，没有一定的直接接触感觉，操作起来很大程度上依赖术者的经验。

为确保手术的安全性，须中转开腹或更改术式，同腹腔镜左肝外叶切除术。

五、并发症

1. 肝功能损害

肝良性肿瘤行局部切除，较少引起肝功能损害，但是对于有严重肝硬化的肝癌患者，局部肿瘤切除术后，尤其是术中出血较多的患者，术后会出现腹水、黄疸等症状。术后出现肝功能损害患者，应加强保肝治疗，输注人血白蛋白，必要者输注血浆等。同时注意监测肝功能的各项生化指标及肾功能的指标，防止出现肝肾综合征。复查各项电解质，维持电解质平衡。

2. 腹水

大多数肝切除术后患者因为术中操作对肝的影响多少会出现一定量的腹水，大多是因为有严重的肝硬化，术后肝功能较差，低蛋白血症。术后监测肝功能，给予保肝治疗，输注人血白蛋白等处理后，于术后一周内腹水消退，术后引流管要保证通畅，将腹水引流出，以免对机体造成不良影响。

3. 肿瘤种植

肝恶性肿瘤切除过程中或从腹腔内取出过程中，瘤体的破裂造成腹腔内或腹壁的种植性转移，一般在术后 2 ～ 3 个月内发现，大多是术后行 B 超或 CT 扫描时见腹腔内有小的散在肿块或腹壁局限性隆起，一般不伴明显的临床症状。一旦发现有种植性转移，应积极再行手术治疗。广泛转移者行术后放射治疗和化学治疗，可有一定的疗效，肝内转移者可以行介入治疗。

4. 肿瘤复发

肝恶性肿瘤一年内复发率较高，大多是因为术中操作时挤压肿瘤，使肿瘤细胞经肝内转移或在肿瘤切除中边缘不清楚，切除不完整。术中借助腹腔镜下超声明确肿瘤界限，适当增加切缘至肿瘤的距离，可以免肿瘤切除的不完整性。术后 3 ～ 6 个月复查后行介入治疗在一定程度上能减少术后肿瘤复发。

第七章　胆道疾病微创手术

第一节　腹腔镜胆囊切除术

一、概述

腹腔镜胆囊切除术是一种微创手术，用于治疗胆囊结石、胆囊炎、胆囊息肉等胆囊疾病。该术式通过腹腔镜技术，在腹部做出数个小切口，通过这些切口插入腹腔镜和手术器械，将胆囊切除并从体内取出。与传统开腹胆囊切除术相比，腹腔镜胆囊切除术创伤小、术后疼痛轻、恢复快，且住院时间短。

二、手术适应证和禁忌证

（一）适应证

1. 有症状的胆囊结石合并胆囊炎

对于有症状的胆囊结石患者，若同时合并慢性或急性胆囊炎，腹腔镜胆囊切除术是首选治疗方法。症状如右上腹疼痛、发热、恶心等，影响生活质量。手术能有效缓解症状并预防胆囊炎反复发作，避免进一步并发症。

2. 胆囊息肉样病变

无症状的单发胆囊息肉，直径大于 1cm 者有恶变风险，应考虑手术切除。若直径小于 1cm，建议先观察并随访，注意其生长情况。若息肉生长较快，也应进行切除，以预防恶变风险。

3. 有症状的胆囊胆固醇沉积症及其他病变

对于有症状的胆囊胆固醇沉积症、胆囊腺肌样增生、胆囊神经内分泌瘤等，腹腔镜切除是适宜选择。这些病变通常导致胆囊功能障碍和反复发作的上腹不适，通过手术切除可以有效缓解症状，改善生活质量。

（二）绝对禁忌证

1. 严重心功能、肺功能障碍且不能耐受全身麻醉者

患者若存在严重的心肺功能障碍，或无法耐受气管插管和全身麻醉，则不适合接受腹腔镜胆囊切除术。全身麻醉和手术过程中可能增加心肺负担，导致不可控的风险，因此此类患者应避免该手术方式。

2. 腹腔内广泛而严重粘连者

有严重腹腔粘连的患者，由于腹腔镜操作空间受限，器械难以在粘连区域进行有效分离，增加了损伤器官的风险。此类情况无法保证手术安全，通常应改为开腹手术以避

免并发症。

3. 不宜建立人工气腹者

在无法安全建立人工气腹的情况下，如存在腹内高压或其他特殊情况，腹腔镜手术难以进行。人工气腹是腹腔镜手术的必要条件，若无法建立则无法提供足够的操作空间，手术风险过大，不建议选择腹腔镜手术。

（三）相对禁忌证

1. 上腹部手术史

既往有上腹部手术史的患者可能导致腹腔内粘连，使腹腔镜操作空间受限，增加了手术难度和损伤周围器官的风险。此类患者在进行腹腔镜手术时应慎重，视粘连情况决定是否转换为开腹手术。

2. 妊娠

妊娠期患者进行腹腔镜手术应谨慎，尤其在妊娠早期和晚期，手术可能影响胎儿发育或导致早产、流产等风险。妊娠期手术通常选择保守治疗，若非必要，尽量延迟至产后进行，或在妊娠中期根据情况慎重选择。

3. 肝硬化合并门静脉高压症

肝硬化患者伴门静脉高压时，腹腔镜手术中容易引起出血，增加术中和术后出血风险。此类患者操作难度大，出血控制困难，应评估其风险，可视病情考虑开腹手术或保守治疗。

4. 中度、重度凝血功能障碍

凝血功能障碍会导致术中出血不容易控制，增加手术风险。对于中、重度凝血障碍的患者，术前应进行凝血功能纠正，若无法纠正或风险仍高，建议避免腹腔镜手术，以减少严重出血的可能性。

（四）中转开腹的适应证

1. 术中出血无法控制

在腹腔镜手术过程中，若出现术中出血且难以通过腹腔镜手段有效控制，必须及时中转开腹。开腹手术可提供更好的视野和操作空间，有助于迅速止血，避免术中大量失血导致的危及生命的风险。

2. 胆囊癌

若术中发现胆囊癌，尤其是进展期胆囊癌，应中转开腹以确保彻底切除及清扫区域淋巴结。早期胆囊癌在腹腔镜下可能处理，但对进展期病例，开腹手术更有助于完成完整切除并降低肿瘤播散风险。

3. 无法辨认正常解剖结构或发现解剖异常

在无法明确胆囊、胆管及周围结构的解剖关系，或遇到解剖异常的情况下，腹腔镜操作存在高风险。中转开腹可帮助外科医师更准确地辨认解剖结构，避免损伤胆管和其他重要结构。

4. 与肝外胆管形成内瘘或致密粘连

当胆囊与肝外胆管形成内瘘且瘘口难以在镜下修补，或患有严重萎缩性胆囊炎并伴致密粘连，腹腔镜操作难度高，建议中转开腹。开腹手术便于分离和修补，减少胆管损伤和其他并发症的风险。

（五）腹腔镜胆囊切除术（LC）术毕置引流管适应证

1. 胆囊床止血不满意

若术后胆囊床的止血效果不佳，为预防术后出血引起的并发症，应放置引流管以便术后观察出血情况，并及时引流积血，降低血肿的风险，便于后续处理。

2. 粘连严重，分离组织较多且有肝及较大血管损伤

在胆囊与周围组织粘连严重、分离过程中损伤了肝或较大血管时，放置引流管可以有效排出术后渗液或血液，避免积液形成，降低感染风险，确保术后恢复顺利。

3. 胆囊管夹闭不满意或胆囊积脓、破损污染

若胆囊管夹闭不完全或胆囊破裂导致腹腔污染，置入引流管有助于引流积液或污染物，降低腹腔感染风险，确保术后腔内环境的清洁和愈合。

4. 中转开腹手术者

在术中出现情况应中转开腹的患者，放置引流管可以监测术后渗出情况，及时排出腹腔内渗液或血液，便于早期发现并发症，确保术后安全。

三、术前准备

（一）术前检查

1. 详细询问病史

全面了解患者心、肺功能状况，仔细排查是否存在潜在凝血功能障碍，重点关注有无黄疸或并发胰腺炎情况，这些信息对于评估手术风险和制订手术方案至关重要。

2. 肝功能及胆系B超检查

这两项是术前必查项目。若检查结果出现明显异常，应进一步深入检查，以此来明确是否存在胆总管结石，为后续治疗提供依据。

3. 胆总管结石处理

若术前确诊患者有胆总管结石，可考虑在术前内镜下十二指肠乳头切开取石，或在LC术中同时行内镜乳头切开取石，也可以选择腹腔镜下胆总管切开取石术，具体方案应综合评估。

4. 胰腺炎病史及相关提示

若患者既往有胰腺炎病史，B超显示胆囊内多发小结石，且血清直接胆红素或碱性磷酸酶（AKP）轻度升高，这提示可能存在胆管结石。此时可进行术中荧光透视胆系造影或术前磁共振胰胆管造影（MRCP）以进一步明确诊断。

5. 结石较大但胆管正常情况

若患者胆囊内结石体积较大，但B超显示胆管系统正常，同时生化指标也正常，

一般可认为不存在胆总管结石，这种情况下通常不进行常规胆道造影。

（二）预防性使用抗生素

LC 术后手术区域的感染发生率为 1% ～ 4%。一般不推荐预防性使用抗生素，如要使用，可在术前 15 ～ 30min 静脉注射第二代头孢类抗生素等药物，并可于术后再追加使用一次。但若患者曾行胆系重建、年龄大于 70 岁、服用免疫抑制剂、体内装有假体等或考虑胆囊内有细菌（如近期有过胆绞痛发作），则必须预防性使用抗生素。

（三）预防深静脉栓塞

尽管有研究表明腔镜术中股静脉血流速度减低，但目前没有研究表明使用药物能降低深静脉栓塞（DVT）发生率。由于 DVT 发生率一般在 1% ～ 3%，尚需要大量病例来表明预防性用药的优点。需要注意并预防性用药患者如下：既往有深静脉血栓形成（DVT）史，肿瘤或肥胖患者，手术时间超过 2h，年龄超过 40 岁等。

（四）其他

清洁腹壁皮肤，尤其是脐部。一般无须肠道准备，有便秘史者，术前可行清洁灌肠，手术当天晨禁食。术前应向患者家属说明 LC 的特点和局限性，术中有转为常规开腹手术的可能。

四、手术技巧

（一）普通胆囊的 LC

1. 麻醉方式

一般均在气管内插管全身麻醉下行 LC。

2. 患者体位、术者位置、套管位置

患者取 15°～ 25° 头高足低仰卧位，并向左侧倾斜 10°～ 20°。手术医师站在患者左侧，助手站在患者右侧。

（1）经典四孔法 LC：先沿脐下缘或上缘做一长约 10mm 的弧形切口，深及皮下即可。置入气腹针，注入二氧化碳气体，建立气腹，直至腹腔内压力达 1.7 ～ 2.0kPa(13 ～ 15mmHg)，此时腹腔内一般已有足够大的空间，适合手术操作。拔出脐部气腹针，插入 10mm 套管，拔出穿刺锥，连接气腹机，放入腹腔镜。用腹腔镜检查腹腔内各器官情况，观察胆囊大小、位置及其与周围器官关系。在腹腔镜和电视屏监视下，于正中线剑突下稍偏右处、右肋缘下锁骨中线处、右肋缘下腋前线处，分别置入 10mm、5mm 和 5mm 的三个套管。剑突下套管为术者主要操作路径，可置入解剖钳、电凝钩（铲）、剪刀、施夹器及冲洗吸引管等。另外两个 5mm 套管路径为辅助操作孔，可置入抓钳、胆道造影管等。

（2）三孔法：即省去右肋缘下腋前线处戳孔，减少一个 5mm 辅助操作孔。胆囊息肉样病变和简单的胆囊结石病例可行三孔法 LC，复杂的 LC 宜选择四孔法。

3. 手术步骤

（1）显露胆囊：用腹腔镜检查腹腔内各器官情况，观察胆囊大小、位置及其与周围器官关系。胆囊与周围网膜或肠管等粘连如不影响术野显露及操作，无须分离，如需要分离上述粘连，注意应尽量靠近胆囊侧进行分离。

（2）显露胆囊三角：牵拉胆囊以显露胆囊三角，如若胆囊张力较高，不容易钳夹，可先行胆囊穿刺减压再行手术操作。一般由助手经腋前线孔使用无损伤抓钳钳夹胆囊底部并将胆囊向右上方肝上缘方向牵拉，术者经锁骨中线孔使用无损伤抓钳钳夹胆囊壶腹并向上外侧牵拉，牵拉壶腹时应偏向外侧，这样可避免胆总管与胆囊管呈一条直线，避免夹闭或误切损伤胆总管。

（3）解剖分离胆囊三角并切除胆囊：从壶腹部开始，将胆囊壶腹周围腹膜从胆囊分离，切开浆膜游离胆囊管，游离完成后，分离钳轻轻钳夹胆囊管，确定内无结石后于胆囊颈部近壶腹处放置一个钛夹，距胆总管 0.3cm 处放置另外 2 个钛夹或一可吸收夹，于近壶腹部钛夹近侧剪断胆囊管。若胆囊管过粗或水肿明显，可使用 3-0 可吸收线缝扎胆囊管近端或行逆行胆囊切除，最后使用圈套器套扎胆囊管近端或行可吸收线缝扎。

切断胆囊管后，在胆囊三角区或胆囊颈淋巴结附近，靠近胆囊小心分离胆囊动脉，它多位于胆囊管后上方，呈白色条索状。电钩游离适当距离，在其近端上钛夹或可吸收夹，远端可不施夹而直接用电钩离断。部分胆囊动脉位于胆囊管前面或下面，此时可先处理动脉后处理胆囊管；部分胆囊动脉与胆囊管并行，可与胆囊管共同施夹后剪断；部分胆囊动脉有变异或太细，此时无须强行分离，在胆囊与胆囊床间隙分离切除胆囊即可。如果分离胆囊动脉过程中遇到出血，量少并且视野显露清楚时可直接用电凝止血；出血较多时应将血液吸尽看清出血部位，再用电凝或钛夹钳闭，注意避免胆道损伤。

切断胆囊管和胆囊动脉后，提起胆囊壶腹并向上外翻，充分显露胆囊与胆囊床间隙，用电钩仔细分离和切断其间的纤维结缔组织。注意适当掌握剥离胆囊的深度，过浅容易分破胆囊，过深则可能损伤肝组织导致肝面出血或术后迷走胆管漏。胆囊剥离有顺行及逆行两种方法，也可以根据胆囊具体情况采用顺逆行结合的方式剥离胆囊。

若胆囊肿大、胆囊床较为松弛或位置较深时，则分离完壶腹部后，可从胆囊底部开始逆行分离胆囊；若胆囊床深入肝面，剥离时可保留肝面部分胆囊壁，避免剥离过深损伤肝造成出血，待胆囊完全切除后可电灼破坏残余胆囊壁黏膜；若胆囊内压力高，胆囊张力大，难以牵拉，显露极为困难，此时可用细针穿刺胆囊减压以利于手术操作。

胆囊分离过程中若意外损伤胆囊，使胆汁或结石溢出，此时可用无损伤抓钳或大号钛夹将破口钳闭，同时用吸引器吸出腹腔内胆汁并吸尽胆囊内剩余胆汁。小的结石可随胆汁一起吸出，稍大的结石可用取石钳钳出或置入标本袋中与胆囊一起随后取出。如果结石取出时直接接触腹壁戳孔，应注意立即冲洗腹壁戳孔。应及时取出结石，避免残留于腹腔或腹壁戳孔内造成术后并发症。

胆囊切除后将其暂时置于右肝前外侧，吸引器仔细冲洗胆囊床创面，发现出血可用电凝、钛夹夹闭血管，并用激光或氩气刀止血。但若损伤位置较深，不宜使用电凝止血，以免损伤肝内血管而造成更多出血，此时先用纱布压迫出血处至出血停止或减少，再行电凝止血或置入吸收性明胶海绵填塞等，一般可止住出血。若仍然不能止血，则在腹腔镜下对出血部位行"8"字缝合止血。

（4）取出胆囊，冲洗腹腔，放置引流管：胆囊和结石标本经脐下或剑突下戳孔取出。胆囊息肉样病变和小的胆囊结石标本可经剑突下戳孔取出，胆囊内充满结石或结石较大或胆囊壁增厚，则宜经脐下戳孔取出手术标本。

在腹腔内用胆囊抓钳或取石钳抓住胆囊颈部或胆囊管残端钛夹处，将胆囊拖入脐下或剑突下套管内，连同套管、胆囊一并往外拉至皮肤处。此时胆囊部分露出体外，若结石不大，轻轻旋转牵拉整个胆囊即可拔出。若胆囊内为多发性结石或结石较大，可先适当延长脐下戳孔或先用长弯血管钳或剪刀沿胆囊壁光面伸入腹腔扩张戳孔，再拉出胆囊；若结石过大，可将戳孔外胆囊壁敞开，用取石钳将结石捣碎或钳出部分结石后，再取出胆囊。若胆囊肿大，胆囊壁水肿增厚，或胆囊结石直径大于 2cm 或属于充满型胆囊结石，应将胆囊置入标本袋中，并且将皮肤、筋膜上下切开适当长度，用胆囊抓钳将标本袋拉入套管内，连同套管、标本袋一并往外拉至皮肤处。将胆囊及标本袋一并取出。

胆囊取出后，应仔细检查腹腔，充分显露胆囊床，尤其注意观察胆囊管和胆囊动脉残端，用生理盐水冲洗，同时注意十二指肠和横结肠，若发现胆囊床渗血或胆汁渗漏，可在处理胆囊床后，再用生理盐水冲洗。若胆囊床无出血，肝下间隙干净，肝外胆管无损伤可结束手术。

术中若意外戳破胆囊，但溢出胆汁经充分冲洗吸尽，冲洗液清亮，也可不放置引流管，结束手术。若手术野污染严重，虽经冲洗吸引仍不理想，或胆囊炎症明显、手术创面较大、胆囊三角处理不满意、术后手术野和肝胆囊床有少量渗血、胆漏、积液可能者，则应在肝下间隙放置引流管。常用 5mm 负压引流管，由剑突下套管进入腹腔，将引流管放在肝下间隙或小网膜孔处，再由腋前线孔引出，引出端接负压引流球，以便充分引流。

（5）解除气腹，关闭戳孔：关闭气腹机，直视下退出操作器械，用吸引器吸尽腹腔内 CO_2，直视下逐个退出套管，避免盲目退出器械和套管时损伤内器官。有时各戳孔深面会有出血，可用电凝或缝扎止血。剑突下及脐部戳孔（特别是脐部戳孔）处皮下组织及筋膜等需缝合 1～2 针以确保完全关闭，以免术后发生切口疝，其余两孔不必行筋膜缝合，若无渗血拉拢和对齐皮肤后可用输液贴等直接粘贴。剑突下和脐部伤口，一般采用可吸收线行皮内缝合，术后无须拆线，以利于患者早期出院。

（二）困难胆囊的 LC

1. 急性胆囊炎或胆囊穿孔

术中均见胆囊胀大、壁充血，浆膜失去光泽，所有病例均有胆囊黏膜或胆囊壁不同程度的部分或全部坏死，大部分病例胆囊被网膜、肠管包绕。穿孔部位可为胆囊颈部、体部、底部甚至多处穿孔。腹腔镜下观察胆囊坏死及粘连情况后，在胆囊底部穿刺减压便于牵拉。采用电凝钩锐性和钝性游离法，解剖游离出胆囊管及胆囊动脉，辨清胆囊三角的解剖关系。肝下间隙常规冲洗，并放置引流管。严重炎症及水肿致胆囊三角解剖结构不清者，可行保留胆囊管或部分壶腹部的胆囊大部切除术，残留的壶腹部用可吸收线缝合关闭。腹腔镜胆囊大部切除术尤其适用于术前 B 超或磁共振胰胆管成像（MRCP）等检查示胆囊壶腹部较大结石嵌顿者。对特别困难的病例，应及时行中转开腹手术。术后注意肝下、膈下，甚至盆腔有无积液，无明显积液方可拔除引流管。合理进行 LC 及适时中转开腹手术，急性胆囊炎行 LC 是安全有效的。手术时机的把握最为重要，早期手术是关键。治疗原则应为切除病灶，腹腔冲洗引流，控制感染。

2. 解剖功能（Mirizzi）综合征

Mirizzi 综合征是对腹腔镜外科医师的一种考验。MirizziI 型和 II 型依靠术者的经验积累和耐心细致的操作是可以完成 LC 的，部分 II、III 及 IV 型建议行中转开腹手术。Mirizzi 综合征 LC 过程中，分离粘连是最关键的步骤。胆囊颈部结石嵌顿常伴胆囊充血、水肿、积脓、胆汁混浊等，胆囊周围及肝被大网膜等组织包裹粘连，胆囊三角解剖不清。如为膜性粘连，可用分离钳撕开粘连；如为紧密粘连，不可强行分离。此种情况可采用电凝钩锐性分离和冲吸管钝性剥离，尤其胆囊三角周围广泛粘连时，利用冲吸管边冲、边吸、边剥、边找间隙。处理 Mirizzi 综合征时所有的分离及有创操作必须紧贴胆囊完成。应注意以下 4 点。

（1）胆囊管或胆囊颈部结石紧密固定者，可先行剖开胆囊取出结石，后再行解剖和分离。

（2）局部残留少量胆囊壁瘢痕组织并不会对患者造成不良影响，相反勉强分离极易造成胆管损伤。

（3）对胆囊管因炎症反应已闭合者，不必强行分离，否则将增加发生胆管损伤的机会。

（4）妥善放置腹腔引流管。

3. 内瘘胆囊与胃肠道内瘘

内瘘胆囊与胃肠道内瘘比较少见，多见于有长期胆道症状的老年人，约占同期胆道手术的 1.5%。内瘘中最多的是胆囊十二指肠瘘，其次为胆囊结肠瘘，再次是胆囊与胃和空肠形成内瘘。

（1）当患者具有以下特征时应警惕胆囊内瘘的可能：①中老年患者，有长期胆道病史。②B 超提示萎缩性胆囊炎、胆囊多发性结石或充填型结石。③B 超、CT 扫描或腹部 X 线片提示胆囊或胆道积气。④反复发作胆道症状伴无明确原因的腹泻。⑤曾呕吐胆石。

（2）腹腔镜下瘘口的处理可以采用下述方法：①对于较细的瘘管可以套扎或用可吸收夹直接夹闭。②用 3-0 带针可吸收缝线沿肠管纵轴方向连续或间断缝合，通常缝合一层即可，该法几乎适用于所有类型的瘘管。③如果肠管缺损较大，应行造瘘以免造成狭窄。④使用腔镜直线切割吻合器（Endo-GIA）切断闭合瘘管。此法安全简便，但费用较高。

所有病例均应在瘘管封闭处放置引流管。常规放置胃管，并在术后使用生长抑素促进瘘口愈合。如腹腔镜下处理胆囊内瘘有困难，则要果断中转开腹手术。

五、术后处理

1. 早期活动益处多

积极鼓励患者术后早期下床活动，进行深呼吸、咳嗽与咳痰。这不仅能降低肺部并发症的发生概率，而且有助于胃肠功能尽快恢复，同时可减少深静脉血栓形成，对患者术后康复意义重大。

2. 饮食恢复指导

手术顺利者，术后 5 ～ 6h 可开始进流质饮食，之后逐步过渡到半流质和普食。而其他患者则应待胃肠功能恢复、肛门排气后再进食，保障胃肠消化吸收功能正常运转。

3. 抗生素使用原则

手术顺利且无并发症的择期手术患者，术后通常无须继续使用抗生素，或仅静脉注射一次。但对于伴有糖尿病、年老体弱或术中胆汁污染腹腔、渗血较多的患者，为预防术后感染，应依据具体情况合理使用抗生素。

4. 引流管放置问题

一般 LC 术后不放置引流管。然而，若术中操作困难，术后有出血、胆漏或感染风险，则应放置腹腔引流管，并密切留意引流液性状和量，无异常可在术后 24 ～ 48h 拔除。

5. 黄疸和胀痛的处理

LC 术后若患者出现黄疸和腹部胀痛，可能是胆总管结石残留或肝外胆管损伤。此时应密切观察患者，进行 B 超和肝功能检查，必要时行经内镜逆行胰胆管造影（ERCP）或 MRCP 等检查，以便尽早诊断并及时治疗。

六、并发症

1. 胆管损伤

胆管损伤是腹腔镜胆囊切除术中最严重的并发症之一，可能由于解剖不清或误伤所致。损伤后可能出现胆漏、黄疸，甚至感染性休克。严重胆管损伤需要再次手术修复，有时应行胆肠吻合术。术前评估和术中小心辨认胆管结构可降低发生风险。

2. 胆漏

胆漏通常发生于胆囊管结扎不完全或胆管受损的情况下，会导致胆汁流入腹腔，引发腹膜炎。患者术后表现为腹痛、发热、黄疸等，应引流和抗感染治疗，严重者可能需再次手术修复。术中确保胆囊管夹闭彻底和解剖辨认清楚，可有效预防胆漏。

3. 出血

出血是术中和术后常见的并发症，可能来源于胆囊床、肝、胆囊动脉等部位。术中出血可能导致手术中断甚至需要中转开腹处理，而术后出血可能形成血肿或腹腔积血，导致腹痛和低血压。放置引流管有助于早期发现出血，术中注意止血措施以降低风险。

4. 感染

术后感染可能表现为腹腔感染、胆囊脓肿或切口感染，通常与胆囊破裂污染腹腔或术中无菌操作不当有关。患者可能出现发热、腹痛和切口红肿等症状。预防措施包括手术过程中的无菌操作和彻底清理胆汁溢出，必要时放置引流管以引流污染液体。

第二节　腹腔镜术中胆囊造影术

一、概述

腹腔镜术中胆囊造影术是一种在腹腔镜胆囊切除术过程中使用的影像学技术，用于明确胆管的解剖结构、评估胆道通畅性和排除胆总管结石等病变。其主要目的是通过造影剂注入胆囊管，使胆道系统在影像学检查中显影，从而帮助外科医师在手术过程中更清晰地辨别胆囊与胆管结构，降低胆管损伤风险。造影操作通常在腹腔镜引导下进行，通过细导管将造影剂注入胆囊管，然后通过 X 线透视或摄片观察胆道显影情况。

二、手术适应证和禁忌证

（一）适应证

1. 胆道系统解剖不清楚或不肯定

在手术中无法明确辨认胆囊与胆管的解剖结构，或解剖关系复杂不清时，胆囊造影术有助于清晰地显示胆道系统的走向和分支结构，从而避免误伤胆管。该操作对解剖结构模糊或存在异常的患者尤为重要，可帮助提高手术的安全性。

2. 术前影像学检查显示胆管内有可疑结石

若术前 B 超、胆道造影或 MRCP 等检查显示胆管内有可疑结石，通过术中胆囊造影可以进一步确认结石的存在及其位置。此技术可帮助确定是否需要处理胆总管结石，避免残留结石导致术后并发症。

3. 怀疑胆管结石或其他病变

对于有黄疸、胆管炎或胰腺炎病史的患者，或术前血胆红素、转氨酶、碱性磷酸酶或淀粉酶升高，提示胆管系统可能存在结石或病变。胆囊造影术可进一步明确胆道是否阻塞或扩张，有助于及时发现胆管结石或其他病变，为手术决策提供依据。

（二）禁忌证

1. 胆囊管过短、过细或已闭塞

当胆囊管过短或过细时，导管插入困难，造影剂不容易顺利注入；若胆囊管已闭塞，造影剂无法进入胆道系统，无法达到造影目的。这种情况下进行胆囊造影术风险较大且难以获得准确影像，因此应避免此操作。

2. 严重的胆囊炎伴胆囊周围粘连

严重胆囊炎患者通常伴随胆囊周围广泛的粘连，使胆囊管显露和导管插入难度加大，增加手术风险。此外，炎症可能影响胆道的通畅性，造影效果不佳，因此严重胆囊炎患者不适合行术中胆囊造影术。

3. 对造影剂过敏的患者

造影剂可能引起变态反应，尤其对碘过敏者风险更高。对造影剂过敏的患者使用胆囊造影术可能导致严重的变态反应，甚至危及生命，因此应避免该操作，选择其他不需要造影剂的替代方法。

三、术前准备

1. 基础准备

术前准备工作与腹腔镜胆囊切除术相同。这些常规准备是手术顺利开展的基础，涵盖了多方面内容，包括对患者身体状况的评估、术前医嘱等相关事项，确保患者身体状态适宜手术，同时为手术操作创造良好条件。

2. 胆道造影设备准备

要做好术中胆道造影 X 线透视或 X 线摄片准备。这需要配备 C 型臂 X 线机或一般移动式 X 线机，以满足术中造影成像需求，为胆道情况的观察提供清晰准确的影像依据，保障手术医师能准确判断胆道状态。

3. 造影器械与试剂准备及过敏试验

准备好胆道造影用的器械，如胆道造影钳（或胆管造影引导管）和造影管（或输尿管导管）。造影剂通常选择复方泛影葡胺。此外，术前必须为患者做碘过敏试验，避免因造影剂过敏引发严重不良反应，保障患者在造影过程中的安全。

四、手术技巧

（一）手术体位

手术体位同腹腔镜胆囊切除术，即取头高足低和向左侧倾斜的仰卧位。当插入造影导管后，可将手术床改成水平位，然后导管内注射造影剂进行 X 线透视或拍摄 X 线片，手术室应设有 X 线防护屏。

（二）手术操作步骤

1. 经胆囊管插管造影

术中先解剖胆囊（Calot）三角，尽量从胆囊体和颈连接部（或胆囊壶腹部）开始向下解剖和分离。在显露胆囊管后，用钛夹夹闭胆囊颈和胆囊管的交界处。在胆囊管钛夹靠胆总管侧用剪刀做一个小口，此时可有胆汁流出。将经右腋前线套管插入的抓持胆囊底部的无损伤抓钳移至胆囊壶腹部，撤离原经右锁骨中线套管途径抓持胆囊壶腹部的无损伤抓钳，改行插入胆道造影钳将造影管插入胆囊管，然后用胆道造影钳直接钳夹固定胆囊管和造影管。也可使用简易的胆道造影导管和造影管，然后用钛夹固定；也可经剑突下套管途径插管行胆道造影。若无具备荧光增强设备和带电视屏的 C 型臂 X 线机及可摄片的手术床，只要有可移动式床边 X 线机，再在普通手术床上加一个放 X 线片匣的木盒，就能进行术中胆道造影摄片，且一般均可解决问题（图 7-1～图 7-3）。

固定造影管的施夹钳有专用的施夹钳或一般的施夹钳。用后者时，术者要逐渐用力夹紧钛夹，同时助手缓慢注射生理盐水，当助手感到注射有适当阻力而胆囊管开口处无生理盐水漏出时，术者停止钳夹。如应用的造影管前部一小段为金属管时，则可较方便钳夹而不会夹闭造影管。造影完毕后用分离钳拔出固定造影管的钛夹，然后退出造影管。

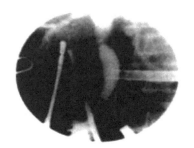

图 7-1　胆总管下端结石图

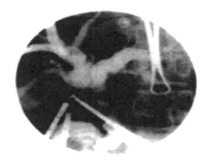

图 7-2　肝内外胆管显著扩张，胆总管内多处结石负影，胆总管下端不全梗阻

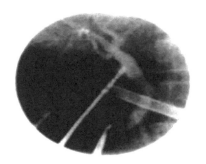

图 7-3　胆总管下端结石梗阻

造影管的体外端经三通开关连接两个注射器，一个注射器内为造影剂常用 76% 复方泛影葡胺注射液，再加生理盐水稀释到 20% ～ 40%，另一注射器内为生理盐水，在将造影管插入胆囊管前，先静脉注射生理盐水，将三通开关和造影管内的空气排净，有时边推水边插管有利于导管插入。

将患者体位放平，放置好 C 型臂 X 线机或一般移动式 X 线机，导管内注射造影剂一般首次注射 5mL，然后再注射 10mL，即可进行胆道 X 线透视或摄片。

在经胆囊管插管时，一定要先注射生理盐水排净造影管内的空气，否则有可能得到假阳性图像。当对得到的结果有怀疑时，则要重复造影。如果使用的是 C 型臂 X 线机，在注射造影剂的同时，还可进行持续 X 线透视，动态观察整个胆道的显影过程，这样可得到最佳的造影效果。但此时术者要注意自身的防护 X 线措施。

2. 复杂情况的手术处理

如果胆囊管短小，则最好用钛夹固定，因这种情况下钛夹固定较为可靠，且不宜阻断胆总管；如果胆总管较粗，则用胆道造影钳直接固定较为方便，用鼠齿钳等固定也可。如果肝总管及其以上胆管不显影，则可将患者改为头低足高位，或先用注射器倒抽出少许胆汁后再注射造影剂，这样均能显示肝内外胆管图像。如果此时近端胆管还不显影，则要检查造影钳或钛夹是否已阻断了胆总管或肝总管。

如果造影管不能插入至胆总管，则要采用开口在前端的造影管（不是开侧孔的导管），因为这种造影管可在插入胆囊管内最短的情况下用钛夹固定后进行造影。

3. 经胆囊穿刺造影

吸除胆汁后，静脉注射造影剂进行胆道造影。如果穿刺针吸出的是白胆汁，表明胆囊管已堵塞，则造影不会成功。与经胆囊管造影术相比，本法具有完成术中胆道造影后不必切除胆囊的优点，缺点是需要较多的造影剂，而造影效果不佳，且容易促使胆囊内细小结石进入胆总管，一般只可用于胆道肿瘤等非结石性病变。

五、术后处理

1. 鼓励早期活动的意义

术后鼓励患者尽早下床活动，进行深呼吸、咳嗽和咳痰。这一系列措施对于减少肺部并发症有着积极意义，同时能促进胃肠功能早日恢复正常，并且有助于降低深静脉血栓形成的风险，对患者的整体康复进程至关重要。

2. 术后饮食恢复原则

对于手术顺利的患者，术后 5 ～ 6h 可开始摄入流质饮食，并逐渐向半流质饮食、普食过渡。而对于其他患者，则应等待胃肠功能恢复，出现肛门排气后才可以进食，这样能保障消化系统正常运行。

3. 抗生素使用的考量

手术顺利且无并发症的择期手术患者，术后通常无须继续使用抗生素，或仅需要再静脉注射一次。但如果患者伴有糖尿病，或术中存在胆汁污染腹腔、渗血较多的情况，为预防术后感染，要根据具体情形合理使用抗生素。

4. 引流管放置与管理

一般 LC 术后不放置引流管。然而，若术中操作出现困难，术后有出血、胆漏或感染的可能性，则需要放置腹腔引流管。要密切关注引流液的性状和量，若没有异常情况，可在术后 24 ～ 48h 将引流管拔除。

5. 黄疸和胀痛的应对措施

LC 术后若患者出现黄疸和腹部胀痛，可能是胆总管结石残留或肝外胆管损伤。此时要对患者密切观察，进行 B 超和肝功能检查，必要时开展 ERCP 或 MRCP 等检查，从而尽早明确诊断，及时给予有效治疗。

六、并发症防治

1. 强调解剖要点

手术时从胆囊体部和颈部连接处向下解剖、游离胆囊管，能最大程度减少肝外胆管和变异胆管损伤。在阻断胆囊管时，首个钛夹应尽量靠近胆囊管，这可尽早阻断，防止胆囊内小结石进入胆总管，且能留足胆囊管长度用于插管造影，同时避免伤及胆总管。

2. 胆囊管插管注意事项

插管时手法要轻柔，遇阻力不可强行插入，需要调整造影管前端方向，以便顺利通过胆囊管内螺旋瓣，一般不使用金属导丝，以防损伤胆管。

3. 胆管损伤处理

采取上述措施进行术中造影或胆囊切除，可有效避免胆总管或肝总管损伤。若术中发现肝外胆管损伤，需要立即处理或转为开腹手术进一步处理。

第三节　腹腔镜下保胆取石术

一、保胆的原因

1. 胆囊炎症能得到治愈

对于一些胆囊炎患者，非手术治疗方法可以控制炎症，如通过抗生素、饮食调整和胆道引流等手段，胆囊炎症状能得到缓解甚至治愈。这种情况下保留胆囊可避免手术带来的风险，并在保留胆囊功能的同时改善症状。对于轻度或反复发作的慢性胆囊炎患者，保胆治疗是一种可行的选择，使胆囊继续发挥其贮存和浓缩胆汁的生理功能。

2. 胆囊结石主要来自肝病变

部分胆囊结石实际上源于肝部胆固醇代谢异常而形成，尤其是胆固醇结石。肝病变导致胆固醇代谢紊乱，胆汁成分变化，继而形成结石。单纯切除胆囊并不能根本解决肝代谢问题，结石仍有可能在胆管中再次形成。保留胆囊并通过饮食控制和药物调理胆固醇代谢，有助于从源头上控制结石形成，减少复发。

3. 切除胆囊可能导致不良反应

胆囊切除后，部分患者会出现消化不良、腹胀、腹泻等不良反应，特别是在摄入高脂食物后更加明显。胆囊的浓缩和储存功能被去除后，胆汁直接排入肠道，无法根据进食需求调节，可能影响消化系统的正常功能。保留胆囊可以保留这一生理调节机制，有助于维持正常的消化功能，避免术后消化不良的发生，对生活质量影响较小。

二、保胆取石术的适应证与禁忌证

（一）适应证

1. 影像学检查诊断为胆囊结石，症状轻微或无症状

在 B 超或其他影像学检查下诊断出胆囊结石，患者无明显症状或仅有轻度临床症

状时，可考虑保胆取石术。对于症状较轻或无症状的患者，手术可以去除结石而保留胆囊，既能缓解症状，又能避免因切除胆囊引起的消化功能影响，适合希望保留胆囊功能的患者。

2. 胆囊功能尚存或术后可恢复

适合保胆取石术的患者应具备一定的胆囊功能，或术后胆囊功能有望恢复。相关功能检测如胆囊收缩功能良好或残留胆囊组织在去除结石后可恢复正常功能时，可以考虑保胆手术，以便在清除结石的同时保留胆囊的贮存和浓缩功能。

3. 胆囊管和胆总管通畅

若胆囊管和胆总管保持通畅，胆汁能正常流入肠道，保胆取石术才具备可行性。胆道通畅性是手术成功的重要前提，因为胆道阻塞会引起胆汁流出受阻，增加术后并发症风险。因此，手术前应通过影像学或功能检查确认胆道的通畅性。

4. 患者明确有保留胆囊的意愿

保胆取石术应在患者明确有保留胆囊意愿的前提下进行。部分患者希望保留胆囊以维持正常的消化功能，避免术后可能出现的消化不良或腹泻等症状。在了解保胆手术的优缺点及潜在风险后，患者应表达清晰的保胆意愿，以确保手术决策符合其需求和预期。

（二）禁忌证

1. 胆囊壁发生局限性增厚，可能为胆囊癌

如果影像学检查显示胆囊壁局限性增厚，尤其是无法排除胆囊癌时，不宜进行保胆取石术。局部增厚的胆囊壁可能提示恶性病变的风险，保胆手术无法完全清除潜在癌变组织，且可能加速肿瘤扩散。因此，对于有恶性倾向的胆囊病变，通常选择切除胆囊以确保安全。

2. 胆囊肿瘤性息肉已出现重度不典型增生或癌变

若胆囊息肉经病理检查提示为重度不典型增生，或已确诊为癌变，保胆取石术禁忌进行。在此情况下，胆囊组织已发生不可逆的病理性改变，保留胆囊不仅无法预防癌变进展，反而增加癌细胞扩散的风险。因此，建议将胆囊完整切除，以减少复发或恶变的可能性。

3. 瓷样胆囊及萎缩性胆囊炎

瓷样胆囊是胆囊壁钙化的表现，通常伴有慢性胆囊炎并显著增加癌变风险。萎缩性胆囊炎导致胆囊功能丧失，保胆已无实际意义。对于瓷样胆囊和萎缩性胆囊炎，保胆取石术难以有效改善症状或预防并发症，切除胆囊是更适合的选择。

4. 急性胰腺炎或严重胆囊炎并发症

由胆囊结石引起的急性胰腺炎、急性坏疽性及化脓性胆囊炎或其他严重并发症，禁忌进行保胆取石术。这些情况提示病情急性发作且进展迅速，保胆手术无法有效控制感染和坏疽，反而可能加重病情。此时，及时切除胆囊有助于尽快控制感染和降低并发症风险。

三、保胆采取的基本方式

(一) 旧式保胆手术

胆囊造瘘取石术往往带有很大的盲目性，不能保证结石完全取净，具有很高的残留率，此外，由于创伤大及粘连重，手术结束后给胆囊功能造成较大的影响。

(二) 新式保胆手术

1. 小切口保胆取石术

适用于胆囊底位于肋弓下，腹壁比较薄的患者。术前需要 B 超确定胆囊底位置，肋缘下腹壁做小切口，2～3cm，将胆囊底提到腹壁，切口插入胆道镜直视下取石。操作方便、快捷、腹腔内不积液、费用少。但胆囊底位于肋弓内者，操作困难，有时牵拉过度，可引起胆囊床撕裂出血。

2. 腹腔镜辅助的小切口保胆取石术

术前无须行胆囊底 B 超定位。在腹腔镜下确定胆囊底的腹壁位置，操作如上。其优点是一旦发现胆囊底位置在肋弓内，可用完全腹腔镜下经胆道镜取石。缺点是患者需全身麻醉与做气腹，费用稍增加。

3. 完全腹腔镜下保胆取石术

适用于任何位置的胆囊，不受结石大小、多少影响，适应范围广。全部操作在腹腔镜下进行，通过 3 个 5～10mm 鞘管，用纤维胆道镜腔镜下操作取石，腹壁伤口最小，美容效果最好。但对医师的腹腔镜技术要求较高，需要镜下缝合胆囊切口。

四、操作方法

腹腔镜联合胆道镜保胆取石术简单、安全、创伤小、疗效确切，并能保留胆囊功能，是治疗胆囊结石的一种有效的微创手术方式。

(一) 术前准备

术前使用 B 超了解胆囊大小、胆囊壁厚度、结石的大小及数目，并定位胆囊底。

(二) 麻醉方法

气管插管静脉复合全身麻醉。

(三) 操作方法

患者取头高双腿分开位，术者站于患者两腿间。首先于脐孔处穿刺，建立人工气腹，然后经脐下置戳壳，插入腹腔镜，探查胆囊病变情况，确定能否保胆。第二孔置于剑突下 2cm、肝圆韧带右侧，置 10mm 戳壳。第三孔置于脐旁右上缘 5cm，置 5mm 戳壳，使与前述 2 孔成等边或直角三角形。各戳壳成功置入后，将 2 块纱布及标本袋经 10mmTrocar 送入腹腔，将 1 块纱布置小网膜孔处，以防止胆汁流入小网膜腔，同时也有向前推挤胆囊管的作用，以防止操作时结石被挤进胆总管。另外用 1 块纱布围于胆囊底部，将标本袋置于胆囊右下方。将胆囊底部浆肌层缝合 2 针，作为牵引线，于腹壁拉出。在两缝线间用穿刺针穿刺，抽尽胆汁，再注入生理盐水冲洗，然后在两线间用电钩在胆囊底部切开 1.5～2.0cm，插入纤维胆道镜观察，用取石网或取石篮套取结石（如结石过大，则用气压弹道击碎后取出，如系细小泥沙结石则用负压吸出），彻底取净胆囊内结石后，仔细观察胆囊管开口处有无胆汁流出，若无，则考虑胆囊管处可能有结石嵌顿，应将网篮伸入胆囊管内，探查、取石，直至看到胆汁流出；对于胆囊壁黏膜附着的胆泥或结晶用自制胆管镜刮匀刮除。用 3-0 可吸收线全层缝合胆囊底部切口并做浆肌层包埋，以免与周围组织粘连，影响胆囊的收缩功能。上述操作完成后，吸净积液，再用腹腔镜探查胆囊周围，仔细观察有无胆漏、出血及肝损伤，然后将大网膜覆盖于胆囊底部切口处，逐层缝合 3 处小切口，手术完毕。

（四）术后处理

1. 抗感染与日常护理

术后应进行常规抗感染治疗，时长为 2～3 天，除此之外无须特殊处理。患者在术后第 2 天即可进食半流质食物，并可下床活动。这种早期的活动与正常饮食摄入有助于患者身体功能的恢复，可促进胃肠蠕动和身体血液循环，减少术后并发症的发生，一般术后 4～6 天即可出院。

2. 预防结石复发措施

为预防结石复发，患者术后应口服熊去氧胆酸，疗程为 3 个月。这一药物可在一定程度上改变胆汁成分，降低胆汁中胆固醇的饱和度，抑制胆固醇结石的形成，从而减少结石复发的可能性，提高患者的长期生活质量。

（五）术后随访

1. 随访周期

建立规律的术后随访机制，每 3～6 个月对患者进行一次随访。这一周期的设定是综合考虑结石病的复发特点及患者恢复情况而定的，有助于及时掌握患者术后身体变化，及时发现潜在问题，为后续治疗或调整康复方案提供依据，保障患者的健康状况处于持续监测中。

2. 随访内容

随访内容涵盖多方面，包括患者的生活质量评估、饮食习惯调查及有无结石复发情况。了解生活质量可直观反映手术对患者整体生活的影响，饮食习惯调查有助于指导患者合理饮食以预防结石复发，重点关注结石复发情况可尽早发现并处理新出现的问题。

第四节　腹腔镜胆肠吻合术

一、手术适应证与禁忌证

（一）手术适应证

1. 不可切除的胰十二指肠恶性肿瘤伴肝或腹膜转移

对于无法切除的胰十二指肠恶性肿瘤且伴有肝或腹膜转移、组织学证实恶性病变，患者常出现胆囊明显肿大、胆总管增粗的情况。此时可选择胆囊空肠吻合术或胆总管空肠吻合术，以缓解胆道梗阻，改善黄疸症状，提高患者生活质量。

2. 胆总管下端结石伴明显胆总管增粗

若胆总管下端结石引起胆总管明显增粗且无肝内胆管结石或狭窄，可选择胆总管空肠吻合术，建立胆道新的引流通道。此术式可有效防止胆道再次梗阻，缓解患者症状，适合难以通过常规内镜取石处理的病例。

3. 胆总管下端的良性狭窄

对于因十二指肠乳头炎或瘢痕狭窄导致的胆总管下端良性狭窄，伴结石或不伴结石的情况下，可行胆总管空肠吻合术，以解决梗阻问题，恢复胆汁正常引流。这种方法适合反复发作、常规治疗效果不佳的良性狭窄患者。

4. 先天性胆总管囊肿

对于先天性胆总管囊肿，通常选择囊肿切除并行肝总管空肠吻合术，建立新的胆汁引流通道。此术式能彻底解决囊肿问题，防止复发和癌变，适用于先天性胆总管囊肿的根治治疗。

（二）手术禁忌证

1. 全身情况差，难以耐受全身麻醉的患者

患者全身状况较差、营养不良或存在多种基础疾病，难以耐受全身麻醉的风险，此类患者不适合接受腹腔镜胆肠吻合术。手术和麻醉过程可能引发严重并发症，因此应避免此手术方式，优先考虑保守治疗或其他替代方案。

2. 心肺功能严重障碍者

对于有严重心肺功能障碍的患者，CO_2 气腹会进一步抑制心肺功能，CO_2 吸收可能导致血气改变，加重心肺负担。此类患者在手术中容易出现呼吸、循环问题，风险较大，因此禁忌进行腹腔镜胆肠吻合术。

3. 晚期胰十二指肠区肿瘤伴严重并发症

若胰十二指肠区肿瘤已晚期，且伴有严重并发症如腹水或广泛的全身转移，手术治疗难以改善预后。此类患者体内已存在多系统受累，无法从手术中获得显著获益，禁忌行腹腔镜胆肠吻合术，通常选择缓解症状的保守治疗。

4. 难以纠正的凝血功能障碍者

凝血功能障碍患者在术中容易出现不可控的出血，增加手术风险。若患者的凝血异常难以通过药物纠正，则不适合进行腹腔镜胆肠吻合术，以免术中及术后出血引发的严重并发症。

二、术前准备

1. 病史询问与查体

腹腔镜胆肠吻合术多用于胰十二指肠区肿瘤患者。详细询问病史和查体意义重大，可辅助明确诊断，准确判断手术适应证与禁忌证，是决定手术能否开展的关键步骤，为

后续治疗方案的制订提供重要依据。

2. 影像学检查

术前应进行多种影像学检查，包括 B 超、CT 扫描、MRI、磁共振胰胆管成像（MRCP），必要时行逆行胆管造影（ERCP）。这些检查能明确肿瘤及胆囊、胆总管情况，如部位、大小、浸润和转移情况，以及胆总管直径，指导术中操作。

3. 常规检查项目

血常规、血型、出凝血相关时间、血生化、肝肾功能、心电图、胸部 X 线检查都必不可少。这些检查能了解患者基本身体状况，如有无肺部转移、膈疝，为手术安全保驾护航。

4. 肠道与管腔准备

术前要做好肠道准备，同时常规放置胃管和尿管，为手术创造良好条件，减少术中干扰和术后并发症的发生。

三、手术步骤

1. 穿刺口位置

在全身麻醉插管完成后，先在脐部穿刺建立 CO_2 气腹，穿刺孔的位置根据患者的情况会有一些不同，多采用 4 孔或 5 孔技术：①脐部戳孔 10.0mm，供放置腹腔镜使用；②脐右上腹直肌旁戳孔 5.0mm，为胆肠吻合、缝合戳孔；③脐剑之间左腹直肌外缘戳孔 5.0mm，供牵引支撑线使用；④右腋前线肋缘下戳孔 5.0mm，供牵引支撑线使用；⑤剑突下右侧戳孔 5.0mm，以牵开肝，显露胆总管。

2. 腹腔镜探查

腹腔穿刺口建立后，插入腹腔镜，进行腹腔探查，了解腹腔内的整体情况。对于不能切除的胰十二指肠区恶性肿瘤患者，以肠钳推开周围的器官组织，了解癌灶局部浸润及周围淋巴结转移情况。对于癌性粘连，应仔细分离，如粘连过于致密，则不应勉强分离，以防撕裂导致出血。探查后，以活检钳钳取癌组织的一小块做病理学检查。通过术中评估以确定是否进行下一步手术。如果确定进行手术，将手术台稍稍向左侧倾斜，并使体位转换呈头高足低位，以有效地改善手术野的显露，方便下一步操作。

3. 吻合方法

腹腔镜胆肠吻合术一般指腹腔镜下胆囊、胆总管空肠吻合术，大都采用空肠袢式吻合加用空肠输出、输入袢间侧侧吻合术，可采用手工缝合或吻合器械来完成。也有作者采用在相应部位做一 5.0cm 大小的切口，将应吻合部位外置的方法完成吻合后，将其还纳入腹腔。

（1）腹腔镜胆囊空肠吻合术：用无损伤肠钳将大网膜、横结肠及其系膜向头端推开，找到十二指肠悬韧带，即见空肠起始部，从该处用一根可放入腹腔内的 50cm 长的布带向下测量空肠 50cm 左右，将该处空肠提至应吻合的胆囊底部。先用细丝线将胆囊与提起的空肠缝合，用超声刀将胆囊与空肠各切开一个小切口，用吸引器吸干净胆囊内的胆汁，将 35mm 或 45mm 的线型切割吻合器的两臂分别插入胆囊和空肠的小口内，打开切割吻合器开关，即可完成胆囊空肠吻合。原插入切割吻合器的胆囊和空肠小口用可吸收缝合线缝合关闭。

胆囊空肠吻合也可以通过镜下手工缝合法完成，将 3-0 可吸收缝合线连针从套管腔送入腹腔内，像开腹手术一样，用持针器先间断缝合胆囊与空肠的浆肌层，作为胆囊空肠吻合口部位后壁的浆肌层的缝合。用超声刀或电钩将胆囊和空肠吻合口相应部位切开，长约 2.5cm，再用可吸收缝合线连续缝合胆囊和空肠全层，即吻合口后壁层。完成后，再用同样方法连续缝合吻合口前壁的胆囊与空肠全层，然后间断缝合吻合口前壁的浆肌层，完成胆囊空肠吻合。由于胆囊空肠吻合术主要用于不能切除的胰十二指肠区恶性肿瘤，一般生存时间较短，不应做空肠输入袢与输出袢间的侧侧吻合术。

（2）腹腔镜胆总管空肠吻合术：本手术如用于治疗不能切除的胰十二指肠区的恶性病变时，腹腔镜胆总管空肠吻合术的基本方法同腹腔镜胆囊空肠吻合术。一般在增粗的肝总管前壁做一横形切口，然后做胆总管空肠吻合术，吻合口一般为 3～4cm。本手术如用于治疗不能切除的胰十二指肠区的恶性病变，常无须做空肠输出袢与输入袢间的侧侧吻合术，如用于治疗胆总管下端的良性病变，则需要做空肠输出、输入袢间的侧侧吻合术。完成胆肠袢式吻合后，直接用线性切割吻合器将空肠近端和远端侧侧吻合，取出吻合器的小孔用 0 号丝线间断缝合。

（3）胆肠 RouX-en-Y 吻合术：将空肠距离起始端 30～40cm 处用线型切割吻合器切断，将远端空肠拉到胆总管切开处，用 3-0 可吸收线间断全层缝合胆总管与空肠，针距及行距为 0.4mm，将胆总管切口和空肠切口吻合，观察吻合满意，无胆汁渗漏即可。再将开始切断的空肠的近端与距离胆总管空肠吻合口 50cm 的空肠行侧侧吻合术，即完成了一个腔镜下的胆肠 RouX-en-Y 吻合手术。

四、术后处理

1. 术后护理

患者术后应禁食水，并持续胃肠减压，这有利于减轻胃肠道负担，促进其功能恢复。同时，应鼓励患者尽早下床活动，有助于促进胃肠蠕动。当患者肛门排气后，表明胃肠功能开始恢复，此时可拔除胃管，并开始进流质饮食，以满足机体营养需求，同时避免加重胃肠道负担。

2. 抗生素的应用

术后通常需要常规应用广谱抗生素 3 天，以此预防感染。对于术后体温超过 38℃的患者，表明可能存在感染情况，应延长抗生素使用时间，直至体温恢复正常后 3 天再停药，确保感染得到有效控制，降低术后并发症的发生风险。

3. 维持水、电解质、酸碱平衡

由于手术中常规胃肠减压及有时存在"T"形管引流等情况，会导致患者体内水、电解质丢失，酸碱平衡可能受到影响。因此，医护人员需要密切关注患者的液体出入量和各项生化指标，及时补充相应的电解质溶液，维持酸碱平衡，保障患者身体内环境的稳定，促进术后恢复。

4. 支持治疗

术后应根据患者全身营养状况，合理补充能量和其他营养物质。对于营养状况较差的患者，必要时可进行短时间的全胃肠外营养（TPN）支持，同时根据情况采取输血、输注白蛋白等。这些支持措施有助于改善患者的营养状态，增强机体抵抗力，促进吻合口的愈合，减少吻合口瘘等并发症的发生。

五、并发症与预防

1. 胆总管残留结石

为降低术后残石率，术中可配合纤维胆道镜的使用，直视下用网套取石，尽量取尽结石，但对胆总管下端嵌顿而难以取出的结石，可于术后行 ERCP、内镜下十二指肠乳头括约肌切除术（EST）取石，不宜于术中强行在腹腔镜下取石。

2. 吻合口瘘

过密的缝合、漏缝、缝线滑脱、吻合口存在过大的张力及吻合的组织薄脆或水肿等都是术后胆肠吻合口瘘的可能原因。因此，在手工缝合吻合口时应注意缝针的均匀一致，保持适当的针距，以及每一针的可靠性，切忌缝合后多处加针。一旦发生吻合口瘘，患者有腹痛、腹胀、发热等症状，由引流管流出含胆汁或肠内容物的液体。如瘘口小并且已被网膜等包裹时，引流量不多，多能自愈；如引流量多，每天在 700 ～ 800mL 以上，病情渐加重，或并发弥漫性腹膜炎时，应及时剖腹手术治疗。

3. 吻合口出血

如果吻合口出血量不多，患者可无明显症状，应用止血药物和输血等对症治疗多能控制；出血量多时，应密切观察生命体征，必要时应进行剖腹手术治疗。术中认真彻底止血可以减少吻合口出血的机会。

4. 吻合口梗阻

术后吻合口梗阻的主要原因是胆肠反流所致的炎性机械性梗阻，以及血凝块阻塞等引起的梗阻。吻合口无扭曲，引流通畅，是防止机械性梗阻的重要措施。大量血凝块的阻塞也可引起吻合口的梗阻，术中应充分止血、彻底冲洗。

第八章　胰腺疾病微创手术

第一节　腹腔镜胰腺肿瘤剜除术

一、胰腺癌的流行病学

1. 发病率和死亡率

胰腺癌的发病率在全球范围内呈上升趋势，尤其在发达国家更明显。尽管其发病率相对其他癌症较低，但其死亡率极高，通常称为"沉默杀手"。大多数胰腺癌患者在确诊时已为晚期，手术切除率低，导致其五年生存率不足 10%。因此，胰腺癌在癌症相关的死亡率中位居前列。

2. 年龄和性别分布

胰腺癌的发病率随着年龄的增加而升高，常见于 60 岁以上的中老年人，且发病高峰在 70 岁左右。此外，男性的发病率略高于女性，这种性别差异可能与吸烟和其他危险因素暴露差异有关。

3. 种族差异

胰腺癌的发病率在不同种族之间存在差异。研究显示，非裔人群的胰腺癌发病率高于白人和亚裔人群，原因可能与遗传、环境和生活方式因素有关。

4. 地理分布

胰腺癌在不同地区的发病率存在一定差异。北美、西欧和部分亚洲国家（如日本）发病率较高，这可能与高脂饮食、吸烟率、肥胖率和糖尿病的流行相关。发展中国家总体发病率相对较低，但近年来呈上升趋势，可能与生活方式的改变密切相关。

二、胰腺癌的病因学

（一）胰腺癌的一般病因

1. 吸烟习惯

吸烟是胰腺癌发病的关键危险因素之一，其发病风险与吸烟量呈正相关。研究表明，每天吸烟量超过 20 支时，胰腺癌发生的优势比处于 1.4～3.6，而当每天吸烟量超过 40 支时，发病危险度会增加 10 倍。烟草中含有 30 多种芳香胺类致癌物，尤其是亚硝胺类代谢物，这些物质经胆汁分泌进入胆道后，反流至胰管，进而激发 *K-ras* 等癌基因表达，最终诱发胰腺癌。

2. 饮食因素

摄入新鲜的蔬菜、水果、豆类等食物有保护机体不发展为胰腺癌的作用，脂肪消耗与发病率成正相关，过量脂肪摄入可提高胰腺癌的危险度，粗纤维饮食则降低患胰腺癌的危险度。酒、咖啡可能增大胰腺癌的发生率，但目前证据不足。饮茶与胰腺癌成负相关，茶多酚有抑制作用。

3. 环境污染

研究发现，从事化学工业、煤矿、天然气开发、金属工业、皮革业、纺织业、铝制品业、运输业的工人胰腺癌发生率有所升高。不过，当前并无确凿证据能确定哪种职业是胰腺癌的确切病因，还有待进一步探究。胰腺癌发生率升高可能与长期接触 β- 萘胺、联苯胺等化学药物相关。这些化学物质可能在长期接触过程中对胰腺细胞产生影响，从而增加患病风险，但具体的致病机制仍需要深入研究来明确。

4. 肥胖与生殖因素

部分研究资料显示：体重指数（BMI）每增加 1U，胰腺癌发生风险增加 3% ～ 5%；孕妇经产次数与胰腺癌风险呈负相关，每增加 1 次生产，胰腺癌发生风险下降约 10%。由此可见，体重（肥胖）、生殖因素在胰腺癌的发生与发展过程中或许有一定作用，然而，其具体机制尚不明确。肥胖可能通过影响机体代谢等途径与胰腺癌相关，而生殖因素对胰腺癌风险的影响可能涉及体内激素水平变化等复杂机制，有待进一步研究揭示。

（二）胰腺癌的生物学病因

1. 胰腺癌的基因改变

（1）癌基因：$K\text{-}ras$、$C\text{-}myc$、$Her\text{-}2$ 等与胰腺癌有关，$K\text{-}ras$ 最重要，80% ～ 100% 胰腺癌组织有其突变，多在 $K\text{-}ras$ 基因的 12 密码子。胰腺癌发生是 $K\text{-}ras$ 突变基础上，$P16$、$P53$ 失活共同引起。$C\text{-}myc$ 在胰腺癌中表达率超 50%，与突变 $K\text{-}ras$ 共同增加恶性度。

（2）抑癌基因：$P53$、$P16$、$dpc4$（$Smad4$）、dcc 丢失或功能缺失促肿瘤发生。$P16$ 在 80% ～ 95% 胰腺癌中失活，$P53$ 约 50% 突变，$dpc4$ 约 55% 失活，dcc 在 50% ～ 80% 胰腺癌中表达减少或丢失。癌基因与抑癌基因共同作用导致胰腺癌。

2. 胰腺癌的生长因子及受体

（1）生长因子包括表皮生长因子（EGF）家族、血管内皮生长因子（VEGF）家族、血小板源性生长因子（PDGF）家族、成纤维细胞生长因子（FGF）家族等，它们及其受体对胰腺癌细胞增殖意义重大。

（2）表皮生长因子受体（EGFR）：在正常胰腺少表达、慢性胰腺炎中中等表达、胰腺癌中过表达。胰腺癌患者中 60% 的 $Her\text{-}3$、20% 的 $Her\text{-}2$ 过表达，二者均提示预后差、生存期短。

（3）促血管生长因子及其受体：促血管生成因子多为经典肽类生长因子，如 VEGF、碱性成纤维生长因子（bFGF）、血管紧张素（Ang）、基质金属蛋白酶（MMPs）、PDGF、转化生长因子（TGF）、肿瘤坏死因子（TNF-a）、白细胞介素 -8（IL-8）等，其中 VEGF、bFGF 和 Ang 最重要。这些因子在胰腺癌患者血清中高表达，在胰腺癌组织中其及对应受体也不同程度过表达，VEGF 表达与胰腺癌微血管密度密切相关，是预后差的判断指标。

3. 其他受体或分子

（1）受体情况：胰腺癌组织中有雌激素或雄激素受体过表达，但研究结论不一致，性激素受体与肿瘤关系不明。环氧合酶 -2（COX-2）在胰腺癌组织中过表达，可上调 VEGF 表达，促进肿瘤血管生成和抑制细胞凋亡，参与胰腺癌发展。

（2）病因机制：胰腺癌病因和发病机制尚未完全清楚。过去注重环境因素在癌症形成中的作用，近 20 年分子生物学技术研究表明人类癌肿是基因病，基因改变是其发展的分子基础，致癌因素改变基因结构和功能，使细胞增殖、生长和分化失控引发肿瘤。

三、胰腺癌的 TNM 分期

大多数胰腺癌患者确诊时已处于晚期，有局部或远处转移，精确分期对胰腺癌综合治疗方案的制订和预后的评估有着重要的价值。胰腺癌术前分期主要依赖于各种影像学技术如螺旋 CT 及其三维结构重建、磁共振成像（MRI）、内镜超声（EUS）等，对肿瘤的侵袭范围、淋巴结转移情况和肿瘤的定位诊断等评价较准确；近年来腹腔镜已广泛应用，腹腔镜检查能发现小的肝转移灶及腹腔转移灶，随着胰腺癌非手术疗法的进展，腹腔镜检查在胰腺癌术前分期中的作用日趋重要。胰腺癌术前分期的目的包括两个方面：一是判断是否转移，另一方面是评估肿瘤的可切除性。

美国癌症研究联合会（AJCC）是国际抗癌联盟（UICC）重要的合作伙伴，AJCC 对癌症 TNM 方案全面深入的设计和修改不但得到美国全国性采纳，且得到 UICC 和全世界各国癌症机构的认可。为了和国际接轨，我国正在推广和普及国际癌症 TNM 分期的临床应用，对我国癌症的临床、科研和教学发挥着重要的参考和规范作用，也为我国癌症研究人员对外交流协作提供了共同国际癌症语言。

目前胰腺癌的分期我国主要采用 AJCC 和 UICC 2002 年联合制订的 TNM 分期第六版。

T—原发肿瘤：

T_x：原发肿瘤不能评价；

T_0：无原发肿瘤证据；

Tis：原位癌；

T_1：肿瘤局限于胰腺，最大直径 ≤ 2cm；

T_2：肿瘤局限于胰腺，最大直径 > 2cm；

T_3：肿瘤侵犯胰腺以外周围组织，但未累及腹腔 A 干或肠系膜上 A；

T_4：肿瘤侵犯腹腔 A 干或肠系膜上 A（原发肿瘤不能切除）。

N—区域淋巴结：

N_x：区域淋巴结无法评价；

N_0：无区域淋巴结转移；

N_1：有区域淋巴结转移。

M—远处转移：

M_x：远处转移不能评价；

M_0：无远处转移；

M_1：有远处转移。

分期：

0 期：$TisN_0M_0$；

Ⅰ$_A$ 期：$T_1N_0M_0$；

Ⅰ$_B$ 期：$T_2N_0M_0$；

ⅡA 期：T3N0M0

Ⅱ$_B$ 期：$T_{1-3}N_1M_0$；

Ⅲ期：T_4，任何 N，M0；

Ⅳ期：任何 T，任何 N，M0。

该分期简单，易于掌握，易于推广，一旦发现肿瘤累及腹腔 A 干或肠系膜上 A，可判定 T_4，可列为手术的禁忌证，减少不必要的探查手术；但该分期，对淋巴结转移仅分成有（N_1）和无（N_0），较为粗糙，而日本胰病协会（JPS）1980～1981 年将胃胰和胆管周围的淋巴结分成 18 组和 3 站，研究表明不同站别的淋巴结转移的预后均有显著性差异。因此 UICC 的 TNM 分期仍存在不足，很难精确地提示预后，需进一步完善。

日本胰病协会（JPS）的分组标准：

1 组贲门右淋巴结；

2 组左贲门淋巴结；

3 组胃小弯淋巴结；

4 组胃大弯淋巴结；

5 组为沿胃网膜右 A 和沿胃网膜左 A 分布的淋巴结、幽门上淋巴结；

6 组幽门下淋巴结；

7 组胃左 A 周围淋巴结；

8 组肝固有 A 周围淋巴结（8a，前上方；8p，后方）；

9 组腹腔 A 周围淋巴结；

10 组脾门淋巴结；

11 组脾 A 周围淋巴结；

12 组肝十二指肠韧带淋巴结（12h，肝门，12a$_1$，肝 A 上半部；12a$_2$，肝 A 下半部；12b$_1$，胆管上段；12b$_2$，胆管下段；12p$_1$，门 V 后上；12p$_2$，门 V 后下；12c，胆囊管）；

13 组胰十二指肠后淋巴结（13a，壶腹部以上；13b，壶腹部以下）；

14 组肠系膜上 A 周围淋巴结（14a，肠系膜上 A 根部；14b，胰十二指肠下 A 根部；14c，结肠中 A 根部；14d，空肠 A 的第一分支处）；

15 组结肠中 A 淋巴结；

16 组主 A 旁淋巴结（16a$_1$，膈肌的主 A 裂孔周围；16a$_2$，从腹腔干上缘到左肾 V 下缘；16b$_1$，从左肾 V 下缘到肠系膜下 A 上缘；16b$_2$，肠系膜下 A 上缘到髂 A 分叉处）；

17 组胰十二指肠前淋巴结（17a，壶腹部以上；17b，壶腹部以下）；

18 组胰体下缘淋巴结；

并将上述 18 组胃胰、胆管周围的淋巴结分成三站，作为淋巴结廓清的指南。

临床医务人员可将 JPS 的淋巴结分组，分站作为 TNM（UICC）分期的补充材料加以完善。由于种种原因，国外的一些分期方法尚难以在国内广泛推广，因此我国胰腺癌研究者应进行多学科协作，制订出既符合我国国情，又可与国际接轨的胰腺癌分期方案，进一步完善 UICC 的 TNM 分期。

四、胰腺癌的临床表现

（一）症状

1. 腹痛

腹痛是胰腺癌最常见的症状之一，通常表现为上腹部或左上腹的持续性钝痛，严重时可能向背部放射。腹痛常在夜间加重或饭后明显，且逐渐进展。疼痛的部位和性质可能随肿瘤的部位不同而异，是患者就诊的重要原因之一。

2. 体重减轻

体重减轻是胰腺癌的典型表现，往往发生在病程早期且进行性加重。体重减轻的原因包括消化酶分泌减少、肿瘤消耗和患者进食减少等。体重快速下降通常提示疾病的恶化，是胰腺癌患者的常见症状之一。

3. 黄疸

黄疸主要见于位于胰头的肿瘤，由于肿瘤压迫胆总管导致胆汁淤积，患者表现为皮肤和巩膜发黄。伴随黄疸的症状可能包括皮肤瘙痒、尿色加深及粪便变浅。黄疸通常是患者首次就诊的表现，尤其在胰头癌患者中更常见。

4. 其他症状

胰腺癌患者还可能出现其他非特异性症状，如食欲下降、恶心、呕吐、乏力和疲劳等。此外，一些患者可能伴有糖尿病或糖耐量异常，特别是病程较长者。这些症状不具特异性，但在胰腺癌的综合表现中较为常见。

（二）体征

1. 胆囊肿大及胆总管渐进阻塞（Courvoisier）征

近半数胰腺癌患者因胆总管阻塞，胆汁淤积，体格检查时可触及囊状、无压痛、表面光滑并可推动的胀大胆囊，临床上无痛性梗阻性黄疸伴有胆囊肿大，称 Courvoisier 征，是诊断胰腺癌的重要体征，对胰头癌具有十分重要的诊断价值。

2. 肝脾肿大

30% ～ 50% 的患者因胆汁淤积而有肝大、其质硬、表面光滑，但胰腺癌肝转移至肝大者，其质硬、表面结节感，部分患者有压痛。胰腺癌肿压迫脾，可导致血流阻塞或脾血栓形成，可出现"左半门静脉高压"表现，以胰体、尾癌较为多见，胰腺癌伴脾大者多属中晚期。

3. 胰腺肿块

胰腺位于腹膜后，一般很难扪及。胰腺癌一旦可触及胰腺肿块，已多属晚期。胰体部横跨脊柱前方，位置较浅在，而胰头部和尾部则位置深在，故胰体癌可触及肿块率高于胰头癌、胰尾癌。胰腺肿瘤癌块多见于上腹部，具体位置多在剑突与脐点的正中偏左或偏右，边界不规则，表面结节感，质硬，多数较为固定，可有轻压痛，肿块可以是胰腺肿瘤本身，也可为腹腔内转移淋巴结，但肠系膜或大网膜转移癌则有一定的活动度。如肿块压迫脾动脉或腹主动脉，在左上腹或脐周可听到血管杂音。胰体癌较容易侵犯腹腔动脉，手术切除率低。

五、胰腺癌的辅助检查

（一）生化检查

1. 血常规、尿常规、便常规检查

早期胰腺癌血常规、尿常规、便常规检查多无异常，部分病例可出现贫血、尿糖阳性、大便隐血阳性，或由于胰腺外分泌功能减退而在大便中出现未消化的脂肪和肌肉纤维。出现梗阻性黄疸后，尿胆原阴性，尿胆红素阳性，粪便呈白灰色，粪胆原减少或消失。

2. 淀粉酶和脂肪酶检查

胰腺癌导致胰管梗阻的早期阶段，血淀粉酶、尿淀粉酶和脂肪酶可升高，对胰腺癌的早期诊断有一定的价值。但在肿瘤晚期，由于胰管梗阻时间较长而使胰腺组织萎缩，血淀粉酶、尿淀粉酶可降至正常，少数患者血清脂肪酶可升高。

3. 血糖和糖耐量检查

胰腺癌患者中近 40% 可出现血糖升高及糖耐量异常，系由于癌肿破坏胰岛细胞所致，但葡萄糖耐量试验对诊断胰腺癌仅有参考价值。

4. 肝功能检查

由于胆道梗阻或肝转移等因素，胰腺癌患者常出现肝功能异常，梗阻性黄疸时，血清胆红素升高，以结合胆红素为主，血清胆红素升高值常超过 15mg/dL，高于胆石症、慢性胰腺炎所致的胆道梗阻，且血清碱性磷酸酶、谷氨酰转移酶（GGT）、乳酸脱氢酶（LDH）、亮氨酸氨基肽酶、乳铁蛋白、血清核糖核酸、5 核苷酸酶、血清转氨酶等均可升高。

（二）胰腺癌标志物检查

1. 血清学标志物

血清学标志物是胰腺癌检测的常用手段，其中糖类抗原 19-9（CA19-9）是胰腺癌最常用的血清标志物，对诊断和监测疗效有重要意义。CA19-9 水平升高提示胰腺癌的可能性，但特异性有限，在慢性胰腺炎或胆道疾病中也可能升高。此外，癌胚抗原（CEA）、CA125 等标志物也可作为辅助指标。血清标志物检测简单方便，但应结合影像学和其他检查确诊。

2. 基因标志物

基因标志物可帮助识别胰腺癌的遗传易感性和突变情况。*KRAS* 基因突变是胰腺癌的常见基因改变，约 90% 的胰腺癌患者存在 *KRAS* 突变。此外，*CDKN2A*、*TP53* 和 *SMAD4* 基因的突变在胰腺癌中也较为常见。通过基因检测，能早期发现高风险人群，为个性化治疗和预后判断提供依据。基因标志物检测目前主要用于研究和高级别医院的个体化诊疗中。

3. 胰腺癌分子标志物表达谱研究

分子标志物表达谱研究为胰腺癌的诊断和靶向治疗提供了新思路。研究发现，胰腺癌组织中多种分子标志物的异常表达，如粘蛋白 1（MUC1）、粘蛋白 4（MUC4）和 S100 钙结合蛋白 A4（S100A4）等，与肿瘤的侵袭性和预后密切相关。此外，微小RNA（miRNA）表达谱的异常也成为胰腺癌诊断的潜在标志物。分子标志物表达谱的研究正在不断推进，有望通过个体化分子特征实现胰腺癌的精准诊疗。

（三）胰腺癌的影像学检查及腔镜微创技术的应用

1. 经腹超声

经腹超声是胰腺癌筛查的初步检查方法，便捷、无创且成本低。其能初步发现胰腺肿块、胆道扩张和胰腺大小改变，对胰头癌合并黄疸的患者较为敏感。然而，超声对细小病灶或胰体、胰尾部位的肿瘤检测效果有限，清晰度受体型和肠气影响。因此，经腹超声适用于初筛，但需要结合其他影像学手段确诊。

2. 内镜超声（EUS）

EUS 结合了内镜和超声技术，通过内镜置于胃或十二指肠内，能高分辨率成像胰腺及其周围结构。EUS 不仅可以清晰显示胰腺肿瘤，还能进行细针穿刺活检（FNA）以获取组织样本，提高诊断的准确性。EUS 尤其适合检测早期胰腺癌及微小病灶，是目前胰腺癌诊断的关键手段之一。

3. 腹腔镜超声（LUS）

腹腔镜超声通过微创手术在腹腔内直接探查胰腺，是一种高精度的检查方法。LUS能清楚显示胰腺及其周围血管结构，对于判断肿瘤的局部浸润和手术切除范围具有较大帮助。该方法在探查肿瘤切除边界时尤为有效，有助于术前确定最佳手术方案。

4. 术中超声

术中超声在手术过程中使用，实时评估胰腺及其周围结构的病灶位置、大小和侵袭范围。术中超声能帮助外科医师确认肿瘤边界、识别重要血管关系，从而确保肿瘤切除的彻底性并降低术后复发风险，是胰腺癌手术中的重要辅助工具。

5. CT 扫描

CT 扫描，尤其是增强 CT 扫描，是胰腺癌诊断和分期的重要影像学手段。CT 扫描可以清晰显示肿瘤的大小、位置、形态及与周围血管的关系，有助于判断可否手术切除。增强 CT 扫描能更准确地显示胰腺癌的血供特征，是评估局部浸润和远处转移的重要工具，通常用于术前评估和治疗计划制订。

六、手术

（一）适应证

1. 胰腺表浅的良性或交界性病变

对于位于胰腺表浅的良性或交界性病变，且距主胰管≥3mm 的患者，腹腔镜胰腺肿瘤剜除术是一种理想的选择。此类病变通常无浸润性生长特征，切除后复发风险低，适合保留胰腺功能的微创手术方式，减少了对胰腺组织和功能的损害。

2. 囊腺瘤

囊腺瘤是胰腺中常见的良性病变，生长缓慢、恶变风险低。位于胰腺表浅且距离主胰管较远的囊腺瘤适合行剜除术，能完整剥离病变，保留健康的胰腺组织，避免不必要的广泛切除，降低术后并发症风险。

3. 胰腺导管内乳头状黏液瘤（分支型）

分支型胰腺导管内乳头状黏液瘤（IPMN）多为良性或交界性病变，恶变风险较低。对于距离主胰管 ≥ 3mm 的分支型 IPMN，剜除术可以安全去除病变，同时保留胰腺主导管的完整性，降低术后胰漏风险，是一种安全且有效的治疗方式。

4. 胰腺实性假乳头状肿瘤

胰腺实性假乳头状肿瘤多见于年轻女性，恶变倾向低。由于该肿瘤通常位于胰腺表浅且无浸润性，腹腔镜剜除术可以有效切除病灶，保留周围正常胰腺组织，减少术后对胰腺功能的影响，适合需要保留胰腺功能的患者。

5. 神经内分泌肿瘤

神经内分泌肿瘤若为小体积、表浅病变且距离主胰管安全距离，则适合行剜除术。此类肿瘤通常生长缓慢，恶性风险低，通过剜除术可以完整去除病灶，降低胰腺功能损失，是一种微创且功能保留性强的手术选择。

（二）术前准备

1. 影像学检查

术前应行薄层 CT 扫描、MRI 或超声内镜（EUS）检查，以全面了解胰腺肿瘤的性质、位置、大小及其与胰管和主要血管的关系。这些影像学检查有助于确定肿瘤的良（恶）性、分布范围及与胰腺主胰管和大血管的距离，确保剜除术的安全性。特别是对于表浅良性或交界性病变，精确定位能减少手术创伤并降低对胰腺组织和功能的影响。

2. 重要器官功能评估

术前应检查心、肺、肝、肾等重要器官功能，以评估患者的全身状况是否适合接受腹腔镜手术。包括心电图、肺功能检测、肝肾功能指标的检测，确保各项指标在正常范围内。良好的器官功能可降低术中和术后并发症的风险，确保患者能安全耐受手术。

3. 胸部 X 线检查

胸部 X 线检查用于排除肺部或其他部位的转移性病灶，确保患者无远处转移。胰腺肿瘤在部分病例中可能伴随转移病变，尤其是恶性肿瘤患者，通过胸部 X 线检查可有效降低术后复发风险，帮助制订更适合的手术方案和术后管理计划。

（三）麻醉、体位

1. 气管插管吸入与静脉复合全身麻醉

术中采用气管插管的吸入和静脉复合全身麻醉，以确保患者在手术过程中保持深度镇静、无痛，并维持良好的气道管理。吸入麻醉与静脉麻醉相结合，可以精确控制麻醉深度，适应手术过程中对体位调整的要求，并减少手术应激反应。气管插管术便于在手术过程中管理气道，确保手术期间的安全和有效的通气支持。

2. 仰卧位，头高脚低位

术中患者采取仰卧位，头高脚低（Trendelenburg）位，轻度抬高头部并降低下肢，有助于向下移位腹部器官，增加手术视野的清晰度。这种体位安排可以减少胃肠道对胰腺区域的遮挡，便于医师在腹腔镜下观察和操作，同时有利于减少术中对周围器官的压迫，提高手术的精准性和安全性。

（四）术者站位及套管位置

（1）站位：术者及第二助手（持镜）站于患者右侧，第一助手站于患者左侧。

（2）建立气腹：于脐下做弧形小切口，气腹针穿刺建立气腹，气腹压力 12～15mmHg。

（3）套管分布：改用 10mm 套管穿刺，插入 30°腹腔镜。腹腔镜明视下于左、右腋前线肋缘下 2cm 处分别置一个 5mm 套管作牵引孔。右侧腹直肌外缘脐上 2cm 水平置一个 12mm 套管为主操作孔，其左侧对应位置再置一个 5mm 套管为牵引孔，5 个穿刺孔呈"V 形"分布（图 8-1）。

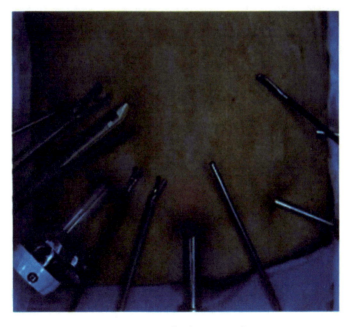

图 8-1 五孔法套管位置分布

（五）手术步骤

（1）腹腔探查：明确是否有腹膜转移、器官表面转移。

（2）显露胰腺：使用超声刀切开胃结肠韧带，进入小网膜囊。若病灶位于胰头部，作 Kocher 切口游离胰头十二指肠。将胃向上翻起，显露胰腺，确定胰腺病灶的位置、大小及毗邻关系。必要时可用腹腔镜超声扫描胰腺，作胰腺病灶及胰管定位。

（3）剜除病灶：沿病灶周围 2 ～ 10mm，以超声刀、电刀或腔镜切割闭合器剜除肿块。

（4）取出标本：标本装袋后，扩大脐下穿刺孔，取出标本。肿块及切缘行冰冻病理检查。

（5）冲洗腹腔：检查无活动性出血后，于胰腺创面旁放置一根引流管。

（六）术后处理

1. 生命体征与指标监测

术后应对心率、血压、尿量等生命体征进行严密观察，同时密切关注血常规、腹腔引流等临床指标。全面且持续的监测有助于及时发现患者术后可能出现的异常情况，为后续治疗提供依据，保障患者安全度过术后恢复期。

2. 基础护理与饮食恢复

适量为患者补液，维持水电解质平衡，确保内环境稳定。胃肠减压管和导尿管通常在术后 24h 内拔除。待肠道功能恢复后，先给予流质饮食，然后再逐渐过渡至半流质饮食，促进胃肠功能正常运转，助力患者康复。

3. 特殊情况监测与处理（胰岛素瘤）

对于胰岛素瘤剜除的患者，术后要及时监测血糖，防止血糖过高。密切的血糖监测能指导临床治疗，避免高血糖引发的一系列并发症，保障患者的健康。

4. 胰漏相关处理与引流管拔除

术后第 1 天、第 3 天、第 5 天测定腹腔引流液淀粉酶活性，以便早期发现胰漏。若发生胰漏，保持引流通畅，无症状者可带管进食、出院；症状明显者需禁食，应用生长抑素及其衍生物、穿刺引流，缓解后逐步进食，直至胰液渗漏停止后拔管。若无胰漏，术后 3 ～ 5 天拔除引流管。

（七）术中注意事项

1. 防止遗漏病灶

针对多发病灶（特别是胰岛素瘤和胃泌素瘤），术中超声检查、冰冻切片检查及术中血糖、胰岛素监测意义重大。这些检查手段能帮助手术者全面掌握病灶情况，确保手术的彻底性，避免遗漏可能存在的病变，从而提高手术质量和患者预后。

2. 防止胰管损伤

术中超声检查可明确病变位置及其毗邻关系，尤其是能清晰显示主胰管的相对位置。这有助于手术者在操作过程中精准避开主胰管，有效预防胰漏这一严重并发症的发生。

第二节　腹腔镜胰体尾联合脾脏切除术

有学者 1996 年首先报道成功施行腹腔镜胰体尾联合脾脏切除术（LDP）。大量临床对照研究及 Meta 分析报道证实，与开腹手术相比，LDP 具有手术时间短、术中出血少、术后疼痛轻、住院时间短等微创优势，已有不少作者推荐 LDP 可作为治疗胰腺体尾部良性或低度恶性病变的金标准术式。

一、适应证

1. 胰腺体尾部良性或交界性病变

适用于胰腺体尾部的良性或交界性病变，尤其是累及脾动静脉和脾脏的病变，或因脾血管闭塞导致左侧门静脉高压症患者。常见病变包括胰腺囊肿（如先天性囊肿、淋巴上皮囊肿、潴留性囊肿）、浆液性囊性瘤、黏液性囊腺瘤、胰腺导管内乳头状黏液瘤（IPMN）、胰腺实性假乳头状肿瘤、神经内分泌肿瘤等。对于此类病变，手术可彻底去除病灶，减轻症状，避免恶变及后续并发症的发生。

2. 胰腺体尾部恶性肿瘤

适用于胰腺体尾部恶性肿瘤的患者，腹腔镜胰体尾联合脾脏切除术可帮助达到根治性的肿瘤切除。手术可有效切除恶性病灶及受累脾脏，减少癌细胞扩散和局部复发的风险。恶性肿瘤手术应确保切除边界充分，以提高患者术后生存率，尤其对于无远处转移且可手术切除的恶性病变，腹腔镜手术提供了创伤小、恢复快的优势。

二、术前准备

1. 影像学检查

术前应行薄层 CT 扫描、MRI 或超声内镜（EUS）检查，以评估胰腺体尾部病变的性质、位置、大小及与周围结构的毗邻关系，尤其是与脾动静脉的走行关系。这些影像学检查能帮助明确病变类型和扩展范围，为术中切除策略提供依据，有助于外科医师设计最合理的手术方案，确保手术的安全性和彻底性。

2. 重要器官功能评估

术前进行心、肺、肝、肾等重要器官的功能检查，以评估患者的身体状况是否适合接受腹腔镜手术。这些器官功能的正常运转是手术和麻醉耐受性的基础，特别是在创伤较大的手术中。功能评估可以发现潜在的风险因素，帮助医师采取相应措施来降低术中和术后并发症的发生率。

3. 胸部 X 线检查

胸部 X 线检查用于排除肺部或其他部位的转移性病灶，确保手术适应证符合要求。对于恶性病变，排除远处转移非常重要，有助于医师判断手术的根治性，并制订术后随访和治疗计划。X 线检查也有助于评估呼吸系统情况，降低术中呼吸系统相关的风险。

4. 肠道准备

若术中需要合并结肠切除，术前应做好肠道准备。肠道准备包括饮食调整、肠道清洁等措施，能降低术后感染风险，减少术中对肠道操作的干扰。充分的肠道准备有助于减少腹腔污染，确保切除与吻合手术的顺利进行。

三、麻醉、体位

1. 气管插管吸入与静脉复合全身麻醉

手术中采用气管插管吸入和静脉复合全身麻醉，确保患者在手术期间维持深度镇静和无痛状态。气管插管不仅便于手术中的气道管理，还能为术中体位调整提供充分的通气支持。复合麻醉通过静脉和吸入麻醉药的组合，能精准控制麻醉深度，减少手术应激反应，增加患者的术中安全性。

2. 仰卧位，头高脚低位

手术中患者取仰卧位，头高脚低的轻度抬高体位。这一体位设计可以使腹腔内容物下移，增加上腹部和胰腺区域的手术视野清晰度，有助于暴露胰腺体尾部及脾脏区域。这种体位还能减少腹腔压力对心肺功能的影响，为手术操作创造良好的条件，减少对周围器官的压迫。

四、术者站位及穿刺孔位置

（1）站位：术者及第二助手（持镜）站于患者右侧，第一助手站于患者左侧。

（2）建立气腹：于脐下做弧形小切口，气腹针穿刺建立气腹，气腹压力 12 ~ 15mmHg。

（3）套管分布：改用 10mm 套管穿刺，穿刺成功后插入 30° 腹腔镜。腹腔镜明视下于左、右腋前线肋缘下 2cm 处分别置 5mm 套管各一个作牵引孔。右侧腹直肌外缘脐上 2cm 水平置一个 12mm 套管为主操作孔，其左侧对应位置再置一个 5mm 套管为牵引孔，5 个穿刺孔呈"V 形"分布。

五、手术步骤

（1）腹腔探查：明确是否有腹膜转移、器官表面转移。

（2）显露胰腺：使用超声刀切开胃结肠韧带，进入小网膜囊；然后逐步切断左半胃结肠韧带和胃脾韧带（包括胃短血管）。将胃向上翻起，显露胰体尾部，确定胰体尾病灶的位置、大小及毗邻关系。必要时可用腹腔镜超声扫描胰腺，作胰腺病灶及脾血管定位。

（3）处理脾动脉：在胰腺上缘找到脾动脉的起始段，游离一段后使用可吸收夹夹闭、切断，以减少术中失血，并使脾脏内部分血液回流而达到自身输血。

（4）游离胰腺（颈部）：游离胰腺下缘，显露肠系膜上静脉和脾静脉及门静脉，在门静脉前钝性游离，直至其上下缘贯通后，使用橡胶带提拉悬吊胰腺，以免损伤门静脉。

（5）离断胰腺：于拟定胰腺切线处用腔镜直线切割闭合器或超声刀离断胰腺。

（6）处理脾静脉：显露脾静脉与门静脉主干，游离脾静脉足够长度后，夹闭并切断脾静脉。

（7）游离胰体尾及脾脏：将"去除血供"的胰体尾部和脾脏整块自右向左分离，切断脾膈韧带、脾肾韧带及脾结肠韧带，完全游离胰体尾部和脾脏。

（8）取出标本：标本装袋后，扩大脐下方穿刺孔成绕脐半周切口，取出标本。肿块及切缘行冰冻病理检查。

（9）放置引流管：冲洗腹腔，检查无活动性出血后，于胰腺残端旁及脾窝处各放置一根引流管。

六、术后处理

1. 生命体征与临床指标监测

术后要对患者生命体征（包括心率、血压、呼吸等）和临床指标（如血常规、腹腔引流情况等）进行严密观测，及时且准确地记录各项数据变化，以便能尽早察觉异常，为后续治疗调整提供关键依据，保障患者术后状态稳定。

2. 维持体液与管道管理

根据患者情况适量补液，维持水电解质平衡。胃肠减压管和导尿管通常在术后 24h 内拔除，操作过程要严格遵循无菌原则，降低感染风险，促进患者身体功能恢复。

3. 饮食与特殊监测

肠道功能恢复后，先给予流质饮食，再逐步过渡到半流质饮食。对于胰体尾部切除（涉及 50% 以上体尾部胰腺且胰岛分布丰富）的患者，要及时监测血糖，避免血糖过高，保障患者代谢稳定。

4. 胰漏相关处理与引流管处置

术后第 1 天、第 3 天、第 5 天测定腹腔引流液淀粉酶活性，以早期发现胰漏。若发生胰漏，保持引流通畅，无症状可带管进食、出院；有症状则禁食，用生长抑素及其衍生物、穿刺引流，缓解后逐步进食，至胰液渗漏停止拔管；无胰漏则术后 3 ～ 5 天拔引流管。

七、术中注意事项

1. 对于良性或低度恶性病变

针对胰腺体尾部的良性或低度恶性病变，如囊腺瘤、神经内分泌肿瘤等，手术应采取谨慎的剜除和切除策略，以确保病灶完全切除并保留尽可能多的正常组织。剜除肿瘤时应避免对胰腺主胰管的损伤，尤其是距主胰管较近的病变，需要在精准操作下确保肿瘤切除的彻底性。术中要密切关注切缘，以保证手术的根治性。

2. 处理脾血管

在切除胰体尾部的同时需要妥善处理脾动静脉，以免术中出血和减少对周围组织的损伤。一般应先离断并夹闭脾动脉，确保血流阻断后再处理脾静脉，从而降低术中脾脏出血风险。血管处理需精确，以免误伤周围血管，确保脾脏的血供切断，避免术后并发症。

3. 使用切割闭合器离断胰腺时

在离断胰腺组织时，使用切割闭合器可有效减少出血和降低胰漏的风险，但操作应小心。切割时应注意胰腺断面血管的止血，并尽量避开主胰管。闭合器的精准使用能确保断面平整，避免术后胰漏的发生。同时术中可使用组织胶或缝合加强断端，以进一步降低胰漏风险和术后并发症，确保患者的术后恢复顺利。

第三节　腹腔镜胰腺中段切除术

为了保留胰腺的内外分泌功能，对胰颈部的良性或交界性肿瘤可施行胰腺中段切除术（CP）。2003 年，巴格（Baca）等报道了首例腹腔镜胰腺中段切除术（LCP），但至今文献多为个案报道，病例数最大宗的仅为 13 例。本团队自 2011 年起已成功施行 15 例 LCP。现结合文献，介绍如下。

一、适应证

1. 胰腺颈部或胰体近端的良性或交界性肿瘤

适用于位于胰腺颈部（未超过胃十二指肠动脉右侧）或胰体近端的良性或交界性病变，且病变边界清晰，未累及脾动静脉。常见的适应证包括囊腺瘤、胰腺导管内乳头状黏液瘤（分支型）、胰腺实性假乳头状肿瘤、神经内分泌肿瘤及慢性胰腺炎等。此类肿瘤通常无广泛浸润性，切除后预后较好。保留远端胰腺（估计长度 ≥ 5cm）有助于保持胰腺功能，避免完全切除对内分泌和外分泌功能的影响。

2. 其他少见的胰颈部或胰体近端肿瘤

胰腺中段切除术也适用于一些少见的、局限于胰颈部或胰体近端的良性病变或交界性肿瘤。对于病变在局部且不具有明显恶性倾向的少见肿瘤，腹腔镜中段切除可以达到肿瘤完整切除，且保留胰体尾部，有助于减少术后胰腺功能损伤。

二、术前准备

1. 影像学检查评估

术前应进行薄层 CT 扫描、MRI 或超声内镜（EUS）检查，以准确评估胰腺病变的性质、位置、大小及其与周围结构（尤其是主胰管）的毗邻关系。这些影像学检查可以帮助明确病变是否符合切除条件，确保边界清晰且不影响重要结构。准确的影像评估有助于医师设计手术方案，决定切除范围，以减少术中对胰管和降低周围血管的损伤风险。

2. 重要器官功能检查

术前应进行心、肺、肝、肾等重要器官的功能检查，以评估患者整体状况是否适合接受腹腔镜手术。包括心电图、肺功能、肝肾功能等各项检查，确保这些器官功能正常，以降低术中及术后并发症的风险。这些检查结果有助于麻醉和手术团队更好地制订术中管理方案，提高手术的安全性。

3. 胸部 X 线检查

术前胸部 X 线检查用于排除肺部或其他部位的转移性病灶，确保手术适应证符合要求。对于有恶性病变可能的患者，排除远处转移非常重要，有助于医师判断手术的根治性及患者的预后情况。同时，X 线检查也可评估患者的呼吸系统情况，为手术中的通气管理提供参考，以降低术中风险。

三、麻醉、体位

1. 气管插管吸入与静脉复合全身麻醉

手术中采用气管插管吸入和静脉复合全身麻醉，以确保患者在整个手术过程中处于深度镇静和无痛状态。复合麻醉结合吸入麻醉和静脉麻醉的优点，能有效控制麻醉深度并减少术中应激反应。同时，气管插管便于通气管理，保证在手术过程中患者呼吸稳定，为手术安全性提供支持。

2. 仰卧位，头高脚低位（轻度抬高）

手术中患者取仰卧位，采用头高脚低位，轻度抬高头部，使腹腔内容物向下移位。此体位安排有助于为上腹部和胰腺体尾区域提供清晰的手术视野，便于手术团队进行精准操作。头高脚低位还能减少腹腔内压对心肺的负担，提高手术效率和患者术中稳定性。

四、术者站位及穿刺孔位置

（1）站位：术者及第二助手（持镜）站于患者右侧，第一助手站于患者左侧。

（2）建立气腹：于脐下做弧形小切口，气腹针穿刺建立气腹，气腹压力12～15mmHg。

（3）套管分布：改用 10mm 套管穿刺，穿刺成功后插入 30°腹腔镜。腹腔镜明视下于左、右腋前线肋缘下 2cm 处分别置 5mm 套管各一个作牵引孔。右侧腹直肌外缘脐上 2cm 水平置一个 12mm 套管为主操作孔，其左侧对应位置再置一个 5mm 套管为牵引孔，5 个穿刺孔呈"V 形"分布。

五、手术步骤

（1）腹腔探查：排除腹膜转移、器官表面转移。

（2）显露胰腺：使用超声刀切开胃结肠韧带，进入小网膜囊。将胃向上翻起，显露胰颈体尾部，确定胰腺病灶的位置、大小及毗邻关系。必要时可用腹腔镜超声扫描胰腺，确定胰腺病灶的位置和毗邻关系。

（3）游离胰腺中段：在胰腺上缘游离肝总动脉、胃十二指肠动脉及脾动脉的起始段，分离胰腺下缘，显露肠系膜上静脉、脾静脉和门静脉，在门静脉前钝性分离，贯通胰后隧道，使用橡胶带提拉悬吊胰腺，以免损伤门、脾静脉。

（4）切除病灶：于拟定胰腺切线处（肿块的右侧）用腔镜直线切割闭合器离断胰腺。轻轻提起胰腺远端，用超声刀沿脾动静脉与胰腺之间的疏松组织向左游离，逐步将脾动静脉从胰腺实质内分离出来，其间有横行小血管分支，大多超声刀凝闭即可，遇较粗分支应用钛夹夹闭。用超声刀离断胰体（肿块的左侧），移除标本。

（5）取出标本：标本装袋后，扩大脐下方穿刺孔，取出标本。肿块及切缘进行冰冻病理检查。

（6）消化道重建：可采用胰肠吻合或胰胃吻合。

1）胰肠 Roux-en-Y 吻合：距十二指肠悬韧带 15cm 处离断空肠，远端上提与胰腺残端进行胰肠吻合，距胰肠吻合口 40～50cm 行空肠－空肠侧侧吻合。根据胰管的大小，胰肠吻合可采用端侧吻合（胰管显露不清，直径＜2mm）或导管对黏膜吻合（胰管显露清楚，直径≥2mm）的方法。

2）胰肠端侧吻合：先将空肠浆肌层与胰腺断端背面包膜进行间断缝合，使二者靠近。再切开空肠对系膜缘肠壁，长度与胰腺的断面相当。将胰腺断端（胰腺实质及包膜）与空肠壁做全层的间断或连续缝合，先后壁，再前壁。

3）胰肠导管对黏膜吻合：先将空肠浆肌层与胰腺断端后壁包膜作 4～5 针间断缝合，再在胰管对应的空肠壁上做一个胰管孔径大小的口子。一般胰管直径 2～5mm 时，二者间断缝合 4～5 针，胰管内置入长约 10cm、直径与胰管相当的硅胶管作支架，再将前壁空肠浆肌层与胰腺断端前壁包膜作间断缝合。对于直径大于 5mm 者，间断缝合 6～10 针，不必放入支架管。

4）胰胃吻合：先切开胃前壁和后壁，将胰腺断端经胃后壁切口提入胃腔，经前壁切口将胰腺残端与胃壁黏膜做缝合，胃后壁浆肌层与胰腺包膜再做缝合固定。然后缝合关闭胃前壁切口（胰腺实质及包膜）与胃壁全层的间断缝合。

（7）冲洗腹腔：检查无活动性出血后，于胰肠吻合口、近端胰腺残端附近各放置一根引流管。

六、术后处理

1. 术后监测

密切观察患者生命体征及各项临床指标，包括心率、血压、血常规、腹腔引流情况等，全面掌握患者术后状态，及时发现潜在问题，为后续治疗提供依据。

2. 基础护理与管道管理

合理补液维持水电解质平衡。胃肠减压管、导尿管一般术后 24h 内拔除，若为胰胃吻合，胃管留置 5～7 天，确保患者身体内环境稳定和管道相关安全。

3. 饮食管理与特殊监测

肠道功能恢复后先予流质饮食再过渡到半流质饮食，胰胃吻合者术后 7 天进食。胰岛素瘤切除术后需及时监测血糖防止血糖过高。

4. 胰漏处理与引流管处理

术后第 1、第 3、第 5 天测腹腔引流液淀粉酶活性查胰漏。发生胰漏且无症状可带管进食，有症状则禁食、用抑制胰液分泌药、营养支持、穿刺引流，缓解后逐步进食至渗漏停止，无胰漏术后 3～5 天拔引流管。

七、术中注意事项

1. 术中冰冻切片检查

术中应对肿块和切缘进行冰冻切片检查，以明确肿瘤的性质和切缘的状态。如果病变证实为良性或低度恶性肿瘤且切缘为阴性，方可继续进行胰腺中段切除术。若切缘检查结果为阳性，则应考虑调整手术策略，及时改为更广泛的手术方式，如胰十二指肠切除或胰体尾切除，以确保肿瘤的彻底切除，避免残留病变，降低复发风险。

2. 胰肠吻合方法的选择

在重建胰管与消化道时，若胰管较细，难以进行导管对黏膜的精确吻合，可采用胰肠端侧吻合的方法。端侧吻合能更好地适应细小胰管，确保引流通畅并降低胰漏风险。此种吻合方式对于胰管直径较小、吻合难度大的患者尤其适用，有助于减少术后并发症的发生，促进术后康复。

第四节　腹腔镜胰十二指肠切除术

腹腔镜手术因其视野清、切口小、患者创伤轻、术后恢复快等优点，深得患者和医务人员的欢迎，其应用范围不断扩大，几乎涵盖了所有的腹部外科手术。胰十二指肠切除术是治疗壶腹周围肿瘤的标准术式，但其切除器官多，操作复杂，术后并发症发生率高且危险性大，是腹部外科最复杂的手术之一。腹腔镜胰十二指肠切除术（LPD）无疑成为胰腺外科医师一心向往的"珠峰"。

一、适应证

1. 十二指肠乳头肿瘤

十二指肠乳头肿瘤其距门静脉-肠系膜上静脉干较远，切除相对容易，同时，其胆管和胰管扩张，腹腔镜下胆肠吻合和胰肠吻合也相对容易，再者，术前可通过内镜活检取得病理诊断，手术必要性非常明确。故十二指肠乳头肿瘤是腹腔镜胰十二指肠切除术的首选适应证。建议开展 LPD 的初期以十二指肠乳头肿瘤为主。

2. 胆总管下段肿瘤

胆总管下段肿瘤常合并梗阻性黄疸，其手术指征强，胆管扩张，腹腔镜胆肠吻合相对容易，但黄疸患者术中渗血多，且胰管多不扩张，腹腔镜胰肠吻合难度高，胰漏风险大，应待积累了一定的 LPD 经验后再开展。

3. 胰头或十二指肠良性或低度恶性肿瘤

十二指肠间质肿瘤、胰头部实性假乳头状肿瘤等良性或低度恶性肿瘤，淋巴结清扫要求不高，适于腹腔镜手术。但其胆管和胰管均不扩张，腹腔镜胰肠和胆肠重建难度大，要求术者掌握腹腔镜小胰管和小胆管的重建技能。

4. 胰头恶性肿瘤

胰头恶性肿瘤特别是钩突部的恶性肿瘤，邻近门静脉-肠系膜上静脉干，容易侵犯血管，淋巴和神经转移率高，淋巴结清扫要求高，手术切除率低，切除难度大，加上肿瘤术前定性诊断困难，要求术者积累较丰富的 LPD 经验和掌握腹腔镜胰腺钩突全系膜切除的技能。

二、术前准备

1. 常规检查

（1）血常规、尿常规、大便常规。

（2）肝功能、肾功能、电解质、凝血功能、肿瘤标志物检查（含 CA19-9、CEA、CA242）、感染性疾病筛查（乙型肝炎、丙型肝炎、HIV、梅毒），血淀粉酶。

（3）心电图、胸片正侧位。

（4）腹部增强 CT 扫描，部分患者加行胰腺 MRI 或超声内镜，评估病灶大小、位置、毗邻关系和病灶与肠系膜上静脉／门静脉关系。

（5）对十二指肠肿瘤或壶腹部肿瘤应进行胃镜或内镜超声检查活检，取得病理诊断。

2. 个体化检查

（1）年龄＞60 岁或有心肺疾病的患者，应行心脏超声、肺功能检测。

（2）术前胸部 X 线片发现可疑结节，应进行胸部 CT 扫描。

（3）怀疑有远处转移者，应行 PET-CT 扫描。

3. 术前治疗

（1）并发症的治疗：对患者术前存在的高血压、糖尿病、中重度营养不良等并发症，应按相关要求予以对症治疗，减少其对手术及术后恢复的影响。

（2）术前减黄：梗阻性黄疸患者是否需要减黄、如何减黄，至今仍有较大争议。鉴于重度黄疸时肝功能和凝血功能差，建议胆红素超过 300μmol/L 者，可考虑行术前减黄。

三、麻醉、体位

1. 全身麻醉与多模式镇痛结合

为保证手术期间的镇痛效果和患者稳定性，通常采用气管插管的全身麻醉，并结合静脉镇痛和肌肉松弛药物。这种麻醉方案能确保患者在手术期间完全镇静，减少术中应激反应，并维持患者的呼吸道开放性，便于术中体位调整。

2. 平卧位的改良版

手术中采用"人字位"，轻微调整头高脚低，以帮助移位腹腔内器官。这种体位可以免腹腔内压力过高影响操作视野，尤其是在胰腺中段及周围血管区域的操作中，为医师提供较好的操作空间和清晰度，同时有助于减少对心肺的压力，提高手术稳定性。

四、术者站位及穿刺孔位置

（1）站位：主刀站于患者右侧，第一助手站于患者左侧，两者位置固定。扶镜手根据手术需要站于患者右侧或两腿之间。

（2）建立气腹：于脐下做弧形小切口，气腹针穿刺建立气腹，气腹压力 12 ～ 15mmHg。

（3）探查：拔出气腹针，换以 10mm 穿刺器，经穿刺器放入 30° 腹腔镜，行腹腔镜探查，排除腹膜转移、器官表面转移。

（4）套管分布：腹腔镜明视下再置四个套管，分别位于两侧腋前线肋缘下 2cm 及腹直肌外缘平脐处，5 个套管呈"V"形分布。右侧分别为 12mm（平脐腹直肌外缘）及 5mm 套管，由主刀操作，其中 12mm 套管为主操作孔，可置入超声刀、切割闭合器、血管夹钳等器械；左侧两个均为 5mm 套管，由助手操作（图 8-2）。

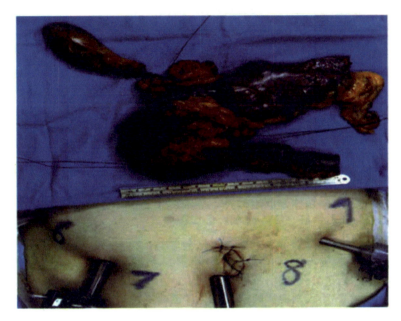

图 8-2　十二指肠标本及套管分布位置

五、手术步骤

腹腔镜胰十二指肠切除术是高难度的新技术，目前尚无统一的手术步骤。这主要是 LPD 在腹腔镜提供的视野下进行手术操作，随着患者体型和腹腔镜套管布局的不同，其适宜的手术步骤也不尽相同。本文介绍本团队建立的"五孔法"腹腔镜胰十二指肠切除术的手术步骤。

1. 解剖性探查

（1）贯通胰后隧道：用超声刀切开胃结肠韧带，暴露胰腺。沿胰腺上缘解剖显露肝总动脉、肝固有动脉、胃十二指肠动脉，肝总动脉旁淋巴结常规送冰冻切片检查。于血管根部夹闭离断胃十二指肠动脉，显露门静脉。沿胰腺下缘分离显露肠系膜上静脉，沿肠系膜上静脉 / 门静脉前方贯通胰后隧道，置入系带悬吊。

（2）游离胆总管：解剖胆囊三角，夹闭并离断胆囊动脉。将胆囊从胆囊窝中剥离，夹闭胆囊管，暂不离断。解剖游离胆总管，用血管吊带悬吊，暂不离断，以减轻胆汁污染。

2. 标本切除

根据从足端到头端，从前到后，从左到右的原则，按下列顺序进行。

（1）离断空肠：在距屈氏（Treitz）韧带约15cm处应用腔镜直线型切割闭合器切断空肠，用超声刀离断近端空肠系膜及十二指肠系膜。将游离后的近端空肠经肠系膜上血管后方推向右侧。

（2）离断胃：应用腔镜直线型切割闭合器（金钉）横断胃窦体交界处，切除远端胃，约占整体1/3。

（3）离断胰颈：在门静脉左侧胰腺预定离断处，用超声刀逐步切断胰腺，胰腺断面确切止血。若见到胰管，采用剪刀剪开，易于胰肠吻合。

（4）作科克尔（Kocher）切口：游离十二指肠降部及胰头，避免损伤下腔静脉、左肾静脉。

（5）离断钩突：提出已经肠系膜上血管后方推向右侧的近端空肠，用超声刀逐步沿肠系膜上动脉鞘右侧完整逐步离断胰腺钩突系膜（全系膜切除）。对肠系膜上动脉至胰腺钩突的分支及钩突至门静脉的属支，分别夹闭后离断。

（6）离断胆管：在胆囊管与胆总管汇合部上方切断肝总管。一般采用剪刀，并使前壁稍高于后壁，右侧稍低于左侧，有利于腹腔镜下胆肠吻合。

（7）标本取出及处理：标本完全游离后，将标本袋放入腹腔，标本装入袋中。扩大脐部穿刺孔成绕脐半周切口，取出标本。标本切缘进行标记，送冷冻切片，确保肝总管、胰颈、钩突切缘阴性。

3. 重建

消化道重建采用child式重建。

（1）胰管－空肠吻合：首先将远端空肠上提，行胰腺后包膜与空肠浆肌层间断缝合4～5针；用电刀在胰管对应的空肠对系膜缘打开一个与胰管直径相似的孔，应确保黏膜层打开；用3/0 vircyle可吸收线将胰管与空肠进行缝合。一般对于胰管直径2～5mm的患者，只需要缝合4针，分别在3点、6点、9点、12点钟方向，顺序一般为3点、9点先行，然后再缝合6点钟方向，最后用12点钟方向的线结束吻合。3点、9点、12点钟方向针线在针穿入后不直接打结，可用钛夹夹闭线尾进行区分。6点钟方向针线穿针后直接打结，然后置入支架管，并用6点钟缝线进行固定。6点钟方向的缝合是最困难的，出针时应确保位于胰管内。对胰管直径大于5mm者，不必置入支架管，根据胰管大小，后壁间断缝合3～5针，留线一起打结。同法前壁缝3～4针。最后再行胰腺前包膜与空肠浆肌层间断缝合，使空肠浆肌层覆盖整个胰腺残端。

（2）胆肠吻合：一般在距胰肠吻合口10cm处行胆肠吻合。对于直径小于8mm的胆管，采用间断缝合；对于直径大于8mm的胆管，可采用连续缝合。首先将空肠浆膜层与胆管周围组织缝合一针，使两者靠近。在空肠对系膜缘切开一个与胆管口直径类似的口，行胆管－空肠黏膜对黏膜吻合。再将肠管浆肌层与肝门板组织间断缝合，以减少张力。若行连续缝合，在前壁的最后几针，可先穿针再一起拉线，这有利于避免最后几针误缝胆管后壁。

（3）胃肠吻合：采用侧侧吻合。于横结肠前方将胆肠吻合下方约45cm处空肠上提，分别在空肠侧壁及胃后壁开口，以腔镜切割闭合器（蓝钉）钉合胃和空肠。其共同开口再以 3/0 vicryle 可吸收线缝合关闭，缝合前确定胃管处于胃肠吻合口附近。

4. 引流

彻底冲洗腹腔，检查无活动性出血后，在胰肠吻合口和胆肠吻合口后方各置一根 JP 引流管，分别经左、右原腋前线穿刺孔引出。

六、术后处理

1. 检查项目

（1）血液常规：血常规、肝肾功能、血电解质、凝血功能、血淀粉酶（术后 1 天、4 天、7 天）、体液淀粉酶、总胆红素（术后 1 天、3 天、5 天、7 天，后根据量及淀粉酶 / 总胆红素情况测定）。

（2）影像学检查：术后 1 周复查腹部 CT，了解腹腔有无积液，评价吻合口情况。

2. 术后用药

（1）抗菌药物：预防性抗生素使用应选择二代头孢，术后用药时间不超过 48h，除外以下情况：①明确胰瘘或胆瘘患者。②术后体温持续 > 38.5℃。③术后血常规 WBC > 20.0×10^9 或 < 4.0×10^9。④免疫功能缺陷、一般情况差或术前已有明确感染者。治疗性抗生素使用应选择广谱抗生素，如三代头孢或碳青霉烯类，并留取标本进行细菌培养，根据药物敏感试验结果调整抗生素。

（2）术后 3 ～ 5 天可考虑使用 PPI 制剂及生长抑素，若有明确胰瘘，可适当延长生长抑素使用时间，禁食 1 周内的患者不建议使用静脉营养，酌情使用保肝药物。

（3）适量补液，容量治疗目标：HR 控制在 60 ～ 100 次 / 分钟；BP 控制在 90 ～ 140/60 ～ 90mmHg；CVP 控制在 5 ～ 10cmH$_2$O；尿量控制在每天 1000 ～ 2000mL，出入水量平衡，各项电解质指标正常范围。补液的种类：晶体液建议使用不含氯的乳酸钠溶液、乳酸林格氏液或醋酸钠溶液等，胶体液每天不超过 1000mL；禁食 1 周内的患者，每天给予热量（葡萄糖）400 大卡左右。

（4）血糖控制目标：常规监测血糖，必要时可增加测血糖频率，将血糖控制在 5 ～ 10mmol/L。

（5）各种引流管的处理：尽早拔除胃管（术后 3 ～ 5 天）、尿管（术后 2 ～ 4 天），根据病情，尽早拔除引流管、深静脉穿刺管。

1）胃管拔除指征：胃管引流量连续 3 天少于 250mL/d，颜色非血性；或肛门排气，肠蠕动恢复。

2）尿管拔除指征：患者可下床或自行排尿。

3）腹腔引流管拔除指征：连续 3 天腹腔引流管少于 50mL，淀粉酶小于血清淀粉酶 3 倍。

4）深静脉穿刺管拔除指征：外周补液顺畅，无须使用全胃肠外营养（TPN）；或考虑深静脉感染。

（6）饮食情况：拔除胃管后，应予以低脂流质饮食，进食 1 ～ 2 天后改低脂半流质饮食，若怀疑胃排空延迟（DGE），应行胃肠道碘水造影。

3. 并发症的预防和处理

（1）出血：术后出血包括早期出血（术后 24h 内）和晚期出血（术后 24h 后）。早期出血多由术中止血不彻底。如量少，可严密观察后保守治疗。一旦引流管持续引流出鲜血，则应严密观察患者生命体征、出入量及周围循环状况，并立即输液和输血、应用止血药物，若循环仍无法稳定，应果断再次手术探查止血。后期出血是 LPD 最为严重的并发症之一，多数病例与存在的胰漏、胆漏或严重腹腔内感染有关，因此预防是关键。一旦出血，可先行动脉造影明确出血位置，并试行介入栓塞止血。非动脉性出血或栓塞止血失败，应果断手术止血，同时清除感染性积液，并充分引流。

（2）胰瘘：术后一旦发生胰瘘，其治疗原则和方法与开腹胰十二指肠切除（OPD）术后胰瘘相同，一般应保持引流通畅，适当补充营养和维生素，维持水电解质平衡，必要时加用抑制胰液分泌药物，多可自愈（A 级和 B 级）；若伴有出血、感染等，应及时再次手术治疗（C 级胰瘘）。本团队的经验是，术后若出现心率快、腹胀、发热等症状，应及时做腹部 CT 扫描，及时穿刺引流。即使没有上述症状，术后一周左右也尽量复查 CT，以利患者早期安全出院。

（3）腹腔感染：常继发于胰瘘、胆漏等并发症，其防治的关键是注意术中无菌操作，消化道重建前后进行冲洗，保持引流管通畅。如发生腹腔内感染，应积极控制原发病因，如吻合口漏等。经验性抗感染治疗的同时取腹腔引流液做细菌涂片染色、培养和药物敏感试验，根据药物敏感试验结果调整用药。

七、术中注意事项

1. 出血控制

胰十二指肠切除术涉及多个重要血管的处理，包括肠系膜上动脉、门静脉和肝动脉等，出血风险较高。术中应确保对血管的精准分离与结扎，尤其是肿瘤周围粘连较重时，更应细致操作，避免撕裂重要血管导致大出血。术中应随时监测出血情况，预备充分的止血材料与设备，必要时可使用电凝、超声刀和钛夹等止血工具。若出血量较大或难以控制，应果断中转开腹手术，以保证患者安全。

2. 保证吻合质量，预防吻合口漏

胰十二指肠切除术后重建消化道通路涉及胰肠吻合、胆肠吻合和胃肠吻合等多个吻合口，手术中必须严格保证吻合口的质量，以预防吻合口漏。胰肠吻合应视胰管直径选择适合的吻合方式，确保引流通畅。胆肠吻合和胃肠吻合应注意吻合的紧密性和血供，以免吻合口缺血导致漏口。术中应使用高质量的缝合材料和技术，确保无张力缝合，必要时可加强缝合。预防吻合口漏至关重要，因为一旦发生，可能导致严重的腹膜炎和感染，影响患者的术后恢复和预后。

参考文献

[1] 钦伦秀，姚琪远，牟一平，等.微创外科手绘图解 [M].上海：复旦大学出版社,2021.

[2] 杨东红.临床外科疾病诊治与微创技术应用 [M].北京：中国纺织出版社,2021.

[3] 马国栋.临床肝胆外科疾病诊疗与手术并发症处理 [M].昆明：云南科技出版社,2019.

[4] 陈训如.微创胆道外科手术学 [M].北京：军事医学科学出版社,2000.

[5] 张永生，涂艳阳，冯秀亮.外科手术学基础 [M].西安：第四军医大学出版社,2013.

[6] 胡海，徐安安，陈炳官，等.胆道微创手术学 [M].上海：同济大学出版社,2015.

[7] 陈国武.骨与脊柱疾病微创手术治疗新进展 [M].武汉：湖北科学技术出版社,2018.

[8] 杨浩贤.机器人胸部肿瘤微创外科手术 [M].广州：广东科学技术出版社,2022.

[9] 逄锦忠.实用临床外科腔镜手术学 [M].汕头：汕头大学出版社,2018.

[10] 姜传福，曾富春，李继军.常见心胸外科疾病及手术治疗 [M].西安：西安交通大学出版社,2015.

[11] 刘训强.微创外科基础与临床 [M].天津：天津科学技术出版社,2019.

[12] 虎元俊，杨于蓉，管军，等.外科常见病诊断与治疗 [M].长春：吉林科学技术出版社,2018.

[13] 孙建国.普外科常见疾病临床诊断与治疗 [M].哈尔滨：黑龙江科学技术出版社,2023.

[14] 李炳强，王国峰，王旭禛.新编普通外科疾病诊治与微创手术学 [M].长沙：湖南科学技术出版社,2023.

[15] 王晋东.实用普通外科手术治疗学 [M].长春：吉林科学技术出版社,2019.

[16] 张虎，石剑，钟才能，等.普外科手术要点与并发症防治 [M].开封：河南大学出版社,2021.

[17] 朱本章.甲状腺疾病 [M].西安：陕西科学技术出版社,2019.

[18] 吴艺捷.甲状腺疾病临床处理 [M].上海：上海科学技术出版社,2019.

[19] 吕新生，房献平.甲状腺·乳腺外科 [M].长沙：湖南科学技术出版社,1998.

[20] 胡薇，施俊义.超声引导麦默通操作手册 [M].乳腺外科微创新技术.上海：第二军医大学出版社,2010.

[21] 郭满.乳腺甲状腺外科诊疗进展 [M].长春：吉林科学技术出版社,2019.

[22] 宁尚波.现代外科技术与手术治疗方法 [M].北京：中国纺织出版社,2022.

[23] 杨东红.临床外科疾病诊治与微创技术应用 [M].北京：中国纺织出版社,2021.

[24] 邢春根.腔镜手术技能培训教程 [M].苏州：苏州大学出版社,2023.

[25] 沈魁，何三光.实用普通外科手术学 [M].沈阳：辽宁教育出版社,1989.

[26] 武正炎.普通外科手术并发症预防与处理 [M].北京：人民军医出版社,2011.

[27] 吴艳艳，崔爱萍，罗锐娟主编.现代乳腺外科治疗学 [M].长春：吉林科学技术出版

社 ,2020.

[28] 张芳媛 . 实用乳腺外科诊断与治疗 [M]. 天津：天津科学技术出版社 ,2019.

[29] 吕民，刘乃杰，陈琪 . 现代外科疾病手术学 [M]. 南昌：江西科学技术出版社 ,2018.

[30] 周毅，李伟文，林启谋 . 现代乳腺癌保乳手术与整形应用 [M]. 上海：同济大学出版社 ,2020.